现代护理技术与疾病护理

主编 谭 娟 张晓庆 申 香 姜桂芳
王萍萍 张艳霞 张燕春 孟 娟

中国海洋大学出版社
·青岛·

图书在版编目（CIP）数据

现代护理技术与疾病护理 / 谭娟等主编. -- 青岛：
中国海洋大学出版社，2025.8. -- ISBN 978-7-5670
-4312-1

Ⅰ．R47

中国国家版本馆CIP数据核字第2025DC7839号

XIANDAI HULI JISHU YU JIBING HULI
现代护理技术与疾病护理

出版发行	中国海洋大学出版社
社　　址	青岛市香港东路23号　　　　邮政编码　266071
出 版 人	刘文菁
网　　址	http://pub.ouc.edu.cn
电子信箱	369839221@qq.com
订购电话	0532-82032573（传真）
责任编辑	韩玉堂　　　　　　　　　　电　　话　0532-85902349
印　　制	日照报业印刷有限公司
版　　次	2025年8月第1版
印　　次	2025年8月第1次印刷
成品尺寸	185 mm×260 mm
印　　张	16.5
字　　数	416千
印　　数	1～1000
定　　价	198.00元

发现印装质量问题，请致电0633-8221365，由印刷厂负责调换。

前 言

随着现代医学技术的飞速发展,护理领域正经历着前所未有的变革。护理作为医疗服务体系中不可或缺的一环,其专业性和科学性日益受到重视。从传统的疾病照护到现代的健康促进,护理工作的内涵在不断拓展,这对护理人员的专业素养、技能水平及人文关怀能力提出了更高要求。在此背景下,深入探讨护理领域的最新进展,并针对常见病护理提供实践指导,对于提高护理服务质量、促进患者康复具有重要意义。近年来,国内外护理研究在多个领域取得了显著成就。然而,如何将前沿成果转化为一线护理人员的实际操作能力,仍是当前护理教育与实践面临的一大挑战。鉴于此,我们组织编写了这本集理论阐述与案例分析于一体的书籍,旨在搭建一座桥梁,连接护理科研与临床实践,助力护理人员紧跟时代步伐,不断提升自我。

本书内容丰富,结构清晰。同时,书中还提到了护理过程中的沟通技巧、人文关怀以及患者安全管理等重要内容,体现了现代护理以患者为中心的服务理念。本书的全面性体现在对现代护理技术与疾病护理的全方位覆盖,无论是初入护理行业的新手,还是经验丰富的资深护士,都能从中找到有价值的信息。本书的实用性体现在内容的编排上,注重理论与实践相结合。本书的前瞻性则体现在对护理领域前沿技术和理念的介绍,引导读者关注护理学科的发展趋势,为未来的职业发展做好准备。对于临床护士而言,本书是提升专业技能、优化护理服务的有力工具;对于护理管理人员而言,本书有助于了解最新的护理技术和管理理念,推动护理质量的持续改进;而对于护理教育工作者而言,本书则可作为教学参考,帮助学生更好地掌握现代护理知识与技能。

本书在编写过程中,参阅了大量医学相关书籍和文献,在此谨向作为本书参考资料的书刊编著者致谢。需要特别说明的是,医学认知的边界始终在拓展,本书虽力求整合最新研究成果与临床共识,但仍可能存在未触及的学术盲区,敬请广大读者批评指正,以期再版时修订完善。同时,也希望本书能够成为广大护理同仁在护理道路上的良师益友,共同为推动护理事业的发展贡献力量。

《现代护理技术与疾病护理》编委会

2025 年 6 月

目 录

第一章 护理程序

第一节 护理评估

护理评估是有目的、有计划、有步骤地收集有关护理对象生理、心理、社会文化和经济等方面的资料,对此进行整理与分析,以判断服务对象的健康问题,为护理活动提供可靠的依据。具体包括收集资料、整理资料和分析资料三部分。

一、收集资料

(一)资料的来源

1.直接来源

护理对象本人是第一资料来源,也是主要来源。

2.间接来源

(1)护理对象的重要关系人,也就是社会支持性群体,包括亲属、关系亲密的朋友、同事等。

(2)医疗活动资料,如既往实验室报告、出院小结等健康记录。

(3)其他医护人员、放射医师、化验师、药剂师、营养师、康复师等。

(4)护理学及其他相关学科的文献等。

(二)资料的内容

在收集资料的过程中,各个医院均有自己设计的收集资料表,无论依据何种框架,基本内容主要包括一般资料、健康状况、健康检查及心理-社会状况等。

1.一般资料

一般资料包括患者的姓名、性别、出生日期、出生地、职业、民族、婚姻状况、文化程度、住址等。

2.现在健康状况

现在健康状况包括主诉、现病史、入院方式、医疗诊断、目前用药情况以及目前的饮食、睡眠、排泄、活动、健康管理等日常生活形态。

3.既往健康状况

既往健康状况包括既往史、创伤史、手术史、家族史、有无变态反应史、有无传染病以及既往的日常生活形态、烟酒嗜好。女性还包括月经史和婚育史。

4.护理体检

护理体检包括体温、脉搏、呼吸、血压、身高、体重、生命体征、各系统的生理功能及有无疼痛、眩晕、麻木、瘙痒等,有无感觉(视觉、听觉、嗅觉、味觉、触觉)异常,有无思维活动、记忆能力障碍等认知感受形态。

5.辅助检查结果

辅助检查结果包括最近进行的辅助检查的客观资料,如实验室检查、X线、病理检查等。

6.心理状况

心理状况包括对疾病的认知和态度、康复的信心、病后情绪、心理感受、应对能力等变化。

7.社会状况

社会状况包括就业状态、角色问题和社交状况;有无重大生活事件,支持系统状况等;有无宗教信仰;享受的医疗保健待遇等。

(三)资料的分类

1.按照资料的来源划分

资料包括主观资料和客观资料。主观资料指患者对自己健康问题的体验和认识,包括患者的知觉、情感、价值、信念、态度、对个人健康状态和生活状况的感知。主观资料的来源可以是患者本人,也可以是患者家属或对患者健康有重要影响的人。客观资料指检查者通过观察、会谈、体格检查和实验等方法得到或被检测出的有关患者健康状态的资料。客观资料获取是否全面和准确主要取决于检查者是否具有敏锐的观察能力及丰富的临床经验。

当护士收集到主观资料和客观资料后,应将两方面的资料加以比较和分析,可互相证实资料的准确性。

2.按照资料的时间划分

资料包括既往资料和现时资料。既往资料是指与服务对象过去健康状况有关的资料,包括既往病史、治疗史、变态反应史等。现时资料是指与服务对象现在发生疾病有关的状况,如现在的体温、脉搏、呼吸、血压、睡眠状况等。

护士在收集资料时,需要将既往资料和现时资料结合起来分析。

(四)收集资料的方法

1.观察

观察是指护理人员运用视、触、叩、听、嗅等感官来获得患者、家属及患者所处环境的信息并进行分析判断,是收集有关服务对象护理资料的重要方法之一。观察贯穿在整个评估过程中,可以与交谈同时进行。护士应及时、敏锐、连续地对服务对象进行观察,如患者出现面容痛苦、呈强迫体位,就提示患者是否有疼痛,由此进一步询问持续时间、部位、性质等。观察作为一种技能,护理人员在实践中需要不断培养和锻炼,以期得到发展和提高。

2.交谈

护患之间的交谈是一种有目的的医疗活动,使护理人员获得有关患者的资料和信息。一般可分为两种。①正式交谈:指事先通知患者,有目的、有计划地交谈,如入院后的采集病史。②非正式交谈:指护士在日常护理工作中与患者随意自然的交谈,不明确目的,不规定主题、时间,是一种开放式交流,以便及时了解服务对象的真实想法和心理反应。交谈时护士应注意沟通技巧的运用,对一些敏感性话题应注意保护患者的隐私。

3.护理体检

护理人员运用体检技能,为护理对象进行系统的身体评估,获取与护理有关的生命体征、身高、体重等,以便收集与护理诊断、护理计划有关的患者方面的资料,以及时了解病情变化和发现护理对象的健康问题。

4.阅读

阅读包括查阅护理对象的医疗病历(门诊和住院)、各种护理记录及实验室和辅助检查结果,以及有关文献等。也可以用心理测量及评定量表对服务对象进行心理-社会评估。

二、整理资料

为了避免遗漏和疏忽相关和有价值的资料,得到完整全面的资料,常依据某个护理理论模式设计评估表格,护理人员依据表格全面评估,整理资料。

(一)按戈登的功能性健康形态分类

1.健康感知-健康管理形态

它是指服务对象对自己健康状态的认识和维持健康的方法。

2.营养代谢形态

它包括食物的利用和摄入情况,如营养、液体、组织完整性、体温调节及生长发育等的需求。

3.排泄形态

它主要指肠道、膀胱的排泄状况。

4.活动-运动形态

它包括运动、活动、休闲与娱乐状况。

5.睡眠-休息形态

它是指睡眠、休息及精神放松的状况。

6.认知-感受形态

它包括与认知有关的记忆、思维、解决问题和决策,以及与感知有关的视、听、触、嗅等功能。

7.角色-关系形态

它是指家庭关系、社会中角色任务及人际关系的互动情况。

8.自我感受-自我概念形态

它是指服务对象对于自我价值与情绪状态的信念与评价。

9.性-生殖形态

它主要指性发育、生殖器官功能及对性的认识。

10.应对-压力耐受形态

它是指服务对象压力程度、应对与调节压力的状况。

11.价值-信念形态

它是指服务对象的思考与行为的价值取向和信念。

(二)按马斯洛需要层次分类

1.生理需要

体温为 39 ℃,心率为 120 次/分钟,呼吸频率为 32 次/分钟,腹痛等。

2.安全的需要

对医院环境不熟悉,夜间睡眠需开灯,手术前精神紧张,走路易摔倒等。

3.爱与归属的需要

患者害怕孤独,希望有亲友来探望等。

4.尊重与被尊重的需要

如患者说"我现在什么事都不能干了""你们应该征求我的意见"等。

5.自我实现的需要

担心住院会影响工作、学习,有病不能实现自己的理想等。

(三)按北美护理诊断协会的人类反应形态分类

1.交换

交换包括营养、排泄、呼吸、循环、体温、组织的完整性等。

2.沟通

沟通主要指与人沟通交往的能力。

3.关系

关系指社交活动、角色作用和性生活形态。

4.价值

价值包括个人的价值观、信念、宗教信仰、人生观及精神状况。

5.选择

选择包括应对能力、判断能力及寻求健康所表现的行为。

6.移动

移动包括活动能力、休息、睡眠、娱乐及休闲状况,日常生活自理能力等。

7.知识

知识包括自我概念、感知和意念;对健康的认知能力、学习状况及思考过程。

8.感觉

感觉包括个人的舒适、情感和情绪状况。

三、分析资料

(一)检查有无遗漏

将资料进行整理分类之后,应仔细检查有无遗漏,并及时补充,以保证资料的完整性及准确性。

(二)与正常值比较

收集资料的目的在于发现护理对象的健康问题。因此,护士应掌握常用的正常值,将所收集到的资料与正常值进行比较,并在此基础上进行综合分析,以发现异常情况。

(三)评估危险因素

有些资料虽然目前还在正常范围,但是,由于存在危险因素,若不及时采取预防措施,今后很可能会出现异常,损害服务对象的健康。因此,护士应及时收集资料评估这些危险因素。

护理评估通过收集服务对象的健康资料,对资料进行组织、核实和分析,确认服务对象对现存的或潜在的健康问题或生命过程的反应,为作出护理诊断和进一步制订护理计划奠定了基础。

四、资料的记录

(一)原则

书写全面、整洁、简练、流畅,客观资料运用医学术语,避免使用笼统、模糊的词,主观资料尽量引用护理对象的原话。

(二)记录格式

按照资料的分类方法,根据各医院甚至各病区的特点自行设计,多采用表格式记录。与患者第一次见面收集到的资料记录称入院评估,要求详细、全面,是制订护理计划的依据,一般要求入院后 24 h 内完成。住院期间根据患者病情天数,每天或每班记录,反映患者的动态变化,用以指导护理计划的制订、实施、评价和修订。

(杜有势)

第二节　护 理 诊 断

护理诊断是护理程序的第二个步骤,是在评估的基础上对所收集的健康资料进行分析,从而确定服务对象的健康问题及引起健康问题的原因。护理诊断是一个人生命过程中的生理、心理、社会文化发展及精神方面健康状况或问题的一个简洁、明确的说明。这些问题都是属于护理职责范围之内,能够用护理的方法解决的问题。

一、护理诊断的概念

北美护理诊断协会提出并通过了护理诊断的定义:护理诊断是关于个人、家庭、社区对现存或潜在的健康问题及生命过程反应的一种临床判断,是护士为达到预期的结果选择护理措施的基础,这些预期结果应能通过护理职能达到。

二、护理诊断的组成部分

护理诊断有 4 个组成部分:名称、定义、诊断依据和相关因素。

(一)名称

名称是对服务对象健康状况的概括性的描述。应尽量使用北美护理诊断协会认可的护理诊断名称,以有利于护士之间的交流和护理教学的规范。常用改变、受损、缺陷、无效或低效等特定描述语,如排便异常(便秘)、有皮肤完整性受损的危险。

(二)定义

定义是对名称的一种清晰的、正确的表达,并以此与其他诊断相鉴别。一个诊断的成立必须符合其定义特征。有些护理诊断的名称虽然十分相似,但仍可从定义中发现彼此的差异。例如,"压力性尿失禁"的定义是指个人在腹内压增加时立即无意识地排尿的一种状态,"反射性尿失禁"的定义是指个体在没有要排泄或膀胱满胀的感觉下可以预见的、不自觉地排尿的一种状态。虽然二者都是尿失禁,但前者的原因是腹内压增高,后者的原因则是无法抑制的膀胱收缩。因此,确定诊断时必须认真区别。

(三)诊断依据

诊断依据是作出护理诊断的临床判断标准。诊断依据常常是患者所具有的一组症状和体征,以及有关病史,也可以是危险因素。对于潜在的护理诊断,其诊断依据则是原因本身(危险因素)。

诊断依据依其在特定诊断中的重要程度分为主要依据和次要依据。

1.主要依据

主要依据是指形成某一特定诊断所应具有的一组症状和体征及有关病史,是诊断成立的必要条件。

2.次要依据

次要依据是指在形成诊断时,多数情况下会出现的症状、体征及病史,对诊断的形成起支持作用,是诊断成立的辅助条件。例如,便秘的主要依据是"粪便干硬,每周排大便不到 3 次",次要依据是"肠鸣音减少,自述肛门部有压力和胀满感,排大便时极度费力并感到疼痛,可触到肠内嵌塞粪块,并感觉不能排空"。

(四)相关因素

相关因素是指造成服务对象健康状况改变或引起问题产生的情况。常见的相关因素包括以下几个方面。

1.病理生理方面的因素

它是指与病理生理改变有关的因素。例如,"体液过多"的相关因素可能是右心衰竭。

2.心理方面的因素

它是指与服务对象的心理状况有关的因素。例如,"活动无耐力"可能是由疾病后服务对象处于较严重的抑郁状态引起。

3.治疗方面的因素

它是指与治疗措施有关的因素(用药、手术创伤等)。例如,"语言沟通障碍"的相关因素可能是使用呼吸机时行气管插管。

4.情景方面的因素

它是指环境、情景等方面的因素(陌生环境、压力刺激等)。例如,"睡眠形态紊乱"可能与住院后环境改变有关。

5.年龄方面的因素

它是指在生长发育或成熟过程中与年龄有关的因素。例如,婴儿、青少年、中年、老年各有不同的生理、心理特征。

三、护理诊断与合作性问题和医疗诊断的区别

(一)护理诊断与合作性问题的区别

护理诊断是护士独立采取措施能够解决的问题;合作性问题需要医师、护士共同干预处理,处理决定来自医护双方。对合作性问题,护理措施的重点是监测。

(二)护理诊断与医疗诊断的区别

明确护理诊断和医疗诊断的区别对区分护理和医疗两个专业、确定各自的工作范畴和应负的法律责任非常重要。二者主要区别见表1-1。

表 1-1　护理诊断与医疗诊断的区别

项目	护理诊断	医疗诊断
临床判断的对象	对个体、家庭、社会的健康问题/生命过程反应的一种临床判断	对个体病理生理变化的一种临床判断
描述的内容	描述的是个体对健康问题的反应	描述的是一种疾病
决策者	护士	医疗人员
职责范围	在护理职责范围内进行	在医疗职责范围内进行
适用范围	适用于个体、家庭、社会的健康问题	适用于个体的疾病
数量	往往有多个	一般情况下只有一个
是否变化	随病情的变化	一旦确诊,不会改变

（李　霆）

第三节　护 理 计 划

制订护理计划是解决护理问题的一个决策过程,计划是对患者进行护理活动的指南,是针对护理诊断制定具体护理措施来预防、减轻或解决有关问题。其目的是为了确认护理对象的护理目标,以及护士将要实施的护理措施,使患者得到合适的护理,保持护理工作的连续性,促进医护人员的交流和利于评价。

一、排列护理诊断的顺序

一般情况下,患者可以存在多个护理诊断,为了确定解决问题的优先顺序,根据问题的轻重缓急合理安排护理工作,需要对这些护理诊断包括合作性问题进行排序。

(一)排列护理诊断

一个患者可同时有多个护理问题,制订计划时应按其重要性和紧迫性排出主次,一般把威胁最大的问题放在首位,其他的依次排列,这样护士就可根据轻、重、缓、急有计划地进行工作,通常可按如下顺序排列。

1.首优问题

首优问题是指会威胁患者生命,需立即行动去解决的问题,如清理呼吸道无效、气体交换受阻等。

2.中优问题

中优问题是指虽不会威胁患者生命,但能导致身体上的不健康或情绪上变化的问题,如活动无耐力、皮肤完整性受损、便秘等。

3.次优问题

次优问题是指人们在应对发展和生活中变化时所产生的问题。这些问题往往不是很紧急,如营养失调、知识缺乏等。

(二)排序原则

(1)按马斯洛的人类基本需要层次论进行排列,优先解决生理需要。这是最常用的一种方法。生理需要是最低层次的需要,也是人类最重要的需要,一般来说,影响了生理需要满足的护理问题,对生理功能的平衡状态威胁最大的护理问题是需要优先解决的护理诊断。如与空气有关的"气体交换障碍""清理呼吸道无效"、与水有关的"体液不足"、与排泄有关的"尿失禁""潴留"等。具体的实施步骤可以按以下方法进行:首先列出患者的所有护理诊断,将每一诊断归入五个需要层次,然后由低到高排列出护理诊断的先后顺序。

(2)考虑患者的需求。马斯洛的理论为护理诊断的排列提供了一个普遍的原则,但由于护理对象的复杂性、个体性,相同的需求对不同的人,其重要性可能不同。因此,在无原则冲突的情况下,可与患者协商,尊重患者的意愿,考虑患者认为最重要的问题予以优先解决。

(3)现存的问题优先处理,但不要忽视潜在的和有危险的问题。有时它们常常也被列为首优问题而需立即采取措施或严密监测。

二、制定护理目标

护理目标是指通过护理干预,护士期望患者达到的健康状态或在行为上的改变。其目的是指导护理措施的制定。护理目标不是护理行为,但能指导护理行为,并作为对护理效果评价的标准。每一个护理诊断都要有相应的目标。

(一)制定方法

1.目标的陈述公式

时间状语+主语+(条件状语)+谓语+行为标准。

(1)主语:是指患者或患者身体的任何一部分,如体温、体重、皮肤等,有时在句子中省略了主语,但句子的逻辑主语一定是患者。

(2)谓语:是指患者将要完成的行动,必须用行为动词来说明。

(3)行为标准:是指主语进行该行动所达到的程度。

(4)条件状语:是指患者完成该行为时所处的特定条件。如"拄着拐杖"行走 50 m。

(5)时间状语:是指主语应在何时达到目标中陈述的结果,即何时对目标进行评价。这一部分的重要性在于限定了评价时间,可以督促护士尽心尽力地帮助患者尽快达到目标,评价时间往往需要根据临床经验和患者的情况来确定。

2.预期目标的种类

根据实现目标所需时间的长短,可将护理目标分为短期目标和长期目标两大类。

(1)短期目标:是指在相对较短的时间内要达到的目标(一般指一周内),适用于病情变化快、住院时间短的患者。

(2)长期目标:是指需要相对较长时间才能实现的目标(一般指一周以上甚至数月)。

长期目标是需要较长时间才能实现的,范围广泛;短期目标则是具体达到长期目标的台阶或需要解决的主要矛盾。如下肢骨折患者,其长期目标是"三个月内恢复行走功能",短期目标分别为"第一个月借助双拐行走""第二个月借助手杖行走""第三个月逐渐独立行走"。短期目标与长期目标互相配合、呼应。

(二)注意事项

(1)目标的主语一定是患者或患者的一部分,而不能是护士。目标是期望患者接受护理后发生的改变、达到的结果,而不是护理行动本身或护理措施。

(2)一个目标中只能有一个行为动词。否则在评价时,如果患者只完成了一个行为动词的行为标准,就无法判断目标是否实现。另外,行为动词应可观察和测量,避免使用含糊的不明确的词语。可运用下列动词:描述、解释、执行、能、会、增加、减少等,不可使用含糊不清、不明确的词,如了解、掌握、好、坏、尚可等。

(3)目标陈述的行为标准应具体,以便于评价。有具体的检测标准;有时间限度;由护患双方共同制定。

(4)目标必须具有现实性和可行性,要在患者的能力范围之内,要考虑其身体心理状况、智力水平、既往经历及经济条件。目标完成期限的可行性,目标结果设定的可行性。患者认可,乐意接受。

(5)目标应在护理工作所能解决范围之内,并要注意医护协作,即与医嘱一致。

(6)目标陈述要针对护理诊断,一个护理诊断可有多个目标,但一个目标不能针对多个护理诊断。

(7)应让患者参与目标的制定,这样可使患者认识到对自己的健康负责不仅是医护人员的责任,也是患者的责任,护患双方应共同努力以保证目标的实现。

(8)关于潜在并发症的目标,潜在并发症是合作性问题,护理措施往往无法阻止其发生,护士的主要任务在于监测并发症的发生或发展。潜在并发症的目标陈述为:护士能及时发现并发症的发生并积极配合处理。如"潜在并发症:心律失常"的目标是"护士能及时发现心律失常的发生并积极配合抢救"。

三、制定护理措施

护理措施是护士为帮助患者达到预定目标而制定的具体方法和内容。它规定了解决健康问题的护理活动方式与步骤。它是一份书面形式的护理计划,也可称为"护嘱"。

(一)类型

护理措施可分为依赖性护理措施、协作性护理措施和独立性护理措施三类。

1.依赖性护理措施

即来自医嘱的护理措施,它描述了贯彻医疗措施的行为。如医嘱"每晨测血压1次""每小时巡视患者1次"。

2.协作性护理措施

协作性护理措施是护士与其他健康保健人员相互合作采取的行动。如患者出现"营养失调:高于机体的需要量"的问题时,为帮助患者达到理想体重的目标,需要和营养师一起协商、讨论、制定护理措施。

3.独立性护理措施

独立性护理措施是护士根据所收集的资料,凭借自己的知识、经验、能力,独立思考、判断后作出的决策,是在护理职责范围内。这类护理措施完全由护士设计并实施,不需要医嘱。如长期卧床患者存在的"有皮肤破损的危险",护士每天定时给患者翻身、按摩受压部位皮肤、用温水擦拭等措施,都是独立性护理措施。

(二)构成

完整的护理措施计划应包括护理观察措施、行动措施、教育措施三部分。

例如,护理诊断——胸痛:与心肌缺血、缺氧致心肌坏死有关。

护理目标:24 h内患者主诉胸痛程度减轻。

制定护理措施如下。

1.观察措施

(1)观察患者疼痛的程度和缓解情况。

(2)观察患者的心律、心率、血压的变化。

2.行动措施

(1)给予患者持续吸氧,每分钟 2～4 L(依赖性护理措施)。

(2)遵医嘱持续静脉点滴硝酸甘油,15 滴/分(依赖性护理措施)。

(3)协助患者在床上进食、洗漱、大小便(独立性护理措施)。

3.教育措施

(1)教育患者绝对卧床休息。

(2)保持情绪稳定。

(三)注意事项

1.针对性

护理措施针对护理目标制定,一般一个护理目标可通过几项措施来实现,否则即使护理措施没有错误,也无法促使目标实现。

2.可行性

护理措施要切实可行,措施制定时要考虑以下问题。①患者的身心问题:这也是整体护理中所强调的要为患者制订个体化的方案。措施要符合患者的年龄、体力、病情、认知情况,以及患者自己对改变目前状况的愿望等。如对老年患者进行知识缺乏的健康教育时,让患者短时间内记忆很多教育内容是困难的。护理措施必须是患者乐于接受的。②护理人员的情况:护理人员的配备及专业技术、理论知识水平和应用能力等是否能胜任所制定的护理措施。③适当的医院设施、设备。

3.科学性

护理措施应基于科学的基础上,每项护理措施都应有措施依据,措施依据来自护理科学及相关学科的理论知识。禁止将没有科学依据的措施用于患者。护理措施的前提是一定要保证患者的安全。

4.一致性

护理措施不应与其他医务人员的措施相矛盾,否则容易使患者不知所措,并造成不信任感,甚至可能威胁患者安全。制定护理措施时应参阅其他医务人员的病历记录、医嘱,意见不一致时应共同协商,达成一致。

5.指导性

护理措施应具体,有指导性,不仅使护理同一患者的其他护士很容易地执行措施,也有利于患者。如对于体液过多需低盐饮食的患者,正确的护理措施如下。①观察患者的饮食是否符合低盐要求。②告诉患者和家属每天摄盐<5 g。含钠多的食物除咸味食品外,还包括发面食品、碳酸饮料、罐头食品等。③教育患者及其家属理解低盐饮食的重要性等。

不具有指导性护理措施如下。①嘱患者每天摄盐量<5 g。②嘱患者不要进食含钠多的食物。

四、护理计划成文

护理计划成文是将护理诊断、目标、护理措施以一定的格式记录下来而形成的护理文件。它不仅为护理程序的下一步实施提供了指导,也有利于护士之间及护士与其他医务人员之间的交流。因不同的医院有各自具体的条件和要求,所以护理计划的书写格式也是多种多样的。其大致包括日期、护理诊断、目标、措施、效果评价等几项内容(表1-2)。

表 1-2　护理计划

日期	护理诊断	护理目标	护理措施	评价	停止日期	签名
2021－02－19	气体交换受阻	1.	1.			
		2.	2.			
			3.			
2021－02－22	焦虑	1.	1.			
		2.	2.			
			3.			

护理计划应体现个体差异性,一份护理计划只对一个患者的护理活动起作用;护理计划还应具有动态发展性,随着患者病情的变化、护理的效果而调整。

（申　香）

第四节　护理实施

护理实施是为达到护理目标而将计划中各项措施付诸行动的过程。护理实施的质量如何与护士的专业知识、操作技能和人际沟通能力三方面的水平有关。护理实施过程中的情况应随时用文字记录下来。

护理实施过程包括实施前准备、实施和实施后记录三个部分。一般来讲,护理实施应发生于护理计划完成之后,但在某些特殊情况下,如遇到急诊患者或病情突变的住院患者,护士只能先在头脑中迅速形成一个初步的护理计划并立即采取紧急救护措施,事后再补上完整的护理计划。

一、护理实施前的准备

护士在执行护理计划之前,为了保证护理效果,应思考安排以下几个问题,即"五个W"。

（一）谁去做

对需要执行的护理措施进行分类和分工。确定护理措施是由护士做,还是辅助护士做;由哪一级别或水平的护士做;是一个护士做,还是多个护士做。

（二）做什么

进一步熟悉和理解计划。执行者对计划中每一项措施的目的、要求、方法和时间安排应了如指掌,以确保措施的落实,并使护理行为与计划一致。此外,护士还应理解各项措施的理论基础,保证科学施护。

（三）怎样做

（1）分析所需要的护理知识和技术：护士必须分析实施这些措施所需要的护理知识和技术，如操作程序或仪器设备使用的方法；若有不足，则应复习有关书籍或资料，或向其他有关人员求教。

（2）明确可能会发生的并发症及其预防：某些护理措施的实施有可能对患者产生一定程度的损伤。护士必须充分预想可能发生的并发症，避免或减少对患者的损伤，保证患者的安全。

（3）如果患者情绪不佳，合作性差，那么需要考虑如何使措施得以顺利进行。

（四）何时做

实施护理措施的时间选择和安排要恰当，护士应该根据患者的具体情况、要求等方面因素来选择执行护理措施的时机。例如，健康教育的时间，应该选择在患者身体状况良好、情绪稳定的情况下进行，以达到预期的效果。

（五）何地做

确定实施护理措施的场所，以保证措施的顺利实施。在健康教育时应选择相对安静的场所；对涉及患者隐私的操作，更应该注意选择环境。

二、护理实施

护理实施是护士运用操作技术、沟通技巧、观察能力、合作能力和应变能力去执行护理措施的过程。在实施阶段，护理的重点是落实已制定的措施，执行医嘱、护嘱，帮助患者达到护理目标，解决问题。在实施中必须注意既要按护理操作常规规范化地实施每一项措施，又要注意根据每个患者的生理、心理特征个性化地实施护理。

护理实施是评估、诊断和计划阶段的延续，需随时注意评估患者的病情及患者对护理措施的反应及效果，努力使护理措施满足患者的生理、心理需要，促进疾病的康复。

三、护理实施后的记录

护理实施后，护士要对其所执行的各种护理措施及患者的反应进行完整、准确的文字记录，即护理病历中的护理病程记录，以反映护理效果，为评价做好准备。

记录可采用文字描述或填表，在相应项目上打"√"的方式。常见的记录格式有 PIO 记录方式，PIO 即由问题（problem，P）、措施（intervention，I）、结果（outcome，O）组成。"P"的序号要与护理诊断的序号一致并写明相关因素，可分别采用 PES、PE、SE 三种记录方式。"I"是指与 P 相对应的、已实施的护理措施。即做了什么，但记录并非护理计划中所提出的全部护理措施的罗列。"O"是指实施护理措施后的结果。可出现两种情况：一种结果是当班问题已解决；另一种结果是当班问题部分解决或未解决。若措施适当，由下一班负责护士继续观察并记录；若措施不适宜，则由下一班负责护士重新修订并制定新的护理措施。

记录是一项很重要的工作，其意义在于：①可以记录患者住院期间接受护理照顾的全部经过；②有利于其他医护人员了解情况；③可作为护理质量评价的一项内容；④可为今后的护理工作提供资料；⑤是护士辛勤工作的最好证明。

（申　香）

第五节 护理评价

护理评价是有计划地、系统地将患者的健康现状与确定的预期目标进行比较的过程。护理评价是护理程序的第五步,但实际上它贯穿于整个护理程序的各个步骤,如护理评估阶段,需评估资料收集是否完全,收集方法是否正确;护理诊断阶段,需评价诊断是否正确、有无遗漏,是否是以收集到的资料为依据;护理计划阶段,需评价护理诊断的顺序是否合适,目标是否可行,措施是否得当;护理实施阶段,需评价护理措施是否得到准确执行,执行效果如何等。评价虽然位于程序的最后一步,但并不意味着护理程序的结束,相反,通过评价发现新问题,重新修订计划,而使护理程序循环往复地进行下去。护理评价包括以下几个步骤。

一、收集资料

收集有关患者目前健康状态的资料,资料涉及的内容与方法同评估部分的相应内容。

二、评价目标是否实现

评价的方法是将患者目前健康状态的资料与计划阶段的预期目标相比较,以判断目标是否实现。经分析可得出 3 种结果:①已达到目标;②部分达到目标;③未能达到目标。

例如,预定的目标为"1 个月后患者拄着拐杖行走 50 m"。1 个月后评价结果如下。

患者能行走 50 m——目标达到。

患者能行走 30 m——目标部分达到。

患者不能行走——目标未达到。

三、重审护理计划

对护理计划的调整包括以下几种方式。

(一)停止

重审护理计划时,对目标已经达到,问题已经解决的,停止采取措施,但应进一步评估患者可能存在的其他问题。

(二)继续

若问题依然存在,计划的措施适宜,则继续执行原计划。

(三)修订

对目标部分实现或目标未实现的原因要进行探讨和分析,并重审护理计划,对诊断、目标和措施中不适当的内容加以修改。应考虑下述问题:收集的资料是否准确和全面;护理问题是否确切;所定目标是否现实;护理措施设计是否得当及执行是否有效;患者是否配合等。

护理程序作为一个开放系统,患者的健康状况是一个输入信息,通过评估、计划和实施,输出患者健康状况的信息,经过护理评价结果来证实计划是否正确。如果患者尚未达到健康目标,则需要重新收集资料、修改计划,直到患者达到预期的目标,护理程序才告停止。因此,护理程序是一个周而复始无限循环的系统工程(图 1-1)。

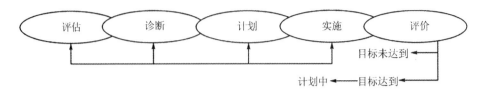

图 1-1　护理程序的循环过程

护理程序是一种系统的解决问题的程序,是护士为患者提供护理照顾的方法;应用护理程序可以保证护士给患者提供有计划、有目的、高质量、以患者为中心的整体护理。因此,它不仅适用于医院临床护理、护理管理,同时还适用于其他护理实践,如社区护理、家庭护理、大众健康教育等,是护理专业化的标志之一。

（张晓庆）

第二章 内科护理

第一节 脑梗死

脑梗死是指局部脑组织包括神经细胞、胶质细胞和血管由于血液供应缺乏而发生的坏死。引起脑梗死的根本原因是供应脑部血液的颅外动脉或颅内动脉中发生闭塞性病变而未能获得及时、充分的侧支循环，是局部脑组织的代谢需要与可能得到的血液供应之间发生超过一定限度的供不应求现象所致。

一、病因

脑梗死本身是由血液供应障碍而导致脑组织缺血缺氧性坏死的脑血管疾病。引起血液供应障碍的原因如下。

(一)血管病变

最重要而又常见的血管病变是动脉粥样硬化和在此基础上发生的血栓形成，其次是高血压伴发的脑小动脉硬化。其他还有血管发育异常，如先天性动脉瘤和脑血管畸形可发生血栓形成，或出血后导致邻近区域的血供障碍、脉管炎，如感染性风湿热、结核病和国内已极罕见的梅毒等所致的动脉内膜炎等。

(二)血液成分改变

血管病变内膜粗糙，使血液中的血小板易于附着、积聚，以及释放更多的 5-羟色胺等化学物质；血液成分中脂蛋白、胆固醇、纤维蛋白原等含量增高，可使血液黏度增高和红细胞表面负电荷降低，致血液速度减慢；以及血液病如白血病、红细胞增多症、贫血和各种影响血凝固增高的因素等，使血栓形成易于发生。

(三)血流速改变

脑血流量的调节受到多种因素的影响，血压改变是影响局部血流量的重要因素。当平均动脉压低于 9.3 kPa(180 mmHg)时，由于血管本身存在的病变、血管狭窄、自动调节功能失调、局部脑组织的血供即将发生障碍。一些全身性疾病(如高血压、糖尿病等)可加速或加重脑动脉硬化，也与脑梗死的发生密切相关。通常临床诊断为脑梗死或脑血栓形成的患者中，大多数是动脉粥样硬化血栓形成性脑梗死。此外，导致脑梗死的另一类重要的病因是脑动脉栓塞性脑梗死，简称为脑栓塞。脑栓塞患者供应脑部的血管本身都无病变,绝大多数栓子来源于心脏。

二、分类

(一)脑血栓形成

脑血栓形成是脑梗死中最常见的类型,通常是指脑动脉的主干或其皮层支因动脉粥样硬化及各类动脉炎等血管病变,导致血管的管腔狭窄或闭塞,并进而发生血栓形成,造成脑局部供血区血流中断,发生脑组织缺血、缺氧、软化坏死,出现相应的神经系统症状和体征。

1.病因与发病机制

(1)动脉管腔狭窄:动脉硬化、风湿病、结节性多动脉炎是较常见的病因。在动脉壁病变(内膜肥厚粗糙)的基础上,管腔变窄,同时血管壁破裂使红细胞、纤维素等黏附于粗糙处,血小板破裂释放花生四烯酸,转化为血栓烷能促使血小板再聚集,血栓不断增大而最终阻塞血管。

(2)血管痉挛:可见于蛛网膜出血、偏头痛和头外伤等患者。

2.类型

(1)动脉粥样硬化性血栓性脑梗死:最常见的病因是动脉硬化,其次是高血压、糖尿病、高尿酸血症、高黏滞综合征、真性红细胞增多症、高凝状态、高脂血症以及血管壁病变,如结核性、化脓性、梅毒性病变及钩端螺旋体感染、结缔组织病等。由于动脉粥样硬化好发于大血管的分叉处及弯曲处,故脑梗死多发于大脑中动脉和大脑前动脉的主要分支,以及颈内动脉的虹吸部和起始部,椎动脉及基底动脉中下段等。病理方面,脑动脉闭塞 6 h 以内脑组织改变尚不明显,8~48 h 缺血的中心部位软化、组织肿胀、坏死。灰白质界限不清,镜检见组织结构浑浊、神经细胞及胶质细胞变性、坏死、毛细血管轻度扩张。周围可见液体或红细胞渗出。动脉阻塞过 2~3 d,周围水肿明显;经 7~14 d,病变区明显变软,神经细胞消失,脑组织开始液化,吞噬细胞大量出现,星形胶质细胞增生;经21~28 d胶质细胞及毛细血管增生,小病灶形成胶质瘢痕,大病灶形成中风囊。

(2)脑分水岭梗死:常见病因与动脉硬化性血栓性脑梗死相似,病变部位位于相邻血管供血区之间的分水岭区或边缘带。一般认为,分水岭梗死多由于血流动力学障碍所致,典型者发生于颈内动脉严重狭窄或闭塞伴全身血压降低时,也可由心源性或动脉源性栓塞引起。其病理表现同动脉硬化性血栓性脑梗死。

(3)出血性梗死:出血性梗死是由于脑梗死供血区内动脉坏死后血液漏出继发出血,常发生于大面积梗死之后。

(4)多发性脑梗死:多发性脑梗死是指两个或两个以上不同的供血系统脑血管闭塞引起的梗死,多为反复发生脑梗死的后果。

除以上外,脑梗死由于梗死的部位、大小、侧支循环代偿能力,继发脑水肿等的差异,可有不同的临床病理类型。因此还可采用牛津郡社区卒中研究分型,不依赖影像学结果,常规 CT、MRI 检查尚未能发现病灶时,就可根据临床表现迅速分型,并提示闭塞血管和梗死灶的大小和部位。临床简单易行,对指导治疗及护理、评估预后有重要价值,尤其对于重症监护室的护士,更为有利于早期判断患者的病情变化。临床分型标准见表 2-1。

表 2-1 临床分型标准

类型	表现	部位
完全前循环梗死（TACI）	表现三联征:完全大脑中动脉综合征表现(大脑较高级神经活动障碍,如意识障碍、失语、失算、空间定向力障碍等);同向偏盲;对侧三部位(面、上下肢)较严重运动和(或)感觉障碍	
部分前循环梗死（PACI）	有以上三联征中的两个或只有高级神经活动障碍,或感觉运动神经缺损较 TACI 局限	提示是大脑中动脉远端主干,各级分支或 ACA 及分支闭塞
后循环梗死（POCI）	表现为各种不同程度的椎-基底动脉综合征;可表现为同侧感觉神经瘫痪及对侧感觉运动障碍;双眼协同活动及小脑功能障碍,无长束征或视野缺损等	椎-基底动脉及分支闭塞
腔隙性梗死（LACI）	表现为腔隙综合征,如纯运动性轻偏瘫,纯感觉性脑卒中,共济失调性轻偏瘫,构音不良-手笨拙综合征	基底节或脑桥小穿通支病变引起

3.临床表现

脑血栓多发生于有动脉硬化、糖尿病、高脂血症的中老年人,一般无意识障碍,进展缓慢,常在睡眠或安静休息时血压过低、血流减慢、血黏度增加等因素促使血栓形成而发病。起病先有头痛、眩晕、肢体麻木、无力及一过性失语或短暂脑缺血发作等前驱症状。神经系统局灶性症状多在发病后 10 h 或 1～2 d 达高峰。除脑干梗死和大面积梗死外,大多数患者意识清楚或仅有轻度意识障碍。

4.辅助检查

(1)CT 检查:多数脑梗死病例于发病后 24 h 内 CT 不显示密度变化,过 24～48 h 逐渐显示与闭塞血管供血区一致的低密度梗死灶;若梗死灶较大,则可有占位效应。出血性脑梗死呈混密度改变。如果病灶较小,或脑干、小脑梗死,CT 检查可不显示。

(2)MRI 检查:脑梗死数小时内,病灶区即有 MRI 信号改变,呈长 T_1、长 T_2 信号,出血性梗死区为长 T_1 长 T_2 信号中混杂有短 T_1 和短 T_2 信号。与 CT 检查相比,MRI 检查具有显示病灶早,能早期发现大面积脑梗死,清晰显示小病灶及后颅凹的梗死灶,病灶检出率为 95%。功能性 MRI 检查(如弥散加权 MRI 检查)可于缺血早期发现病变,发病后半小时即可显示长 T_1,长 T_2 梗死灶。

(3)血管造影检查:数字减影血管造影或磁共振血管成像可发现血管狭窄和闭塞的部位,可显示动脉炎、烟雾病、动脉瘤和血管畸形等。

(4)脑脊液检查:通常脑脊液压力、常规和生化检查正常,大面积脑梗死压力可增高,出血性脑梗死脑脊液可见红细胞,如果通过临床及影像学检查已经确诊为脑梗死,则不必进行脑脊液检查。

(5)经颅多普勒超声检查:经颅多普勒超声检查可发现颈动脉及颈内动脉的狭窄、动脉粥样硬化斑块或血栓形成。超声心电图检查有助于发现心脏附壁血栓、心房黏液瘤和二尖瓣脱垂。

5.治疗

脑梗死的治疗以抗凝治疗为主,同时应用血管扩张剂、血容量扩充剂以改善微循环。脑血栓发病 6 h 内可做溶栓治疗。对重症脑血栓急性期,生命体征不稳定时不宜口服倍他司汀和桂利嗪,因为它们虽然有扩血管作用,但不利于脑缺血的改善。

(二)脑栓塞

由于异常物体(固体、液体、气体)沿血液循环进入脑动脉,造成血流阻塞而产生脑梗死,称脑栓塞,也属缺血性脑卒中。脑栓塞占脑卒中发病率的 10%~15%;有 2/3 的患者复发均发生在第 1 次发病后 1 年内。

1.病因

脑血栓的栓子可分为心源性、非心源性、来源不明性三大类。

(1)心源性:风湿性心脏病二尖瓣狭窄合并心房颤动时,左心房扩大,血流缓慢淤滞,易发生附壁血栓,血流不规则易使血栓脱落形成栓子,造成栓塞;亚急性细菌性心内膜炎瓣膜上的炎性赘生物质地较脆,易于脱落,导致栓塞;心肌梗死或心肌病时心内膜病变形成的附壁血栓脱落,均可形成栓子。此外,心脏外科手术也可导致栓子形成脑栓塞。其他尚有心脏黏液瘤、二尖瓣脱垂等少见病因。

(2)非心源性:主动脉弓及其发出的大血管动脉粥样硬化斑块和附着物脱落(血栓栓塞)也是脑栓塞的重要原因,常发生微栓塞引起短暂性脑缺血发作。少见的有肺部感染、败血症等引起的感染性脓栓,长骨骨折引起的脂肪栓塞、癌细胞栓塞、寄生虫卵栓塞、减压病等原因的空气栓塞,以及异物栓塞等。

(3)来源不明性:少数病例虽经检查仍未明确栓子来源者。

2.病理改变

脑栓塞与脑血栓基本相同,但可多发,且出血性梗死常见,占 30%~50%,这是因为栓塞发生时血管壁因缺血缺氧而受损,当栓子碎裂前行、血流恢复时,受损血管易发生渗血所致。此外,有时固体栓子形态欠规则,栓塞时不能将血流完全闭阻,少量血流可通过栓塞所损伤的血管壁流出。脑栓塞的病变范围受栓子大小及侧支循环的影响,一般比血栓面积大,水肿更严重,面积较大者可致脑疝。脑栓塞可多发,当栓子来源未消除时,还可反复发生。并可同时出现肺、脾、肾等脏器,以及末梢动脉、皮肤黏膜栓塞灶,炎性栓子可引起脑炎、动脉炎甚至脑脓肿、细菌性动脉瘤或在血管中发现细菌栓子。脂肪栓塞常为多发性小栓塞,大脑白质可见弥散性瘀斑和水肿,镜下见毛细血管中有脂肪球,周围有环状出血。寄生虫卵栓塞可发现虫卵等。

3.临床表现

(1)意识表现:大多数患者意识清楚或仅有轻度意识模糊,颈内动脉或大脑中动脉主干的大面积脑栓塞可发生严重脑血肿、颅内压增高、昏迷及抽搐发作,病情危重;椎-基底动脉系统栓塞也可发生昏迷。

(2)局限性神经缺失症状:局限性神经缺失症状与栓塞动脉供血区的功能相对应(图 2-1)(表 2-2)。约 4/5 的脑栓塞累及 Willis 环前部,多为大脑中动脉主干及其分支,出现失语、偏瘫、单瘫、偏身感觉障碍和局限性癫痫发作等症状,偏瘫多以面部和上肢为重,下肢较轻;约 1/5 发生在 Willis 环后部,即椎底动脉系统,表现为眩晕、复视、共济失调、交叉瘫、四肢瘫、发音及吞咽困难等。栓子进入一侧或两侧大脑后动脉可导致同向性偏盲或皮层盲;较大栓子偶可栓塞在基底动脉主干,造成突然昏迷、四肢瘫痪或基底动脉尖综合征。

4.辅助检查

(1)血生化、血液流变学检查等。

（2）CT 检查：一般经 24～48 h 出现低密度病灶。若病程中低密度区中有高密度影，则提示为出血性梗死。

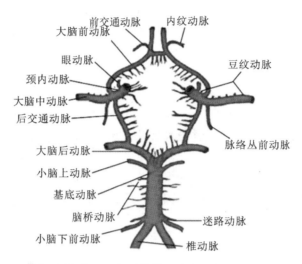

图 2-1 主要引起额颞顶梗死的供血动脉及在 Willis 中的分布

表 2-2 主干闭塞引起的相关受累的组织与临床症状

闭塞部位	受累的脑组织	临床症状
颈内动脉	同侧额叶、顶叶、基底节部分颞叶	病变对侧偏瘫、偏身感觉障碍、偏盲和失语（优势半球受累）；视力障碍，颈动脉波动减弱或消失；重者出现意识障碍
大脑中动脉	同侧大脑半球凸面（中央前回、中央后回、缘上回、颞中回、角回、颞上回、额下回）和基底节	病变对侧出现"三偏征"和失语（优势半球受累），注视麻痹，失写
大脑前动脉	额叶内侧、额极、额上回、胼胝体、内囊等	病变对侧出现下肢瘫痪和感觉障碍，尿潴留或尿急，精神障碍
大脑后动脉闭塞	丘脑底面、下丘脑、颞叶内侧面及底面,枕叶	偏盲、偏瘫、偏身感觉障碍,丘脑综合征
基底动脉尖部	中脑、丘脑、枕叶、颞叶内侧面以及小脑上部	基底动脉尖综合征：意识障碍、瞳孔改变、偏盲、谵妄等症状
椎-基底动脉	脑桥和小脑	眩晕、四肢瘫或交叉瘫、延髓麻痹、共济运动障碍、意识障碍等。部分表现为闭锁综合征
小脑后下动脉	延髓背外侧	眩晕、呕吐、吞咽困难、构音障碍、病变侧疱疹性膝状神经节炎,病变对侧肢体痛觉和温度觉丧失

（3）颈动脉和主动脉超声检查：可见不稳定斑块。

（4）经颅多普勒超声检查：可发现脑血流中有过量的栓子存在。

（5）脑脊液检查：感染性梗死者脑脊液中白细胞增加,出血性梗死者可见红细胞,脂肪栓塞时可见脂肪球。

（6）超声心动图检查：有心房颤动者必要时做超声心动图。

5.治疗

防治心脏病是防治脑栓塞的一个重要环节。一旦发生脑栓塞,其治疗原则与动脉硬化性脑梗死相同。患者应取左侧卧位。右旋糖酐40、扩血管药物、激素均有一定作用。由于风湿性二尖瓣病变等心源性脑栓塞的充血性梗死区极易出血,故抗凝治疗必须慎用。

三、护理要点

(一)护理诊断

1.意识不清

患者出现昏迷说明患者病情危重,而正确地判断患者的意识状态,给予适当的护理,则可防止不可逆的脑损伤。

2.气道阻塞

分泌物及胃内容物吸入造成阻塞或通气不足,可引起低氧血症及高碳酸血症,导致心、肺功能的不稳定,缺氧可加重脑组织损伤。

3.肢体麻木或畸形

大脑半球受损时对侧肢体的运动与感觉功能发生障碍,再加上脑血管疾病初期肌肉呈现张力迟缓的现象,紧接着会发生肌肉张力痉挛。若发病初期未给予适当的良肢位摆放,则肢体关节会有僵硬、挛缩的现象,将导致肢体麻痹或畸形。

4.语言沟通障碍

左侧大脑半球受损失。因语言中枢的受损部位不同而产生感觉性失语症、表达性失语症或二者兼有,因而与患者间会发生语言沟通障碍的问题。

5.吞咽障碍

脑血管疾病患者的吞咽障碍主要在口腔吞咽。因口唇、颊肌、舌及软腭等肌肉瘫痪,食物从口唇流出,口腔内压不能充分升高,食团从口腔向咽部及食管入口移动困难,为代偿舌的运动,颈部伸展(上抬下颌)。食管入口部收缩肌不能松弛,食管入口处开大不全等阻碍食团进入食管,软腭上抬及喉头上抬不良,导致食物易逆流入鼻腔及误入气管。吞咽障碍可致营养摄入不足。

6.依赖、焦虑

当患者发生脑血管意外时,由于病变部位在脑部,而且出现的症状比较重,因此在急性期,无论是患者还是家属,均会焦虑与害怕。

7.知觉刺激不足

由于中枢神经受损,在神经传导上可能在感觉传入时会发生障碍,以致知觉刺激无法传达感受,尤其是感觉性失语症的患者会失去语言讯息的刺激感受。此外,患者由于一侧肢体麻痹,因此所感受的触觉刺激也减少,常造成知觉刺激不足。

(二)护理措施

1.保持呼吸通畅

(1)对有意识障碍的患者应采取侧卧位,并将头部抬高;如果呼吸道有分泌物,应立即协助吸出,避免引起误吸、窒息等。

(2)注意有无呼吸障碍、发绀及气管分泌物增加等现象。必要时,协助医师行气管内插管及使用呼吸器来辅助患者呼吸。

(3)维持呼吸道畅通,可应用口咽通气道置于口腔喉部预防舌后坠阻塞呼吸道。

(4)患者有发生呼吸道阻塞与肺部感染的倾向。若患者意识清醒,应鼓励其每小时深呼吸及咳嗽 5 次;若患者意识障碍,应加强翻身叩背,及时吸出呼吸道分泌物。

2.避免颅内压升高

(1)注意监测患者的意识状态、瞳孔及生命体征变化。

(2)使患者维持半卧位,以促进脑部血液回流及维持正常的呼吸功能。

(3)改变患者体位时动作应轻缓,避免突发的动作。

(4)做好液体出入量记录,限制液体的摄取量,以预防脑水肿加剧。

(5)避免使用镇静药或麻醉药,因二者可抑制呼吸,同时影响正确判断患者意识状态的变化。

(6)患者应避免用力咳嗽、用力排便等。

(7)若有发热,应设法控制患者的体温。

3.血压监护

对于去骨瓣减压术后的患者以及大面积脑梗死患者的血压监测十分必要,准确的监测技术可以为临床的治疗提供可靠的证据。此时会由于血压的增高导致患者发生脑疝,因此需要动态监测患者血压,一般每 2 h 进行 1 次血压的监控,同时观察患者的呼吸、瞳孔、心率的变化。给予持续泵入降压药物时,需要注意患者对药物的敏感性,如果患者血压控制降低速度过快,容易出现并发症。因此指南推荐缺血性卒中不合并出血的患者平均动脉压应该维持在 11.3 kPa(85 mmHg)以上,收缩压维持在 29.3 kPa(220 mmHg)以内,避免过度波动。

4.用药护理

患者应用大剂量的脱水药物,需要动态进行电解质的观察,尤其血钾血钠的紊乱。因为每克甘露醇可以带出体内 12.5 mL 水分,因此需要给予患者水分的补充,可 200 mL,每 4 h 给予 1 次。当患者出现低钾血症时,应注意补充,补钾剂量不宜过多,细胞内血清钾恢复较慢,一般 4～6 d 才能纠正,重症患者需要 20 d 以上,因此每天补钾量应限制在 80～100 mmol,即氯化钾 6～8 g,同时注意心电监护,注意高血钾的发生。当患者出现低血钠时,需要观察患者有无木僵状态、癫痫、昏迷等症状,补钠时速度不能过快,应小于每小时 1 mmol,24 h＜101 mmol。

5.饮食护理

(1)暂禁食:患者在发病 24 h 内,由于脑血液循环障碍,致使消化功能减退,进食后会引起胃扩张,食物滞留,压迫腹腔静脉使回心血量减少。加之患者常伴有呕吐,易造成吸入性肺炎,首先评价患者的胃肠功能,如是否有呕吐、腹胀、排便、排气及肠鸣音,必要时应暂禁食。

(2)观察脱水状态:脑卒中引起的延髓背外侧综合征和由半球病变所致的假性延髓麻痹,常导致较严重的吞咽困难,患者在进食的时候容易发生呛咳,严重者不能进食。很多患者往往会出现相对脱水状态,脱水致血细胞比容和血液黏稠度增加,血液明显减少,使动脉血压降低。护理者可通过观察颈静脉搏动的强或弱,周围静脉的充盈度和体温,来判断患者是否出现脱水状态。

(3)营养支持:在补充营养时应尽量避免静脉内输液,以免增加缺血性脑水肿的蓄积作用,最好的方法是鼻饲法。多数吞咽困难患者需要 2 周左右的营养支持;有误吸危险的患者,则需将管道末端置于十二指肠;有消化道出血的患者应暂停鼻饲,可改用胃肠外营养。经口腔进食的患者,要给予高蛋白、高维生素、低盐、低脂、富有纤维素的饮食,还可多吃含碘的食物。

(4)鼻饲护理:鼻饲前查看管道在鼻腔外端的长度,嘱患者张口查看鼻饲管是否盘卷在口中。用注射器注入 10 mL 空气,同时在腹部听诊,可听到气过水声;或鼻饲管中抽吸胃内容物,表明鼻饲管在胃内。通常每天喂入总量以 2000～2500 mL 为宜,天气炎热或患者发热和出汗多时可适当增加。可喂入流质饮食,如牛奶、米汤、菜汁、西瓜水、橘子水等,药品要研成粉末。在鼻饲前后和注药前后应冲洗管道,以预防管道堵塞。对于鼻饲患者,要注意固定好鼻饲管。对于躁动患者的手要适当地加以约束。

(5)喂食:对面肌麻痹的患者,喂食时应将食物送至其口腔健侧近舌根处。需要注意的是,每餐的食量要适当,不宜过饱,更不要暴饮暴食,因为过度饱餐后代谢增强,心肌耗氧量明显增加,会加重心脏的负担。尤其是进食大量油腻食物后会出现高脂血症,容易使狭窄的冠状动脉产生血栓而诱发心肌梗死。

(6)合理饮食:患者一旦能经口进食,最好选用低脂肪、低胆固醇、高蛋白、高维生素食品。增加能从结肠吸收水分的饮食,如谷类食物、苹果、香蕉等高纤维素食物,可以防止粪便干燥、减少便秘。肥肉、蛋类、动物内脏等含胆固醇较多,要尽量少吃或不吃。

6.并发症的护理

(1)脑疝:密切观察脑疝的前驱症状,及早发现颅内压增高,及时对症处理。加强气管插管、气管切开患者的护理,进行湿化气道,避免呼吸道分泌物黏稠不易排出。对呼吸骤停者,在迅速降颅内压的基础上按脑复苏技术进行抢救,给予呼吸支持、循环支持和药物支持(图 2-2)。

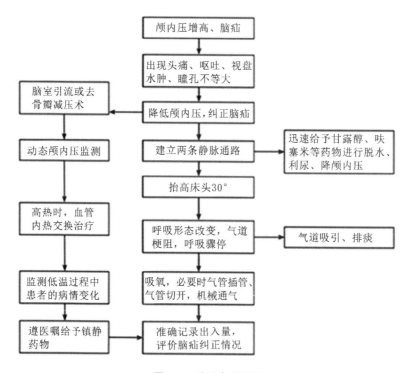

图 2-2　脑疝急救流程

抢救成功后应将患者转至温、湿度适宜的病室,定期开窗通风,光线柔和,减少人员探视。患者取头高位,床头抬高 15°～30°,做好基础护理。急救药品、物品及器械完好备用。

脑组织灌注量异常的护理:①给予患者低流量持续吸氧;②药物治疗颅内压增高,防止颅内压反跳现象发生;③维持血压的稳定性,从而保证颅内血液的灌注。

清理呼吸道无效的护理:①及时清理呼吸道分泌物,保持呼吸道通畅;②舌根后坠者应抬起下颌或放置口咽通气道,以免阻碍呼吸;③翻身后保证患者体位舒适,处于功能位,防止颈部扭曲;④昏迷患者必要时行气管插管或气管切开,防止二氧化碳蓄积而加重颅内压增高,必要时使用呼吸机辅助呼吸。

躯体移动障碍的护理:①给予患者每1~2 h翻身1次,避免拖、拉、推等动作。②每天行四肢关节被动活动并给予肌肉按摩,防止肢体挛缩。③保持肢体处于功能位,防止足下垂。

(2)呼吸道感染:护理时要及时吸出呼吸道分泌物,保持呼吸道通畅,阻塞情况紧急时,应急诊行气管插管或气管切开以保持呼吸道通畅。避免患者受凉,保持病室清洁和空气的流通最重要。在流感流行时限制探视,以预防交叉感染。进食后保持半卧位30~60 min再恢复体位。每餐进食量以300~400 mL为宜;速度不宜过快,时间控制在20~30 min;温度在40 ℃左右合适,以免冷、热刺激而至胃痉挛造成呕吐;早、晚和患者进食后,用温盐水或过氧化氢为其清洗口腔。清洗时特别要注意对口腔内瘫痪侧颊黏膜的清洁,以免食物残渣存留于瘫痪侧面而发生口腔感染。如果口腔的细菌被吸入呼吸道,则会造成患者支气管或肺部感染。有义齿的患者在睡觉前一定要取下,清洗干净后放在盛有凉开水的容器内。保持呼吸道通畅,鼓励清醒患者充分深呼吸,以伸展肺的不活动部分,能最好地预防呼吸道感染。对于严重患者要多侧卧,定时叩背、吸痰、翻身。叩背就是空握掌心,拍打患者背部,从肺底处逐渐向上,使小气管受到震动,淤积的痰液脱离管壁,汇集到大气管,便于气道蓄积的分泌物排出。做好有关器具的消毒,如患者吸氧使用的氧气湿化瓶和管道、超声雾化装置及与呼吸系统吸入性治疗有关的一切器具,均应严格消毒后方能使用。

(3)心脏损害:心脏损害是脑卒中引起的循环系统并发症之一,大都在发病1周左右发生,如心电图显示心肌缺血、心律不齐和心力衰竭等,故护理者应经常观察心电图变化。在患者应用脱水剂时应注意尿量和血容量,避免脱水造成血液浓缩或入量太多加重负担。

(4)应激性溃疡:在对这类患者进行护理时,应注意患者的呕吐物和大便的性状,鼻饲患者于每天喂食前应先抽取胃液观察,同时定期检查胃液潜血及酸碱度。腹胀者应注意肠鸣音是否正常。

(5)排尿困难:对排尿困难的患者应尽可能避免导尿,可用诱导或按摩膀胱区的方法以助患者排尿。有些患者是由于限制他们的活动、处于某些相应的位置而妨碍排尿;也可能是由于失语、与外界交流困难、患者需要排尿时不能表达所致。护理者应细心观察,主动询问,定时给患者便器,在可能的情况下尽量取直立姿势解除排尿困难。

(6)尿失禁:对男性尿失禁患者,可用阴茎套连接引流尿袋,每天清洁会阴部,以保持会阴部清洁舒适。对女性尿失禁患者,留置导尿管虽然影响患者的情绪,但在急性期内短期应用是必要的,因为它明显增加了患者的舒适感和减少了压疮发生的机会。留置导尿管期间要每天进行会阴部护理。密闭式集尿系统除因阻塞需要冲洗外,集尿系统的接头不可轻易打开。应定时查尿常规,必要时做尿培养。

(7)压疮:可因感染引起骨髓炎、化脓性关节炎、蜂窝组织炎,甚至迅速通过表浅组织而引起败血症等,这些并发症往往严重威胁患者的生命。压疮多在受压和缺乏脂肪组织保护、无肌肉包裹或肌层较薄的骨骼隆突处,如枕骨粗隆、耳郭、肩胛部、肘部、脊椎体隆突处、髋部、骶尾部、膝关节内外侧、内外踝、足跟部等处。压疮的预防措施如下。①压疮的预防要求做到"七勤"——勤翻身、勤擦洗、勤按摩、勤换洗、勤整理、勤检查、勤交代。定时变换体位,每1~2 h翻身1次。用温热毛巾擦洗及按摩骨骼隆起受压处,每天至少2次。消瘦者用50%乙醇按摩,如皮肤干燥且有脱屑者可涂少量润滑剂,以免干裂出血。②患者如有大小便失禁、呕吐及出汗等情况,应及时擦洗干净,保持干燥,及时更换衣服、床单,褥子应柔软、干燥、平整。③对肢体瘫痪的卧床患者,配备气垫床以达到对患者整体减压的目的。骨骼隆突易受压处放置海绵垫或棉圈、软枕、气圈等,以防受压水肿,肥胖者不宜用气圈,以软垫更好,或置软枕于腿下,并抬高肢体,变换体位,更为重要。④护理患者时动作要轻柔,不可拖拽患者,以防止关节牵拉、脱位或周围组织损伤。翻身后要仔细观察受压部位的皮肤情况,有无将要发生压疮的迹象,如皮肤呈暗红色。检查鼻管、尿管、输液管等是否脱出、折曲或压在身下。取放便盆时动作更轻巧,防止损伤皮肤。

(8)深静脉血栓形成:为防止深部静脉血栓形成,对长期卧床者,首先在护理中应帮助他们减少形成静脉血栓的因素,如抬高下肢 20°～30°,下肢远端高于近端,尽量避免膝下垫枕、过度屈髋,影响静脉回流。另外,肢体瘫痪最有效的预防深静脉血栓的方法是增加患者的活动量。鼓励患者深呼吸及咳嗽和早期下床活动;并督促患者在床上主动屈伸下肢作跖屈和背屈运动,内、外翻运动,足踝的"环转"运动;被动按摩下肢腿部比目鱼肌和腓肠肌,下肢应用弹力长袜,以防止血液滞留在下肢。注意观察高危人群肺栓塞的三联征表现:血痰、咳嗽、出汗;血痰、胸痛、呼吸困难;呼吸困难、胸痛、恐惧等,及早发现肺栓塞。还应减少在下肢输血、输液,因为下肢深静脉是静脉血栓形成的好发部位。

(9)发热:急性脑卒中患者常伴有发热,主要原因为感染性发热、中枢性发热、吸收热和脱水热。①感染性发热:多在急性脑卒中后数天开始,体温逐渐升高,常不规则,伴有呼吸、心率增快,白细胞总数升高。这种发热要及时查找感染部位,并采取不同的措施,同时要做细菌培养,应用有效的抗生素治疗。②中枢性发热:是病变侵犯下丘脑,患者的体温调节中枢失去调节功能,导致发热。③吸收热:是脑出血或蛛网膜下腔出血时,红细胞分解后吸收而引起的反应热。常在患者发病后 3～10 d 发生,体温多在 37.5 ℃ 左右,患者一般情况较好。吸收热一般不需特殊处理,但要观察记录液体出入量、口渴并加强生活护理。④脱水热:是由于应用脱水剂或补水不足,使血浆渗透压明显升高,脑组织严重脱水,脑细胞和体温调节中枢受损导致发热。患者表现为体温升高、意识模糊、皮肤黏膜干燥、尿少或比重高、血清钠升高、血细胞比容增高。治疗给予补水或静脉输入 5% 葡萄糖,待缺水症状消失后根据情况补充电解质。

临床上患者的主要表现:①持续性高热,发病数小时后体温升高至 40 ℃,持续不退,躯干和肢体近端大血管处皮肤灼热,四肢远端厥冷、肤色灰暗,静脉塌陷等,患者表现深昏迷、去大脑强直(一种病理性体征)、阵挛性或强直性抽搐、无汗、肢体发凉,患者在 1～2 d 间死亡。②持续性低热,患者表现为昏迷、阵发性大汗、血压不稳定、呼吸不规则、血糖升高、瞳孔大小多变,体温多在 37 ℃～38 ℃。对中枢性发热主要是对病因进行治疗,同时给予物理降温,如酒精擦浴、头置冰袋等。但应注意缺血性脑卒中患者禁用物理降温法,对不宜降温者可行人工冬眠。

物理降温。①酒精擦浴:可通过在皮肤上蒸发、吸收而带走机体大量的热;②头置冰袋:冰袋可放置在前额或体表大血管处(如颈部、腋下、腹股沟等处);③冰水灌肠:要保留30 min后再排出,便后 30 min 测量体温。

人工冬眠疗法:冬眠法分冬眠Ⅰ号和冬眠Ⅱ号,用于脑血管患者对脑有保护作用。应用人工冬眠疗法可降低组织代谢,减少氧的消耗,并增强组织对创伤和缺氧的耐受力,减轻脑水肿和降低颅内压,改善脑缺氧,有利于损伤后的脑细胞功能恢复。

7.介入治疗的护理

(1)治疗前护理:遵医嘱查血、尿、便常规,血型及生化,凝血 4 项和出凝血时间等。准备好物品:注射泵、监护仪器、药品如甘露醇、天普乐新等。建立可靠的静脉通路(套管针),尽量减少患者的穿刺,防止出血及瘀斑。需手术者术前手术区域备皮、沐浴、更衣。遵医嘱局部麻醉4～6 h,全身麻醉9～12 h前,需禁食、禁水、禁药。遵医嘱给予患者留置导尿。监测生命体征,遵医嘱术前给药。心理护理:术前了解患者的思想动态,减轻心理负担,创造安静的休养环境,使患者得到充分休息。

(2)治疗中护理:密切观察给药时间及患者的病情变化,遵医嘱调节好给药的速度及浓度,并做好详细记录,以利于了解病情。注意血压的变化,溶栓过程中每15 min测量1次,如出现异常,应及时处理。患者如在溶栓过程中出现烦躁、意识障碍加重、瞳孔异常等生命体征改变,并伴有鼻出血和四肢肌力瘫痪加重等各种异常反应时,应及时通知医师停止溶栓。患者如在用药过程中出现寒战、高热等不良反应时,应停止溶栓。护理者应准确、熟练地遵医嘱给药。

(3)治疗后护理:严密观察病情变化,如意识、瞳孔、生命体征、感觉、运动、语言等,特别是血压、心率的异常变化。行腹股沟穿刺者穿刺区加压包扎制动24 h,观察有无出血及血肿。避免增加腹压的动作,咳嗽时用手压迫穿刺部位防止出血。观察穿刺侧肢体皮肤的色泽、温度,15 min测量1次足背动脉搏动,共2 h。保持动脉鞘通畅,防止脱落。鼓励患者多饮水,增加血容量,促进造影剂的排泄。注意观察四肢的肌力,防止血栓再形成而引起偏瘫、偏身感觉障碍。24 h监测出凝血时间、凝血酶原时间、纤维蛋白原,防止血栓再形成。应用抗凝药前做出、凝血功能测定,以及肝、肾功能测定。用肝素初期应每小时测定出、凝血时间,稳定后可适当延长。注意观察穿刺处、切口有无渗血过多或有新的渗血,有无皮肤、黏膜、消化道、泌尿道出血,反复检查大便潜血及尿中有无红细胞。用肝素时主要观察活化部分凝血活酶时间(activated partial thromboplastin time,APTT),为正常的1.5～2.5倍;用华法林时主要监测抗凝血酶,应降至正常的20%～50%。注意观察药物的其他不良反应,注意有无肝素过敏,如荨麻疹、哮喘、发热、鼻炎等;注意华法林有无皮肤坏死、脱发、皮疹、恶心、腹泻等不良反应。使用低分子肝素皮下注射时,应选择距肚脐4.5～5 cm外的皮下脂肪环行注射,并捏起局部垂直刺入,拔出后应按压片刻。注射前针头排气时要避免肝素挂在针头外面,造成皮下组织微小血管出血。术后遵医嘱行颈动脉超声,观察支架的位置及血流情况。

8.协助患者早期肢体康复

脑卒中的特点是"疾病与障碍共存",肢体瘫痪后关节不能活动,静脉、淋巴回流不畅,组织间隙浆液纤维素渗出和纤维蛋白沉积,可使关节内和周围组织发生纤维性粘连,加上关节囊、韧带、肌腱、肌肉因不活动而挛缩,常引起关节强直和畸形。脑卒中急性期应以临床抢救为主,但摆放肢体良好位置的早期介入,有助于抑制和减轻肢体痉挛姿势的出现和发展,可为下一步的功能训练做准备。鼓励患者早期进行康复训练,达到提高患者生活质量、减低致残程度的目的。

(1)早期康复的内容:①保持良好的肢体位置;②体位变换;③关节的被动活动;④预防吸入性肺炎;⑤床上移动训练;⑥床上动作训练;⑦起坐训练;⑧坐位平衡训练;⑨日常生活活动能力训练;⑩移动训练等。

(2)早期康复的时间:一般认为,康复治疗开始的时间应为患者生命体征稳定、神经病学症状不再发展后的48 h。有人认为康复应从急性期开始,只要不妨碍治疗,康复训练越早,功能恢复的可能性越大,预后就越好。脑卒中后只要不影响抢救,马上就可以康复治疗、保持良肢位、体位变换和进行适宜的肢体被动活动等,而主动训练则应在患者神志清醒、生命体征平稳且精神症状不再进展后48 h开始。由于蛛网膜下腔出血近期再发的可能性很大,故对未手术的患者,应观察1个月左右再谨慎地开始康复训练。

（3）影响脑卒中预后和康复的主要因素如下。

不利因素：①发病至开始训练的时间较长；②病灶较大；③以前发生过脑血管意外；④年龄较大；⑤严重的持续性弛缓性瘫痪；⑥严重的感觉障碍或失认症；⑦二便障碍；⑧完全失语；⑨严重的认知障碍或痴呆；⑩抑郁症状明显；⑪以往有全身性疾病，尤其是心脏病；⑫缺乏家庭支持。

有利因素：①发病至开始训练的时间较短；②病灶较小；③年轻；④轻偏瘫或纯偏瘫；⑤无感觉障碍或失认症；⑥反射迅速恢复；⑦随意运动有所恢复；⑧能控制小便；⑨无言语困难；⑩认知功能完好或损害甚少；⑪无抑郁症状；⑫无明显复发疾病；⑬家庭支持。

9.心理护理

脑卒中患者在卒中突然发生后处于急性心理应激状态，面临许多心理、社会问题，这时的人并不是单纯的生物体，而是身心需要医治和帮助的社会人。卒中患者大多为老人，因此了解老年人的心理特点更有利于做好心理护理。老年人的心理特点：无用感、孤独感、失落感、死亡恐惧。

（1）无用感：老年人比较容易出现无用感，这一感觉在老年人发生脑卒中后会明显加重，而且很可能演变为抑郁、自责情绪。在病情允许的情况下，鼓励患者做自己力所能及的事情，减少过多、过细的照顾，这一时期的过度照顾会给患者带来更为强烈的无用感。心理护理的侧重点可以放在对患者自我生存价值的认识上，即可用护士的语言讲出患者亲人的心声，引导患者从子女的角度认识自己生命的价值所在。从语言上多鼓励患者，以争取其对治疗的合作态度。

（2）孤独感：这一内心体验主要来自老年人自己的心理需要落差，即现在不同于往日。老人在脑卒中后若伴有不同程度的肢体残疾，这种孤独感很容易向抑郁、焦虑等不良情绪方面转化。心理护理的侧重点应放在理解方面，即用忽视的口讲出患者压抑的、难以用语言表达出来的内心体验。心理护理的目的在于向患者传递一种信息，患者并不孤独、并不寂寞，他的内心体验护士能读懂、能理解。实际上，在这一阶段理解、倾听是一种最为有效、最为实际的心理护理技术。这一阶段护士的心理护理工作应在单独的时间，而并非是在换液的空隙时间完成的。护士坐下来，耐心的倾听很重要。

（3）失落感：卒中后老人易使失落感这一内心冲突转变成心理上的退行。患者可表现为心理行为的依赖、幼稚等。心理护理强调的是患者心理的成长，而不是一味地迁就、关心患者。在正视疾病的前提下，鼓励患者寻找原来的自己，重新唤回心理感受，重新调整自己的心态等。失落感过强的患者，可将自己人格中原来相对隐蔽、很不光彩、不被人们所接受的特点暴露出来，可表现为挑剔、不礼貌行为等。护士除了要保持理智、做到坚持护理原则外，还要有敏锐的心理洞察力，能及时地从心理角度发现问题，及时给予患者必要的心理护理，而不应将患者看成是心理健康人。

（4）死亡恐惧：生本能与死本能均是与生俱来的本能，这两种本能表现在外在的强弱程度可因年龄有所不同。老年人发生脑卒中，将使这一死亡恐惧感加重。表现为住院期间的抑郁、焦虑情绪，行为上有与护理不够合作的地方，如躺不下、坐不下、躁动，或不交流回避等。一旦患者目睹同病室患者去世，恐惧感就会明显加重，严重者可出现明显的心理或精神症状。护理工作者要及时向患者传递生命的信息，随时向患者通报疾病好转的消息，减少患者过分的担心和不必要、不准确地对自身疾病的猜疑等。

10.语言沟通障碍的护理

据文献报道，有57%～69%的脑卒中患者伴有语言障碍。在日常生活中，语言障碍严重影响患者与他人的人际间交流，使得他们丧失了工作和日常生活能力，甚至连最基本的生活也需要专人护理,这极大地影响了患者及其家属的身心健康。护理失语患者首先要测定失语的严重程度,并注意患者尚保留的最有效的交流方式,其次应向护理者传授与患者交流的有效方法。

(1)评估:失语的性质、理解能力,记录患者能表达的基本语言。观察患者的手势、表情等,及时满足患者的需要。向护理者、患者解释语言锻炼的目的和方法,促进语言功能恢复。如鼓励其讲话、不嘲笑患者,消除其羞怯心理,为患者提供练习机会。

(2)训练。①肌群运动:指进行唇、舌、齿、软腭、咽、喉与颌部肌群运动,包括缩唇、叩齿、卷舌、上下跳举舌、弹舌、鼓腮、吹气-叹气、咳嗽-清嗓子等活动。②发音训练:先练习易发或能够发的音,由无意义的词→有意义的词→短语→句子。例如,你→你好→你住院→你配合医师治疗。发单音后训练发复音,教患者先做吹的动作,然后发 p 音。③复述训练:复述单字和词汇。④命名训练:让患者说出常用物品的名称。⑤词句训练与会话训练:给患者一个字音,让其组成各种词汇造句并与其进行会话交流。⑥听觉言语刺激训练:听语指图、指物、指字,并接触实物叫出物名。

(3)沟通。①手势法:与患者共同约定手势意图,如上竖拇指表示大便,下竖拇指表示小便;张口是吃饭,手掌上、下翻动是翻身;手捂前额表示头痛,手在腹部移动表示腹部不适。除偏瘫或双侧肢体瘫和听力理解障碍的患者不能应用外,其他失语均可应用。②实物图片法:利用一些实物图片进行简单的思想交流以满足生理需要,解决实际困难。利用常用物品,如茶杯、便器、碗、人头像、病床等,反复教患者使用,如茶杯表示要喝水、人头像表示头痛、病床表示翻身。此种方法最适合于听力障碍的交流。③文字书写法:适用于文化素质高、无机械书写障碍和视空间书写障碍的患者,在认识疾病的特点后,医护人员、护理者有什么要求可用文字表达,根据病情和需要进行卫生知识宣教。④注意循序渐进,由简到难,由浅入深,由少到多,根据患者的接受能力不断增加或更新内容,切忌复杂化、多样化,使患者一开始就感到困难而失去治疗信心。每次必须从患者易接受或已学会的项目开始,用简单的练习让患者体验到成功的乐趣。坚持天天学和练。说话要缓慢和清晰;听→刺激大脑→信号反应;说→刺激语言→交流。不可操之过急,应尽力去理解患者说的每一件事,像正常人一样对待他。

(申　香)

第二节　脑　出　血

一、疾病概述

(一)概念和特点

脑出血又称出血性脑卒中,是指原发性非外伤性脑实质内出血,是发病率和病死率都很高的疾病。可分为继发性脑出血和原发性脑出血。继发性脑出血是由于某种原发性血管病变(如血液病、结缔组织病、脑肿瘤、脑血管畸形等)引发的脑出血。原发性脑出血是指在动脉硬化的基础上脑动脉破裂出血。

(二)病理生理

绝大多数高血压性脑出血发生在基底节区的壳核和内囊区,约占脑出血的70%。脑叶、脑干及小脑齿状核出血各占约 10%。壳核出血常侵入内囊,如果出血量大,也可破入侧脑室,使血液充满脑室系统和蛛网膜下腔;丘脑出血常破入第三脑室或侧脑室,向外也可损伤内囊;若脑桥或小脑出血,则可直接破入到蛛网膜下腔或第四脑室。脑出血血肿较大时,可使脑组织和脑室变形移位,形成脑疝;幕上的半球出血,可出现小脑幕裂孔疝;小脑大量出血可发生枕骨大孔疝。

(三)病因

最常见的病因为高血压合并细小动脉硬化,其他病因包括脑动脉粥样硬化、颅内动脉瘤和动静脉畸形、脑动脉炎、血液病(再生障碍性贫血、白血病、特发性血小板减少性紫癜、血友病等)、梗死后出血、脑淀粉样血管病、烟雾病、抗凝及溶栓治疗等。

(四)临床表现

1.一般表现

脑出血好发年龄为 50～70 岁,男性稍多于女性,冬、春季发病率较高,多有高血压病史。情绪激动或活动时突然发病,症状常于数分钟至数小时达到高峰。

2.不同部位出血的表现

(1)壳核出血:最常见,占脑出血的 50%～60%,为豆纹动脉破裂所致,可分为局限型(血肿局限于壳核内)和扩延型(血肿向内扩展波及内囊外侧)。患者常有病灶对侧偏瘫、偏身感觉缺失和同向性偏盲,还可出现眼球向病灶对侧同向不能凝视,优势半球受累可有失语。

(2)丘脑出血:约占脑出血的 20%,为丘脑穿通动脉或丘脑膝状体动脉破裂所致,分为局限型(血肿局限于丘脑)和扩延型(出血侵及内囊内侧)。患者常有"三偏征",通常感觉障碍重于运动障碍,深浅感觉均受累,但深感觉障碍更明显。可有特征性眼征,如不能上视或凝视鼻尖、眼球偏斜或分离性斜视等。优势侧出血可出现丘脑性失语(如言语缓慢不清、重复语言、发音困难等);也可出现丘脑性痴呆(如记忆力减退、计算力下降、情感障碍和人格改变等)。

(3)脑干出血:约占脑出血的 10%,绝大多数为脑桥出血,为基底动脉的脑桥分支破裂所致。偶见中脑出血,延髓出血罕见。脑桥出血患者常表现为突发头痛、呕吐、眩晕、复视、交叉性瘫痪或偏瘫、四肢瘫等。大量出血(血肿＞5 mL)者,患者立即昏迷、双侧瞳孔缩小如针尖样、呕吐咖啡色胃内容物、中枢性高热、呼吸衰竭和四肢瘫痪,多于 48 h 内死亡;出血量小可无意识障碍。中枢性高热由于系下丘脑散热中枢受损所致,表现为体温迅速升高,达 40 ℃,解热镇痛药无效,物理降温有效。

(4)小脑出血:约占脑出血的 10%,多由小脑上动脉破裂所致。小量出血主要表现为小脑症状,如眼球震颤、病变侧共济失调、站立和步态不稳等,无肢体瘫痪。出血量较大者,发病 12～24 h 可因颅内压迅速升高、昏迷、双侧瞳孔缩小如针尖样、呼吸节律不规则、枕骨大孔疝形成而死亡。

(5)脑室出血:占脑出血的 3%～5%,分为原发性和继发性。原发性脑室出血为脉络丛血管或室管膜下动脉破裂所致,继发性脑室出血为脑实质内出血破入脑室。出血量较少时,患者仅表现为头痛、呕吐、脑膜刺激征阳性;出血量较大时,患者表现为快速昏迷、双侧针尖样瞳孔、四肢肌张力增高。

(6)脑叶出血:占脑出血的 5%～10%,常由淀粉样脑血管疾病、脑动脉畸形、高血压、血液病等所致。出血以顶叶最为常见,其次为颞叶、枕叶及额叶。临床表现为头痛、呕吐等。肢体瘫痪较轻,昏迷少见。①额叶出血可有前额痛、呕吐、对侧偏瘫和精神障碍,优势半球出血可出现运动性失语。②顶叶出血偏瘫较轻,而偏侧感觉障碍显著,优势半球出血可出现混合性失语。③颞叶出血表现为对侧中枢性面舌瘫及以上肢为主的瘫痪,优势半球出血可出现感觉性或混合性失语。

④枕叶出血表现为对侧同向性偏盲,可有一过性黑蒙和视物变形,多无肢体瘫痪。

(五)辅助检查

1.头颅 CT 检查

头颅 CT 检查是确诊脑出血的首选检查方法,可清晰、准确地显示出血的部位、出血量、血肿形态、脑水肿情况及是否破入脑室等。发病后立即出现边界清楚的高密度影像。

2.头颅 MRI 检查

头颅 MRI 检查对检出脑干、小脑的出血灶和监测脑出血的演进过程优于 CT 检查。

3.脑脊液检查

脑出血患者需谨慎进行腰椎穿刺检查,以免诱发脑疝。

4.数字减影血管造影检查

脑出血患者一般不需要进行数字减影血管造影检查,除非疑有血管畸形、血管炎或烟雾病,有需要外科手术或介入手术时才考虑进行。

5.其他检查

血常规、血液生化、凝血功能、心电图检查。

二、护理评估

(一)一般评估

1.生命体征

脑出血患者可有发热,评估是否为中枢性高热;脉率可加快、减慢或有心律不齐;注意观察呼吸频率、深度和节律(潮式、间停、抽泣样呼吸等)的异常;血压过高易导致再出血,诱发脑疝,血压过低常提示病情危重,也可能是失血性休克表现。

2.患者主诉

询问患者既往有无高血压、动脉粥样硬化、血液病和家族性脑卒中病史;是否遵医嘱进行降压、抗凝等治疗和治疗效果及目前用药情况;了解患者的性格特点、生活习惯与饮食结构。了解患者是在活动还是安静状态下起病,起病前有无情绪激动、活动过度、疲劳、用力排便等诱因和头晕、头痛、肢体麻木等前驱症状;发病时间及病情进展速度。

3.相关记录

生命体征、体重、体位、饮食、皮肤、液体出入量、GCS 评分、NIHSS 评分等记录结果。

(二)身体评估

1.头颈部

患者意识是否清楚,睁眼运动是否正常。两侧瞳孔是否等大等圆、瞳孔对光反射是否灵敏,角膜反射是否正常。是否存在剧烈头痛、喷射性呕吐、视盘水肿等颅内压增高的表现。有无面色苍白、口唇发绀、皮肤湿冷、烦躁不安,是否存在吞咽困难和饮水呛咳,有无声音嘶哑或其他语言障碍。注意头颅有无局部肿块或压痛,咽反射是否存在或消失。有无头部活动受限、不自主活动及抬头无力。颈动脉听诊是否闻及血管杂音。

2.胸部

脊柱有无畸形,心脏及肺部听诊是否异常。

3.腹部

上腹部有无疼痛、饱胀、肠鸣音是否正常。有无大小便失禁,并观察大小便的颜色、量和性质。

4.四肢

四肢肌肉有无萎缩,皮肤是否干燥。脑膜刺激征是否为阳性,颈椎、脊柱、肌肉有无压痛。肢体有无瘫痪及其类型、性质和程度。肱二头肌反射、肱三头肌反射、桡反射、膝反射、跟腱反射是否阳性。

(三)心理-社会评估

了解患者是否存在因突发肢体残疾或瘫痪卧床,生活需要依赖他人而产生的焦虑、恐惧、绝望等心理反应;患者及其家属对疾病的病因和诱因、治疗护理经过、防治知识及预后的了解程度;家庭成员组成、家庭环境及经济状况和家属对患者的关心和支持程度等。

(四)辅助检查结果评估

1.头颅 CT 检查

有无高密度影像及其出现时间。

2.头颅 MRI 检查

有无血管畸形、肿瘤及血管瘤等病变的相应表现。

3.脑脊液检查

查看患者脑脊液颜色和压力变化。

4.血液检查

有无白细胞、血糖和血尿素氮增高及其程度等。

(五)常用药物疗效评估

1.脱水药

(1)用药剂量、方法、时间、疗程的评估与记录。

(2)观察患者瞳孔的变化,询问患者头痛、恶心等症状的变化。

(3)准确记录 24 h 液体出入量,用药期间监测水、电解质、酸碱平衡,注意补充氯化钠和氯化钾,以免造成低钠血症、低氯血症、低钾血症。

(4)观察局部皮肤情况,药物不能外渗入皮下,以免引起皮下组织坏死。

2.血管活性药物

(1)脑出血患者密切监测血压变化,血压≥26.7/14.7 kPa(200/110 mmHg)时,应采取降压治疗,使血压维持在 24.0/14.0 kPa(180/105 mmHg)左右。收缩压在 24.0～26.7 kPa(180～200 mmHg)或舒张压在 13.3～14.7 kPa(100～110 mmHg)时暂不应用降压药物。

(2)脑出血患者血压降低速度和幅度不宜过快、过大,以免造成脑低灌注;血压过低时,应进行升压治疗以维持足够的脑灌注。急性期血压骤降提示病情危重,脑出血恢复期应将血压维持在正常范围。

3.止血和凝血药物

(1)高血压性脑出血应用止血药物无效。

(2)并发上消化道出血和凝血功能有障碍时,应用止血和抗凝药物。

三、护理诊断

(一)有受伤的危险

受伤与脑出血导致脑功能损害、意识障碍有关。

（二）自理缺陷

自理缺陷与脑出血所致偏瘫、共济失调或医源性限制（绝对卧床）有关。

（三）有失用综合征的危险

失用综合征与脑出血所致意识障碍、运动障碍或长期卧床有关。

（四）潜在并发症

脑疝、上消化道出血。

四、护理措施

（一）休息与运动护理

患者绝对卧床休息2～4周，抬高床头15°～30°，减轻脑水肿。病室安静，减少探视，操作集中进行，减少刺激。躁动患者适当约束，必要时应用镇静药，便秘患者应用缓泻剂。

（二）饮食护理

给予患者高蛋白、高维生素、清淡、易消化、营养丰富的流质或半流质饮食，补充足够的水分和热量。昏迷或有吞咽功能障碍的患者发病第2～3d遵医嘱予鼻饲饮食。食物应无刺激性、温度适宜、少量多餐，并加强口腔护理，保持口腔清洁。

（三）用药护理

脑出血患者抢救时，遵医嘱快速静脉滴注甘露醇或静脉注射呋塞米，甘露醇应在15～30 min内滴完，避免药物外渗。注意甘露醇致肾衰竭的不良反应，观察尿液的颜色、量和性质，定期复查电解质。上消化道出血患者用药时，应观察药物疗效和不良反应，如奥美拉唑可致转氨酶升高、枸橼酸铋钾引起大便发黑等。

（四）心理护理

详细告诉患者本病的原因、常见症状、预防、治疗知识及自我护理方法。帮助患者了解本病的危害性，帮助患者寻找和去除自身的危险因素，积极治疗相关疾病。安慰患者，消除其紧张情绪，创造安静舒适的环境，保证患者休息。

（五）皮肤护理

加强皮肤护理和大小便护理，每天床上擦浴1～2次，每2～3 h协助患者变换1次体位，变换体位时，尽量减少头部摆动幅度，以免加重脑出血。注意保持床单整洁和干燥，应用气垫床或自动减压床，预防压疮。将患者瘫痪侧肢体置于功能位，指导和协助患者进行肢体的被动运动，预防关节僵硬和肢体挛缩畸形。

（六）健康教育

1.疾病预防指导

指导高血压患者避免情绪激动，保持心态平和；建立健康的生活方式，保证充足的睡眠，适当的运动，避免体力或脑力过度劳累和突然用力；进食低盐、低脂、高蛋白、高维生素饮食；戒烟限酒，养成定时排便的习惯，保持大便通畅。

2.用药指导与病情监测

告知患者和家属疾病的基本病因、主要危险因素和防治原则，遵医嘱服用降压药等。教会患者测量血压、血糖，并会鉴别早期疾病表现，发现剧烈头痛、头晕、恶心、肢体麻木、乏力、语言障碍等症状时，应及时就医。

3.康复指导

教会患者和家属自我护理方法和康复训练技巧,并使其认识到坚持主动或被动康复训练的意义。

4.就诊指标

指导患者出现肢体麻木、无力、头痛、头晕、视物模糊等症状及时就诊,定期门诊复查,积极治疗高血压、高血脂、糖尿病等疾病。

五、护理评价

(1)患者意识障碍无加重或意识清楚。

(2)患者没有发生因意识障碍而并发的误吸、窒息、压疮和感染。

(3)患者未发生脑疝、上消化道出血或脑疝抢救成功、上消化道出血得到有效控制。

(4)患者能适应长期卧床的状态,生活需要得到满足。

(李 霆)

第三节 蛛网膜下腔出血

蛛网膜下腔出血通常为脑底部动脉瘤或脑动静脉畸形破裂,血液直接流入蛛网膜下腔所致。临床表现为急骤起病的剧烈头痛、呕吐、意识障碍、脑膜刺激征、血性脑脊液等。蛛网膜下腔出血约占急性脑卒中的 10%,占出血性卒中的 20%。

一、护理评估

(一)健康史

1.询问患者起病的形式

是否在用力或情绪激动等情况时急性起病。

2.了解既往病史和用药情况

了解是否有动脉硬化、高血压、动静脉畸形等病史。询问患者过去和现在的用药情况,是否进行过抗凝治疗。

3.了解有无明显诱因和前驱症状

询问患者起病前数天内是否有头痛、恶心、呕吐等前驱症状。

4.了解起病有无伴随症状

多见的有短暂意识障碍、项背部或下肢疼痛、畏光等伴随症状。

(二)身体评估

1.观察神志、瞳孔及生命体征的情况

询问患者病情,了解患者有无神志障碍。少数患者神志清醒,半数以上患者有不同程度的意识障碍,轻者出现神志模糊,重者昏迷逐渐加深。监测生命体征的变化。

2.评估有无神经功能受损

多数患者来求诊时都有头痛、恶心、呕吐,常有颈项强直等脑膜刺激征。评估患者有无肢体功能障碍和失语,有无眼睑下垂等一侧动眼神经麻痹的表现。

(三)辅助检查结果评估

脑脊液检查压力增高,外观呈均匀一致血性,CT 检查是确诊蛛网膜下腔出血的首选诊断方法,可见蛛网膜下腔高密度出血灶,并可显示出血部位、出血量、血液分布、脑室大小和有无再出血。

(四)心理-社会评估

发病后神志清楚时可能存在焦虑、紧张、恐惧、绝望的心理。

二、护理诊断

(一)疼痛

疼痛与颅内压增高、血液刺激脑膜或继发性脑血管痉挛有关。

(二)恐惧

恐惧与剧烈疼痛、担心再次出血有关。

(三)潜在并发症

再出血、脑疝。

三、护理目标

患者的头痛减轻或消失,患者未发生严重并发症,患者的基本生活需要得到满足。

四、护理措施

与脑出血护理相似,主要是防止再出血。

(一)一般护理

应绝对卧床休息 4～6 周,抬高床头 15°～30°,避免搬动和过早离床活动,保持环境安静,严格限制探视,避免各种刺激。

(二)饮食护理

多食蔬菜、水果,保持大便通畅,避免过度用力排便;避免辛辣刺激性强的食物,戒烟酒。

(三)保持乐观情绪

避免精神刺激和情绪激动。防止咳嗽和打喷嚏,对剧烈头痛和躁动不安者,可应用止痛剂、镇静剂。

(四)密切观察病情

初次发病第 2 周最易发生再出血。如患者再次出现剧烈头痛、呕吐、昏迷、脑膜刺激征等情况,及时报告医师并处理。

五、护理评价

患者头痛逐渐得到缓解。患者情绪稳定,未发生严重并发症。

（申　香）

第四节　短暂性脑缺血发作

短暂性脑缺血发作(transient ischemic attack,TIA)是指由脑血管病变引起的短暂性、局限性脑功能缺失或视网膜功能障碍,临床症状一般持续 10～20 min,多在 1 h 内缓解,最长不超过 24 h,不遗留神经功能缺损症状。凡临床症状持续超过 1 h 且神经影像学检查有明确病灶者不宜称为 TIA。

一、病理生理

发生缺血部位的脑组织常无病理改变。主动脉弓发出的大动脉、颈动脉可见动脉粥样硬化改变、狭窄或闭塞。颅内动脉也可有动脉硬化改变,或可见动脉炎性浸润。还可有颈动脉或椎动脉过长或扭曲。

二、病因

(一)血流动力学改变

各种原因如动脉炎和动脉硬化等所致的颈内动脉系统或椎基底动脉系统的动脉严重狭窄,在此基础上血压的急剧波动导致原来靠侧支循环维持的脑区发生一过性缺血。

(二)微栓子形成

微栓子主要来源于动脉粥样硬化的不稳定斑块或附壁血栓的破碎脱落、瓣膜性或非瓣膜性心源性栓子及胆固醇结晶等。

(三)其他因素

锁骨下动脉盗血综合征,某些血液系统疾病,如真性红细胞增多症、血小板增多、各种原因所致的严重贫血和高凝状态等,也可参与 TIA 的发病。

三、临床表现

(一)一般特点

TIA 好发于 50～70 岁中老年人,男性多于女性,患者多伴有高血压、动脉粥样硬化、糖尿病、高血脂和心脏病等脑血管疾病危险因素。突发局灶性脑或视网膜功能障碍,持续时间短暂,多在 1 h 内恢复,最长不超过 24 h,恢复完全,不留后遗症,可反复发作,且每次发作症状基本相似。

(二)颈内动脉系统 TIA

大脑中动脉供血区的 TIA,病灶对侧肢体单瘫、偏瘫、面瘫和舌瘫,可伴有偏身感觉障碍和对侧同向偏盲,优势半球受累可有失语;大脑前动脉供血区的 TIA,病灶对侧下肢无力,可伴有人格和情感障碍;颈内动脉主干 TIA,病灶侧 Horner 征、单眼一过性黑矇或失明、对侧偏瘫及感觉障碍。

(三)椎基底动脉系统 TIA

其最常见的症状是眩晕、恶心、呕吐、平衡失调、眼球运动异常和复视。可能出现的症状是吞咽功能障碍、构音障碍、共济失调(小脑缺血)、交叉性瘫痪(脑干缺血)。

四、护理评估

(一)一般评估

1.生命体征

体温升高常见于继发感染、下丘脑或脑干受损引起的中枢性高热。合并有心脏疾病时常有脉搏的改变。患者多伴有高血压,在脑动脉粥样硬化或管腔狭窄的基础上,当测得患者血压偏低或波动较大时,脑部一过性缺血极易诱发 TIA。

2.患者主诉

(1)诱因:发病前有无剧烈运动或情绪激动。

(2)发作症状:发作时有无意识障碍、时间和地点的定向障碍、记忆丧失,有无眩晕、恶心、呕吐、平衡失调,有无吞咽、语言、视觉、运动功能障碍。

(3)发病形式:是否急性发病,持续时间及复发的时间,症状的部位、范围、性质、严重程度等。

(4)既往检查、治疗经过及效果,是否有遵医嘱治疗。目前情况包括使用药物的名称、剂量、用法和有无不良反应。

3.相关记录

患者的年龄、性别、体重、体位、饮食、睡眠、皮肤、出入量、NIHSS 评分、GCS 评分、Norton 评分、吞咽功能障碍评定等记录结果。

(二)身体评估

1.头颈部

患者意识是否清楚,睁眼运动是否正常。两侧瞳孔是否等大、等圆、瞳孔对光反射是否灵敏;角膜反射是否正常。头颅大小、形状,注意有无头颅畸形。面部表情是否淡漠、颜色是否正常,有无畸形、面肌抽动、眼睑水肿、眼球突出、眼球震颤、巩膜黄染、结膜充血,额纹及鼻唇沟是否对称或变浅,鼓腮、示齿动作能否完成,伸舌是否居中,舌肌有无萎缩。有无吞咽困难、饮水呛咳,有无声音嘶哑或其他语言障碍。注意头颅有无局部肿块或压痛。咽反射是否存在或消失。有无头部活动受限、不自主活动及抬头无力;颈动脉搏动是否对称。脑膜刺激征是否阳性,颈椎、脊柱、肌肉有无压痛。颈动脉听诊是否闻及血管杂音。

2.胸部

脊柱有无畸形,心脏及肺部听诊是否异常。

3.腹部

腹壁反射、提睾反射是否存在,病理反射是否阳性。

4.四肢

四肢有无震颤、抽搐、肌阵挛等不自主运动或瘫痪,患者站立和行走时步态是否正常。肱二头肌反射、肱三头肌反射、桡反射、膝反射、跟腱反射是否阳性。

(三)心理-社会评估

1.心理状况

了解疾病对其日常生活、学习和工作的影响,患者能否面对现实、适应角色转变,有无焦虑、恐惧、抑郁、孤僻、自卑等心理反应及其程度;性格特点如何,人际关系和环境的适应能力如何。

2.社会状况

了解家庭的组成、经济状况、文化教育背景;家属对患者的关心、支持以及对患者所患疾病的认识程度;了解患者的工作单位或医疗保险机构所能承担的帮助和支持情况;患者出院后的继续就医条件,居住地的社区保健资源或继续康复治疗的可能性。

(四)辅助检查结果评估

部分病例(发作时间>60 min 者)于弥散加权 MRI 检查可见片状缺血灶。CTA、MRA 及 DSA 检查可见血管狭窄、动脉粥样硬化斑。DSA 检查可明确颅内外动脉的狭窄程度,TCD 检查可发现颅内动脉狭窄,并可进行血流状况评估和微栓子监测。血常规和血生化等也是必要的,神经心理学检查可能发现轻微的脑功能损害。

(五)常用药物疗效评估

1.抗血小板聚集药物

(1)用药剂量、时间、方法的评估与记录。

(2)胃肠道反应评估:观察并询问患者有无恶心、呕吐、上腹部不适或疼痛。

(3)出血评估:抗血小板药物可致胃肠溃疡和出血。患者服药期间,应定期检测血象和异常出血的情况,对肾功能明显障碍者,应定期检查肾功能。

2.抗凝药物

(1)详细询问患者的过敏史和疾病史,有无严重肝肾功能不全,急性胃十二指肠溃疡,脑出血,严重凝血系统疾病等。

(2)凝血功能监测:用药过程中,抽血检查患者血小板计数,凝血功能,观察局部皮肤有无出血及全身各系统有无出血倾向及其他不良反应,观察患者的牙龈及大小便有无出血。皮下注射抗凝药物,应观察注射部位皮肤有无瘀斑、硬结及其大小,询问患者有无疼痛。

3.钙通道阻滞剂

观察患者有无低血压表现,严密监测患者血压变化。注意观察患者有无一过性头晕、头痛、面色潮红、呕吐等。

4.中药

(1)注意用药制剂、剂量、用药方法、疗程的评估和记录。

(2)观察中药对患者的不良反应。

五、护理诊断

(一)有跌倒的危险

跌倒与突发眩晕、平衡失调和一过性失明有关。

(二)知识缺乏

缺乏疾病的防治知识。

(三)潜在并发症

脑卒中。

六、护理措施

(一)休息与运动护理

指导患者卧床休息,枕头不宜太高(以 15°~20°为宜),以免影响头部供血。仰头或摇头幅度不要过大,注意观察有无频繁发作,记录每次发作的持续时间、间隔时间和伴随症状。避免重体力劳动,进行散步、慢跑等适当的体育锻炼,以改善心脏功能,增加脑部血流量,改善脑循环。

（二）饮食护理

指导患者进低盐、低脂、低糖、充足蛋白质和丰富维生素的饮食，多吃蔬菜水果，戒烟、限酒，忌辛辣油炸食物和暴饮暴食，避免过分饥饿。

（三）用药护理

指导患者正确服药，不可自行调整、更换或停用药物。注意观察药物不良反应，如抗凝治疗时密切观察有无出血倾向，使用抗血小板聚集剂治疗时，可出现可逆性白细胞和血小板减少，应定期查血象。

（四）心理护理

详细告诉患者本病的病因、常见症状、预防、治疗知识及自我护理方法。帮助患者了解本病的危害性，帮助患者寻找和去除自身的危险因素，积极治疗相关疾病，改变不良生活方式，建立良好的生活习惯。

（五）皮肤护理

观察患者肢体无力或麻木等症状有无减轻或加重，有无头痛、头晕等表现，给予肢体按摩、被动运动，长时间卧床时，给予功能卧位，加强翻身拍背，避免压疮的发生。

（六）健康教育

1.疾病预防指导

向患者和家属说明肥胖、吸烟、酗酒及不合理饮食与疾病发生的关系。指导患者选择低盐、低脂、足量蛋白质和丰富维生素的饮食。多食入谷类和鱼类、新鲜蔬菜、水果、豆类、坚果等，限制钠盐摄入量每天不超过 6 g。少摄入糖类和甜食，忌辛辣、油炸食物和暴饮暴食；戒烟、限酒。告知患者心理因素与疾病的关系，使患者保持愉快心情，注意劳逸结合，培养自己的兴趣爱好，多参加有益于身心的社交活动。

2.疾病知识指导

告知患者和家属本病是脑卒中的一种先兆和警示，未经正确和及时治疗，约 1/3 患者数年内可发展为脑卒中。应评估患者和家属对疾病的认知程度。

3.就诊指标

患者出现肢体麻木、无力、眩晕、复视等症状时，应及时就诊；定期门诊复查，积极治疗高血压、高血脂、糖尿病等疾病。

七、护理评价

（1）患者眩晕、恶心、呕吐、肢体单瘫、偏瘫和面瘫、单肢或偏身麻木等症状好转。

（2）患者一过性黑蒙或失明症状消失，视力恢复。

（3）患者记忆力恢复，对时间、地点定向力均无任何障碍。

（4）患者症状无反复发作。

（5）患者对疾病知识、自身病情有一定了解，无焦虑、抑郁等心理情绪。

（杜有势）

第五节　急性心肌梗死

急性心肌梗死是在冠状动脉病变的基础上,冠状动脉血供急剧减少或中断,使相应的心肌发生严重而持久的急性缺血,导致的心肌细胞坏死。临床表现为持久的胸骨后剧烈疼痛、发热、白细胞计数和血清心肌坏死标志物增高以及心电图进行性改变,可发生心律失常:休克、心力衰竭和猝死,属于急性冠状动脉综合征的严重类型。

一、病因与发病机制

基本病因是冠状动脉粥样硬化,导致一支或多支冠状动脉管腔狭窄和心肌供血不足,而侧支循环尚未充分建立。在此基础上,在各种生理和病理因素的促发下,不稳定的粥样斑块破裂、出血,激活血小板和凝血系统,形成富含血小板的血栓或形成以纤维蛋白和红细胞为主的闭塞性血栓(红色血栓),从而造成冠状动脉血流明显减少或中断,使心肌发生严重而持久性的急性缺血30 min以上,即可发生心肌梗死。

促使粥样斑块破裂出血及血栓形成的诱因如下:①晨起6~12时交感神经活动增加,机体应激反应增强,心肌收缩力、心率、血压增高,冠状动脉张力增高。②在饱餐特别是进食多量脂肪后,血脂增高、血黏度增高。③重体力活动、情绪激动、血压剧增或用力大便时,使左心室负荷明显加重。④休克、脱水、出血、严重心律失常或外科手术,致心输出量骤降,冠状动脉灌注锐减。

急性心肌梗死可发生在频发心绞痛的患者,也可发生在从无症状者。急性心肌梗死后发生的严重心律失常、休克或心力衰竭,均可使冠状动脉灌流量进一步减少,心肌坏死范围扩大。

二、病理变化

(一)冠状动脉病变

绝大多数急性心肌梗死患者冠状动脉内可在粥样斑块的基础上有血栓形成,使管腔闭塞,而由冠状动脉痉挛引起管腔闭塞者,个别可无严重粥样硬化病变。

(1)左冠状动脉前降支闭塞:引起左心室前壁、心尖部、下侧壁、前间壁和二尖瓣前乳头肌梗死。

(2)右冠状动脉闭塞:引起左心室膈面(右冠状动脉占优势时)、后间壁和右心室梗死,并可累及窦房结和房室结。

(3)左冠状动脉回旋支闭塞:引起左心室高侧壁、膈面(左冠状动脉占优势时)和左心房梗死,可累及房室结。

(4)左冠状动脉主干闭塞:引起左心室广泛梗死。

(二)心肌病变

1.坏死心肌

冠状动脉闭塞后20~30 min,局部心肌即有少数坏死。1~2 h绝大部分心肌呈凝固性坏死,心肌间质充血、水肿,伴有多量炎症细胞浸润。以后,坏死的心肌纤维逐渐溶解,形成肌溶灶,随后逐渐有肉芽组织形成。大面积心肌梗死累及心室壁全层或大部分者常见,心电图上相继出现 ST 段抬高、T 波倒置和 Q 波,称为 Q 波性心肌梗死(透壁性心肌梗死)。可累及心包而致心包炎症,累及心内膜而致心腔内附壁血栓。当冠状动脉闭塞不完全或自行再通形成小面积心肌梗死呈灶性分布,急性期心电图上仍有 ST 段抬高、但不出现 Q 波的,称为非 Q 波性心肌梗死,较少见。缺血坏死仅累及心肌壁的内层,不到心肌壁厚度的一半,伴有 ST 段压低或 T 波变化,心肌坏死标志物增高者过去称为心内膜下心肌梗死,现已归类为非 ST 段抬高心肌梗死。在心腔内压力作用下,坏死心肌向外膨出,可产生心脏破裂,心室游离壁破裂则形成心脏压塞或逐渐形成室壁瘤;室间壁破裂则形成室间隔穿孔;乳头肌断裂则造成二尖瓣反流。坏死组织过1~2周开始吸收,并逐渐纤维化,6~8周形成瘢痕而愈合,称为陈旧性心肌梗死。

2.顿抑心肌

顿抑心肌是指梗死心肌周围急性严重缺血或冠状动脉再灌注后尚未发生坏死的心肌,虽已恢复血供,但引起的心肌结构、代谢和功能的改变,需要数小时、数天乃至数周才能恢复。某些心肌梗死患者,恢复期出现左心室功能进行性改善,可能与梗死周围濒死的顿抑心肌功能逐渐恢复有关。

3.冬眠心肌

冬眠心肌是指慢性持久的缺血心肌,其代谢需氧量亦随之减少而保持低水平,维持脆弱的心肌代谢平衡,即维持在功能的最低状态。一般认为,这是心肌的一种保护性机制,一旦供血改善,则心肌功能可完全恢复。

三、病理生理

(一)心功能改变

急性心肌梗死,尤其是透壁性心肌梗死发生后,常伴有不同程度的左心功能舒张和收缩功能障碍及血流动力学的改变,主要包括心脏收缩力减弱、室壁顺应性减低、心肌收缩不协调,致泵衰竭。前向衰竭者,导致每搏输出量和心输出量下降,出现低血压或休克;后向衰竭者,左心室射血分数减低,左心室舒张末压增高,左心室舒张期和收缩末期容量增加,导致肺淤血、肺水肿。

(二)心律失常

急性心肌缺血可导致细胞膜电学不稳定,引起严重心律失常,甚至心室颤动而猝死。

(三)右心室梗死

右心室梗死在心肌梗死患者中少见,其主要病理生理改变是急性右心衰竭的血流动力学变化,右心房压力增高,高于左心室舒张末压,心输出量减低,血压下降。

四、临床表现

(一)症状

1.疼痛

疼痛是最早出现的症状,多发生于清晨,疼痛部位和性质与心绞痛相同,但多无明显诱因,且常发生于安静时,程度较重,持续时间较长,可达数小时或数天,休息和含用硝酸甘油均不能缓解。患者常烦躁不安、出汗、恐惧或有濒死感。少数患者无疼痛,尤其老年人、糖尿病患者,一开始即表现为休克或急性心力衰竭。部分患者疼痛不典型,表现为上腹痛、颈部痛、背部上方痛、肢体痛等。

2.全身症状

全身症状有发热、心动过速、白细胞数增高和红细胞沉降率增快等,由坏死物质吸收引起。一般是在发病后 24～48 h 出现,程度与梗死范围成正相关,体温一般在 38 ℃左右,持续 1 周。

3.胃肠道症状

胃肠道症状多见于下壁心肌梗死,尤其是在发病早期及疼痛剧烈时,表现为频繁恶心、呕吐和上腹部胀痛,与迷走神经张力增高或组织灌注不足有关。

4.心律失常

心律失常见于 75％～90％的患者,多发生在起病 1～2 d,而以 24 h 内最多见。各种心律失常中以室性心律失常最多,尤其是室性期前收缩,它可以频发(每分钟 5 次以上)、成对出现或呈短阵、多源性室性心动过速或 R-on-T 型,常为心室颤动先兆。心室颤动是急性心肌梗死早期,特别是入院前主要的死因。下壁梗死多见房室传导阻滞,前壁梗死常易发生室性心律失常及室内束支传导阻滞。如果发生房室传导阻滞,则表示病变范围广泛,病情严重。

5.低血压和休克

疼痛剧烈时血压下降和血容量不足时血压降低,均未必是休克;若纠正以上情况后收缩压仍然低于10.7 kPa(80 mmHg),有烦躁不安、面色苍白、皮肤湿冷、脉搏细速、大汗淋漓、尿量减少(<20 mL/h)、神志反应迟钝甚至晕厥者,则为休克表现。休克多在病后数小时至 1 周内发生,主要为心源性(心肌梗死面积>40％),其次有血容量不足或神经反射引起的周围血管扩张等因素参与。

6.心力衰竭

本病主要是急性左心衰竭,可在起病最初几天内发生,或在疼痛、休克好转阶段出现,为梗死后心脏收缩力显著减弱或不协调所致,发生率为 32％～48％。出现呼吸困难、咳嗽、发绀、烦躁等症状,严重者可发生肺水肿,后期也可出现右心衰竭。右心室梗死可在病初即出现右心衰竭表现,并伴有血压下降。

(二)体征

1.心脏体征

心脏浊音界可正常、也可轻度至中度增大;心率多增快,少数也可减慢;心尖部第一心音减弱;可出现第四心音(心房性)奔马律,心功能不全时常出现第三心音(心室性)奔马律;10％～20％的患者在病后第 2～3 d 出现心包摩擦音,为纤维素性心包炎所致;心尖部可出现粗糙的收缩期杂音或伴有收缩中晚期喀喇音,为二尖瓣乳头肌功能失调或断裂所致。可有各种心律失常。

2.血压

除极早期有血压增高外,几乎所有患者的血压均有所降低。

3.其他

可有与心律失常、心力衰竭及休克相应的体征。

五、急救护理

(一)护理目标

(1)患者了解自身病情,预防或减少心肌梗死并发症的发生。

(2)患者及其家属相信安全和正确的护理,有助于减少进一步的损害。

(3)提高护士对心肌梗死的相关知识和实践技能。

(4)为患者提供更优质的护理。

(二)护理措施

AMI患者来院后应立即开始治疗,重点是监测和预防AMI不良事件和并发症。

1.心理护理

急性心肌梗死患者病情危急,疼痛剧烈,伴有濒死感,常有恐惧心理,家属也十分紧张。护士应做好患者和家属的安慰工作,关心体贴患者,并重视患者及其家属的感受。保持环境的安静,避免不良刺激。不要在患者面前讨论其病情,用积极的态度和语言开导患者,帮助其树立战胜疾病的信心。

2.监测生命体征

持续心电、血压监测,及时发现和处理心律失常、血流动力学异常和低氧血症。

3.卧床休息

血流动力学参数稳定且无并发症的AMI患者一般卧床休息1~3 d,病情不稳定、极高危患者卧床时间则应适当延长。采取平卧位或半坐卧位,患者进食、洗漱、翻身等活动由护士完成。1周后可逐渐过渡到床边活动,有并发症者酌情延长卧床时间。2周后可由床边、室内活动再过渡到室外活动。在活动过程中应监测心率、血压,询问其感受,观察其反应。

4.吸氧

给予鼻导管吸氧(每分钟2~4 L)。持续吸入3 d后,可按病情间断或停吸氧。

5.镇痛

应迅速给予有效镇痛剂,可给吗啡3 mg静脉注射,必要时每5 min重复1次,总量不超过15 mg。注意观察有无恶心、呕吐、低血压和呼吸抑制等不良反应。

6.饮食和通便护理

疼痛剧烈时禁食。最初2~3 d以流质饮食为主,以后逐渐过渡至半流饮食、软食和普食。食物应低脂、低胆固醇、易消化,禁止摄取太冷或太热的饮料。宜少食多餐,忌饱餐。保持大便通畅,切忌大便用力。适量进食水果和蔬菜,常规给予缓泻剂(酚酞0.1 g,每晚)。

7.症状护理

(1)疼痛:①遵医嘱及时给予止痛药物,如肌内注射哌替啶、吗啡或罂粟碱。②吸氧,以增加心肌氧的供给。③溶栓疗法和急诊PTCA是解除疼痛最根本的方法。

(2)心律失常:持续监测心电示波情况,出现异常情况及时报告医师并随时做好急救准备。前壁心肌梗死易出现室性心律失常,下壁心肌梗死易出现缓慢型心律失常,在溶栓治疗和PTCA治疗后,容易出现再灌注心律失常。

8.再灌注治疗的护理

(1)溶栓治疗的护理:①溶栓前介绍溶栓的目的、注意事项,给予用药指导。②采血查凝血常规,APTT维持在60~80 s。③尿激酶150×10^4 U静脉滴注,30 min内完成,或输液泵泵入。④溶栓过程中观察出血情况:注意观察并记录溶栓效果及皮肤黏膜、消化道、呼吸道、泌尿道出血情况,尤其是脑出血。记录出血程度及出血量。⑤溶栓开始后3 h内每半小时记录1次ECG,每2 h抽血查心肌酶学检查至酶峰值后2 h,观察ST-T回落及酶学情况。倾听患者主诉,了解胸痛缓解情况。

(2)介入治疗的护理:①术前护理。检查所需的各项检查是否完备,如血常规、生化Ⅱ、凝血常规、免疫组合、心电图等。术前宣教:介绍手术目的、穿刺点的部位,手术的简要过程,手术中配合的要点及术后的注意事项。训练床上排便。备皮:备双侧腹股沟及外阴部皮肤(选择桡动脉穿刺除外)。遵医嘱行抗生素、碘过敏试验,服用抗凝剂(波立维 300 mg 口服)。正常饮食,少饮水。排空大小便,左侧肢体建立静脉通路(尽量使用静脉留置针和可来福,以备术中急用)。②术后护理。术后即刻护理:协助搬运患者,给予患者舒适卧位。测血压、心率、呼吸,触足背动脉搏动情况,做十二导联心电图,观察切口敷料情况及患者返回病房时间。每 0.5 h 观察 1 次,观察 4 次并记录心率、呼吸、切口敷料有无渗出及足背动脉搏动情况,如均平稳,则每 2 h 观察 1 次记录至 24 h。高危患者需持续心电监护,观察有无心律失常及 ST-T 变化。术侧肢体制动,防止鞘管滑出及出血。拔除鞘管即刻护理:ACT 测定(<140 s);心电监护;测血压;观察患者面色、神志,有无恶心、呕吐等迷走神经亢进表现;鞘管拔除后,手指压迫穿刺点局部止血20~30 min(压迫至止血为止),然后用四层纱布和弹性绷带加压包扎,沙袋压迫 6 h,术侧肢体制动 12 h,卧床休息 24 h。桡动脉穿刺者,穿刺侧前臂及手腕制动 6~12 h,术后患者可于室内自由活动。观察患者排便情况,及时解除尿潴留。术后多饮水或在心功能允许情况下大量输液,使造影剂尽快排出体外,同时注意观察尿量、颜色和性质。沙袋去除后,遵医嘱协助患者下床活动。遵医嘱应用抗生素 3~5 d,口服抗凝剂,观察体温的变化,凝血酶原时间及活动度测定结果。协助患者进食、排便等,下蹲动作宜缓慢,防止伤口出血,满足生活需要。PCI 术后最严重的并发症是冠脉的急性闭塞、心律失常、迷亢、股动脉并发症(如栓塞、血肿、出血等)。桡动脉穿刺者观察血液回流情况。

9.健康教育

(1)饮食调节:适度饮酒、限制钠盐、重视水果、蔬菜和低脂奶类食品。要求饱和脂肪占总热量的7%以下,胆固醇每天少于 200 mg。

(2)康复指导:建议运动以达到最大心率的 60%~65% 的低强度长期锻炼为安全有效。最好的运动方式是步行、慢跑、骑自行车等有氧运动。最低目标为每周 3~4 次,每次 30 min;理想目标:每天运动30~60 min。个人卫生活动、家务劳动、娱乐活动对个人也是有益的。无并发症患者心肌梗死 6~8 周可以恢复性生活。

(3)戒烟:是心肌梗死后二级预防的重要措施。积极劝导患者戒烟。

(4)心理健康:保持乐观平和的心情,正确对待疾病可以有效地防止心肌梗死再发。动员家庭和社会力量的支持,可为患者创造良好的休养氛围,利于康复。

(5)用药指导:告知患者药物的作用和不良反应,并教会患者定时测量脉搏,定期随诊。

(韩珊珊)

第六节　心源性休克

心源性休克是指由于严重的心脏泵功能衰竭或心功能不全导致心输出量减少,各重要器官和周围组织灌注不足而发生的一系列代谢和功能障碍综合征。

一、临床表现

多数心源性休克患者,在出现休克之前有相应心脏病史和原发病的各种表现。例如,急性肌梗死患者,可表现严重心肌缺血症状,心电图可能提示急性冠状动脉供血不足,尤其是广泛前壁心肌梗死;急性心肌炎者,则可有相应感染史,并有发热、心悸、气短及全身症状,心电图可有严重心律失常;心脏手术后所致的心源性休克,多发生于手术 1 周内。

二、护理

(一)急救护理

(1)护理人员熟练掌握常用仪器、抢救器材及药品。

(2)各抢救用物定点放置、定人保管、定量供应、定时核对、定期消毒,使其保持完好备用状态。

(3)患者一旦发生晕厥,应立即就地抢救并通知医师。

(4)应及时给予吸氧,建立静脉通道。

(5)按医嘱准、稳、快地使用各类药物。

(6)若患者出现心搏骤停,应立即进行心、肺、脑复苏。

(二)护理要点

1.给氧用面罩或鼻导管给氧

面罩要严密,鼻导管吸氧时,导管插入要适宜,调节氧流量每分钟 4～6 L,每天更换鼻导管一次,以保持导管通畅。如果发生急性肺水肿时,立即给患者端坐位,两腿下垂,以减少静脉回流,同时加用 30%乙醇吸氧,降低肺泡表面张力,特别是患者咳大量粉红色泡沫样痰时,应及时用吸引器吸引,保持呼吸道通畅,以免发生窒息。

2.建立静脉输液通道

迅速建立静脉通道。护士应建立静脉通道 1～2 条。在输液时,输液速度应控制,应当根据心率、血压等情况,随时调整输液速度,特别是当液体内有血管活性药物时,更应注意输液通畅,避免管道滑脱、输液外渗。

3.尿量观察

记录单位时间内尿量的观察,是对休克病情变化及治疗有重要意义的指标。若患者 6 h 无尿或每小时 20～30 mL,说明肾小球滤过量不足;如无肾实质变,说明血容量不足。相反,每小时尿量>30 mL,表示微循环功能良好,肾血灌注好,是休克缓解的可靠指标。若患者血压回升,而尿量仍很少,考虑发生急性肾衰竭,应及时处理。

4.血压、脉搏、外周循环的观察

血压变化直接标志着休克的病情变化及预后,因此,在发病几小时内应严密观察血压,每15～30 min1 次,待病情稳定后 1～2 h 观察 1 次。若收缩压下降到 10.7 kPa(80 mmHg),脉压差<2.7 kPa(20 mmHg)或患者原有高血压,血压的数值较原血压下降 2.7～4.0 kPa(20～30 mmHg),要立即通知医师迅速给予处理。

脉搏的快慢取决于心率,其节律是否整齐,也与心搏节律有关,脉搏强弱与心肌收缩力及排血量有关。所以休克时脉搏在某种程度上反映心脏功能,同时,临床上脉搏的变化,往往早于血压变化。

心源性休克由于心输出量减少,外周循环灌注量减少,血流留滞,外周发生发绀,尤其以口唇、黏膜及甲床最明显,四肢也因血运障碍而冰冷,皮肤潮湿。这时,即使血压不低,也应按休克处理。当休克逐步好转时,外周循环得到改善,发绀减轻,四肢转温。所以末梢的变化也是休克病情变化的一个标志。

5.心电监护

患者入院后立即建立心电监护,通过心电监护可及时发现致命的室速或室颤。当患者入院后一般监测 24~48 h,有条件可直到休克缓解或心律失常纠正。常用标准 Ⅱ 导进行监测,必要时描记心电记录。在监测过程中,要严密观察心律、心率的变化。对于频发室早(每分钟 5 个以上)、多源性室早,室早呈二联律、三联律,室性心动过速、R-on-T、R-on-P(室早落在前一个 P 波或 T 波上),立即报告医师,积极配合抢救,准备各种抗心律失常药,随时做好除颤和起搏的准备,分秒必争,以挽救患者的生命。

(韩珊珊)

第三章 外科护理

第一节 先天性心脏病

先天性心脏病是指小儿在胚胎发育过程中,由于受某些因素(如病毒感染、放射性核素、某些药物)、严重营养不良以及遗传因素的影响,心脏及大血管形成障碍而引起的局部解剖结构异常,或出生后应自动关闭的通道未能闭合(在胎儿属正常)的心脏病,简称先心病。先心病发病率为0.7%～0.8%。

一、病因与发病机制

目前大都认为先心病的发生是由遗传因素、母体因素等多因素综合作用的结果,不同种族、生活习惯等对先心病的发生也有一定影响。

(一)遗传因素

可以是单基因遗传缺陷、多基因遗传缺陷、染色体畸变等,其中以多基因遗传缺陷为主。流行病学相关资料表明,遗传因素是先心病发生的重要影响因素。

(二)母体因素

有研究指出,孕妇年龄偏大、母亲多次流产及死胎对胎儿心脏的发育有一定程度的影响;母体妊娠期出现宫内感染,部分孕早期妇女发生病毒感染(如流感病毒、风疹病毒、柯萨奇病毒感染等),这些病毒可通过入侵细胞致其变形、坏死从而干扰心脏的发育,导致胎儿发生心脏、血管畸形。另外,妊娠期间合并一些代谢性疾病(如糖尿病、苯丙酮尿症以及铁、锌等微量元素的缺乏等),也是先心病发病的高危因素。

(三)吸烟

众所周知,吸烟有害健康。不论是吸烟还是吸二手烟,都会对身体产生危害。烟雾中的有害物质可以导致基因突变而导致畸形。有研究表明,孕妇在孕期吸烟或吸二手烟,可使先心病发病率提高3.798倍。

二、护理

(一)术前护理

1.预防呼吸道感染

注意保持病室内温度在24 ℃～27 ℃,保持室内空气新鲜,定时开窗通风。冬天开窗通风时,注意保暖,避免患者因受凉发生感冒。

2.加强营养

给予高蛋白、高热量、含多种维生素的饮食。

3.观察生命体征

有呼吸困难、心慌气短、心力衰竭征象者,及时报告医师,给予处理并严密观察。

4.预防便秘

每天应诱导患者坐便盆解大便,必要时可用开塞露或灌肠。

5.保证安全

防止意外事故发生,如烫伤、坠床等;对于剪刀等利器及玻璃用品,应妥善保管。

6.心理护理

应用交谈、抚摸等方式关爱患者,增强患者对疾病治疗的信心,减少其恐惧心理。

(二)术后护理

1.体位护理

全麻未清醒患者取去枕平卧位,头偏向一侧。气管插管期间,头颈保持平直位,防止气管插管扭曲影响通气。患者清醒及循环稳定后,将床头抬高 30°～45°,有利于静脉血液回流,血液顺利由腔静脉回流至右心,从而使肺血流增多,改善循环,促进氧合,同时也利于胸腔积液引流。

2.管路管理

(1)气管插管:患者返回 ICU 后护士需与麻醉师共同检查气管插管的位置是否正确,听诊双肺部呼吸音是否对称,判断气管插管是否在气道内。测量气管插管距门齿的距离,便于及时发现气管插管脱位。必要时拍 X 线胸片,了解气管插管在气道内的位置。婴幼儿上呼吸道较短,气管插管过深可因刺激隆突,诱发急性呼吸、循环衰竭,必要时重新调整气管插管位置。气管插管要妥善固定,松紧要适度,过紧可造成人为的气道梗阻,过松则起不到固定的作用。

(2)其他管路:如输液管、测压管、深静脉置管、引流管、尿管、胃管等,应保持通畅,勿打折、扭曲、脱出、受压,严密观察各引流液的颜色、性质和量,如有病情变化,及时报告医师。患者术前有低氧血症、侧支循环丰富以及术中抗凝等,容易造成凝血功能紊乱,术后应妥善固定引流管并严密观察胸腔引流液的量、颜色及性质。术后 4 h 内每 15～30 min 挤压引流管 1 次,如发现血性引流液为 2～4 mL/(kg·h),连续 2 h 以上,应警惕是否有活动性出血,立即报告医师并做好二次开胸准备。

3.呼吸道管理

(1)气管插管的呼吸道管理:当呼吸机与患者连接后,需观察胸廓起伏的幅度、节律及双侧是否对称,机械通气期间应密切观察呼吸的频率、幅度,胸廓运动是否对称,有无鼻翼扇动、口唇发绀等。通过观察末梢皮肤、黏膜的色泽和温度,了解是否存在气体交换障碍。注意呼吸机的湿化,及时清除呼吸道分泌物。合并有肺动脉高压的患者,需延长呼吸机使用时间,患者需定时膨肺,避免恒定的潮气量导致限制性肺不张,及时检测血气分析,根据血气分析结果调整呼吸机参数。同时应该给予患者良好的镇痛、镇静治疗,使患者保持镇静,必要时可间断使用镇痛、镇静剂和肌肉松弛剂,避免因躁动损伤气管黏膜,减少拔管后的喉头水肿。

(2)拔除气管插管后的呼吸道管理:气管插管拔除后应用鼻导管或面罩吸氧,密切观察患者有无呼吸困难的表现和缺氧征象。嘱患者做深呼吸和有效咳痰,同时配合体位引流、胸背部叩击和震动排痰,每侧不少于 10 min,使肺泡膨胀,预防肺不张。一般情况下不行气管内吸痰,以免刺激诱发气道痉挛,导致缺氧,引起呼吸暂停或心搏骤停,适当清理后鼻道分泌物即可。

4.尿量监测

尿量是反映循环功能是否良好的指标之一,年龄越小,未成熟的肾单位越多,肾脏对水钠调节功能越差,肾小球对水分再吸收和浓缩功能差,加之术后心功能差,导致静脉压高而引起水肿,应积极利尿,以维持血管内外水平衡。术后维持尿量 1~2 mL/(kg·h),观察尿量、尿色、尿比重和血钾的变化,如果持续 2 h 尿量<1 mL/(kg·h),及时报告医师给予治疗。临床上发现少尿或无尿时,应结合患者全身情况进行处理。观察尿液的颜色、性质,若出现严重的血红蛋白尿或肉眼血尿,应报告医师处理,用 5% 碳酸氢钠碱化尿液,防止酸性血红蛋白尿阻塞肾小管。测量尿比重,了解肾功能情况,若尿量少而且尿比重低,可能是急性肾衰竭的表现,应提高警惕。准确记录 24 h 出入量,注意出入量是否平衡。

5.体温监测

防止体温过高或过低,小儿的体温调节中枢发育不成熟,对外界环境的适应能力差,容易随着环境温度及病情的变化而变化,一个适宜的温度环境是使小儿保持最低新陈代谢水平的重要因素,因此监护室应保持室内恒温(24 ℃~27 ℃)、湿度为 55%~65%。患儿回监护室后,要注意盖好被子,特别是四肢末端,可用升温毯进行保暖,新生儿应用新生儿暖箱。进行各种护理操作时,应尽量减少暴露时间。当肛温<36 ℃时要积极复温,当肛温>39 ℃时应采取降温措施,应用退热贴、温水擦浴或遵医嘱应用药物进行降温,5 kg 以下的婴幼儿禁用酒精擦浴。

5.循环功能监测

(1)维持有效的循环血量:持续监测左房压、中心静脉压、有创动脉压及尿量。在术后早期,有效血容量减少、前负荷降低是低心排血量综合征最常见的原因,为预防或纠正低心排血量综合征,应适当补充胶体液,以提高胶体渗透压,输入白蛋白或血浆,以利于循环稳定和减轻组织水肿。常规使用降低心脏前、后负荷药物及正性肌力药物,以改善心功能。开胸体外循环手术当天液量为 2 mL/(kg·h),以免液体输入过多而增加心脏负担。

(2)维持水、电解质、酸碱平衡:输入液体应用微量输液泵输入,严格控制输液量。根据病情监测血气,根据血气结果调整呼吸机参数,纠正电解质紊乱,维持酸碱平衡。防止因电解质紊乱导致心律失常。

6.中枢神经系统监测

(1)瞳孔:观察和记录患者双侧瞳孔的大小,是否对称,对光反射是否存在。如果发现异常,应及时报告医师,并密切观察病情变化。

(2)意识:观察并记录患者清醒的时间,清醒后对周围事物、时间、人物、位置的反应,是否有头痛、头晕。

(3)运动:注意观察患者有无肌张力减退、肢体运动功能障碍、抽搐、惊厥等临床表现。

7.消化系统监测

应用呼吸机期间持续镇痛、镇静,常规留置胃管,注意观察胃液颜色,如有咖啡色胃液,及时给予胃黏膜保护剂。术后第 2 d 开始保证患者每天大便通畅,必要时遵医嘱给予灌肠,观察大便性状。若发现黑便,则提示发生消化道出血,需及时处理。拔除胃管后 4 h 可给予患者温水,观察是否有呛咳,若无呛咳、呕吐,可鼓励患者经口进食。对于进食欠佳患者,可遵医嘱给予胃管鼻饲营养液,必要时遵医嘱给予肠外营养输入。主动脉缩窄者术后可出现腹痛、腹胀等腹部不适,与术后内脏血压增高、肠系膜动脉痉挛或破裂有关,必要时禁食 1~2 d,进行胃肠减压并给予肠外营养。

8.口腔护理

患者为预防细菌感染而应用大剂量的抗生素,气管插管时间较长,故患者极易患口腔真菌感染。因此,要进行口腔护理,禁食或少食甜性的饮料;每 4～6 h 用 0.9%氯化钠或 2.5%～5%碳酸氢钠溶液清洁口腔,以免发生鹅口疮;对已出现鹅口疮的患儿,还可以用制霉菌素粉剂或液体涂口腔。

9.皮肤护理

术后要约束四肢,以防气管插管脱出。需做好皮肤护理,尤其对于发育较差、瘦弱者,平卧位易出现压力性损伤,应保护受压皮肤,并在肩胛骨、臀部、足跟等处垫以常温水袋。

10.疼痛护理

疼痛使呼吸急促、心动过速、肺膨胀不全、活动减弱以及组织缺血。充分的止痛是必要的,可使患者舒适和防止有害的机体反应。从手术当日麻醉清醒后即可开始进行疼痛评估,根据评估结果给予患者药物,给予药物治疗经 30～60 min 再次评估,有疼痛变化时随时评估,直至舒适度目标达到。在使用药物止痛的同时,应鼓励用非药物的止痛方法。对婴儿可使用安抚奶嘴、抚慰、怀抱等;对年长儿可根据年龄选择适合的游戏、活动、深呼吸、放松技术和抚摸,以帮助控制疼痛。

11.并发症的观察与护理

(1)低心排血量综合征:是复杂先心病术后常见的并发症,是术后死亡的高危因素之一。心动过速、低血压、少尿、肝大、中枢性高热、灌注不足(末梢湿冷)、心搏骤停、动脉-混合静脉血氧饱和度差≥30%、混合静脉血氧饱和度<50%、代谢性酸中毒、乳酸变化率>0.75 mmol/(L·h)。术后若出现低心排血量综合征,应给予正性肌力药物和扩血管药物来重建适宜的心肌功能,增加心排血量,降低体循环血管、肺循环血管的阻力,改善心室舒张功能;及时应用儿茶酚胺类药物,如多巴胺 5～10 μg/(kg·min)、肾上腺素 0.01～0.30 μg/(kg·min)、米力农 0.25～0.75 μg/(kg·min),以支持循环功能、减轻前后负荷。在护理上要严密监测各项指标,如体温、心率、心律、血压、四肢末梢温度、尿量、血气分析值和电解质,及时纠正酸碱平衡失调。

(2)肺动脉高压危象:表现为肺动脉压力急剧升高,心排血量和氧饱和度明显下降。这种综合征多见于大量左向右分流合并肺动脉高压矫治术后的患者,典型的病例是永存动脉干和完全性房室通道。低氧血症、低温、高碳酸血症、酸中毒或应用 α-肾上腺素能正性肌力药物,均可导致肺动脉高压危象。一旦出现肺动脉高压危象,右室衰竭和低心排血量的恶性循环就很难被打破。术后早期应用阿片类镇痛药物持续镇痛,并给予充分镇静,尽量避免不必要的刺激,减少运动疗法,减少吸痰时间与次数。在进行各项操作前保持镇静,如气道内吸引、动脉穿刺、静脉穿刺、拔除心内测压管等,气道内吸引前后应用简易呼吸器加压给氧,吸引时间<15 s,同时监测肺动脉压力变化。适当延长呼吸机辅助时间,吸入 NO,降低肺阻力,提高肺血流量,改善肺通气-血流比例。在应用 NO 治疗期间,严密监测高铁血红蛋白水平,以减轻 NO 的不良反应;停用时,应逐渐减低 NO 浓度,直至微量吸入至停用,以防肺动脉压力反跳,使患者内源性 NO 的产生逐渐恢复至接近正常水平,度过术后危险期。

(3)心律失常:注意观察心律变化,给予心电监护,严密观察,及时识别恶性心律失常,保证正确、及时地应用抗心律失常药物。

(4)应激性溃疡:是消化系统常见并发症,发生于胃、十二指肠的急性浅表性黏膜糜烂的脏器和溃疡。主要表现为出血,可通过放置胃管观察胃液的颜色、性质和量,了解是否有应激性溃疡的发生。

(5)喉返神经损伤:全麻清醒,拔除气管插管后同患者对话,观察有无声音嘶哑和呛咳。如发现声音嘶哑,应报告医师处理。指导患者进食时头偏向一侧,以免进食时呛咳,食物误入气管。同时应用维生素 B_{12}、谷维素等营养神经药物。

(6)灌注肺综合征:法洛四联症患者由于丰富的侧支循环,体外循环期间可出现体循环血液向肺循环的分流,导致术后灌注肺综合征,表现为急性进行性呼吸困难、发绀、血水样痰和难以纠正的低氧血症,治疗原则是延长呼吸机辅助时间、注意气道压变化,及时吸出呼吸道分泌物。严格控制液体摄入量,强心利尿。尽早应用肾上腺皮质激素,抑制肺血管内血小板聚集,防止微血栓形成。

(7)反应性高血压:粗大动脉导管或主动脉弓离断术后,内脏血液重新分配,术后早期出现短暂高血压,应及时处理。密切观察血压变化,遵医嘱及时使用降压药物。用药后密切观察血压变化,遵医嘱随时调整药物用量。更换药液时要迅速、准确,避免因更换不当引起患者的血压波动。

三、健康指导

(一)用药指导
严格按医嘱服用利尿药,不可随意停药或增减药物剂量,注意观察药物疗效及不良反应,并注意观察尿量,以免发生危险。

(二)预防和控制呼吸道感染
注意气候变化,尽量避免到公共场所,若发生急性感染,需合理使用抗生素治疗,必要时需要住院、吸氧、输液等治疗。

(三)饮食指导
儿童应加强营养的供给,饮食以高蛋白、高纤维素饮食为主,少食多餐,勿暴饮暴食,提供合理的膳食结构,保证蛋白质、钾、铁、维生素及微量元素的摄入。加强对家属的培训指导,手术后应告诉家属婴幼儿喂养注意事项,喂奶的体位。

(四)活动
出院后 3～6 个月间要限制剧烈活动和重体力劳动,逐步增加活动量,以免发生心衰。

(五)保健
注意气候变化,防止受凉,尽量避免到公共场合,预防感染。术后 1 年内尽量平卧,不宜侧卧,直至胸骨畸形愈合。

(六)复查
术后 3～6 个月复查心电图、胸片、心脏彩超等。

(七)免疫接种
一般在手术前后 1 个月内应避免免疫接种。

(刘少慧)

第二节 食管异物

食管异物是临床常见急诊之一,常发生于幼童及老人缺牙者。食管自上而下有4个生理狭窄,食管入口为第一狭窄,异物最常停留在食管入口。

一、常见原因

(1)进食匆忙,食物未经仔细咀嚼而咽下,发生食管异物。

(2)进餐时注意力不集中,大口吞吃混有碎骨的汤饭。

(3)松动的牙齿或义齿脱落或使用义齿咀嚼功能差,口内感觉欠灵敏,易误吞。

(4)小儿磨牙发育不全,食物未充分咀嚼或将物件放在口中玩耍误咽等。

(5)食管本身的疾病如食管狭窄或食管癌时引起管腔变细。

二、临床分级

(一)Ⅰ级

食管壁非穿透性损伤(食管损伤达黏膜、黏膜下层或食管肌层,未穿破食管壁全层),伴有少量出血或食管损伤局部感染。

(二)Ⅱ级

食管壁穿透性损伤,伴有局限性食管周围炎或纵隔炎,炎症局限且较轻。

(三)Ⅲ级

食管壁穿透性损伤并发严重的胸内感染(如纵隔脓肿、脓胸),累及邻近器官(如气管)或伴有脓毒症。

(四)Ⅳ级

濒危出血型,食管穿孔损伤,感染累及主动脉,形成食管-主动脉瘘,发生致命性大出血。

三、临床表现

(1)吞咽困难:小异物虽有吞咽困难,但仍能进流汁食;大异物并发感染可完全不能进食,重者饮水也困难。小儿患者常有流涎症状。

(2)疼痛:异物较小或较圆钝时,常仅有梗阻感。尖锐、棱角异物刺入食管壁疼痛明显,吞咽时疼痛更甚,患者常能指出疼痛部位。

(3)呼吸道症状:异物较大,向前压迫气管后壁时,或异物位置较高,未完全进入食管内压迫喉部时,可有呼吸困难。

(4)食管异物致食管穿破而引起感染者发生食管周围脓肿或脓胸,则可有胸痛、吐脓。损伤血管表现为呕血、黑粪、休克甚至死亡。

四、急救护理

(一)护理目标

(1)密切观察病情变化,使患者迅速接受治疗,提高救治成功率。

(2)协助患者迅速进入诊疗程序,完善围术期护理。

(3)预防各种并发症,提高救治成功率。

(4)保持呼吸道通畅,增加患者舒适感。

(5)帮助患者及家庭了解食管异物的有关知识。

(二)护理措施

1.密切观察病情变化

Ⅲ级、Ⅳ级食管异物患者病情危重、多变,胸腔、纵隔受累多见,而大血管损伤出血死亡率最高。

(1)给予持续心电、血压监护,密切监视心率和心律的变化。必要时需监测中心静脉压和血氧饱和度,随时观察患者的意识、神志变化。

(2)观察患者疼痛的部位、性质和持续时间,胸段食管异物痛常在胸骨后或背;异物位于食管上段时,疼痛部位常在颈根部或胸骨上窝处,为诊断提供依据。

(3)观察有无呕血,估计出血量。观察大便的次数、性质和量。注意肢体温度和湿度,睑结膜、皮肤与甲床色泽,如有异常,及时通知医师。

(4)记录24 h出入量,病情危重者应记录每小时尿量。

(5)监测体温变化。食管穿孔后伴有局部严重感染,体温是观察、判断治疗效果的重要指标之一,每2 h测量1次。如果体温过高,应给予物理降温,防止高热惊厥;如出现体温不升,伴血压下降、脉搏细速、面色苍白应警惕有大出血的发生,要及时报告医师。

(6)随时监测电解质,患者有不明原因的腹胀和肌无力要警惕低血钾,结合检查结果及时补钾。

(7)注意全身基础疾病的护理。既往有糖尿病、肝硬化等全身基础疾病者,预后极差。合并糖尿病患者,需监测血糖,维持在正常范围。合并高血压者,应加强血压监测。

2.食管异物取出术的围术期护理

(1)患者入院后,详细询问病史,包括时间、吞入异物的种类、异物是否有尖、吞咽困难及疼痛部位、有无呛咳史等,以便与气管异物鉴别。及时进行胸片检查,确定异物存留部位,并通知患者禁食,备好手术器械,配合医师及早手术。

(2)注意患者有无疼痛加剧、发热及食管穿孔等并发症的症状。

(3)患者因异物卡入食管,急需手术治疗,常表现为精神紧张、恐惧,应耐心做好解释工作,说明手术的目的、过程,消除患者不良心理,并指导其术中如何配合,避免手术中患者挣扎,使异物不能取出或引起食管黏膜损伤等并发症。

(4)对异物嵌顿时间过长、合并感染、水与电解质紊乱者,首先应用有效的抗菌药物,静脉补液,给予鼻饲,补充足够的水分与营养,待炎症控制,纠正酸碱平衡紊乱后,以及时进行食管镜检查加异物取出术。

(5)术前30 min注射阿托品,减少唾液分泌,以利手术。将患者送入手术室,应将术前拍摄的胸片送入手术室,为手术医师提供异物存留部位的相关资料,避免手术盲目性。

(6)术后及时向术者了解手术过程是否顺利,异物是否取出,有无残留异物,并注意体温、脉搏、呼吸的变化,严密观察有无颈部皮下气肿、疼痛加剧、进食后呛咳、胸闷等症状。术后若出现颈部皮下气肿,局部疼痛明显或放射至肩背部,X线检查见纵隔气肿等,提示食管穿孔可能。

(7)术后禁食 6 h,若病情稳定,可恢复软质饮食,如有食管黏膜损伤或炎症者,勿进食过早,应禁食 48 h 以上,以防引起食管穿孔,对发生穿孔者,应给予鼻饲,同时注意观察钾、钠、氯及非蛋白氮的变化,防止发生或加重水与电解质紊乱,从而加重病情。

3.并发症的护理

(1)食管周围炎:是较常见的并发症,常表现为局部疼痛加重,吞咽困难和发热。应严密观察病情,注意局部疼痛是否加剧,颈部是否肿胀,有无吞咽困难及呼吸困难等,定时测量体温、脉搏、呼吸,体温超过 39 ℃者,在给予药物降温的同时,进行物理降温,按时、按量应用抗菌药物,积极控制炎症,给予鼻饲,加强口腔护理。

(2)食管气管瘘:卧床休息,严密观察病情变化,应用大量有效的抗生素、静脉补液、鼻饲饮食,控制病情发展,避免发生气胸。对发生气胸者,进行胸腔闭式引流术,并严格按胸腔闭式引流术常规护理。

(3)食管主动脉瘘:食管主动脉瘘是食管异物最严重的致死性并发症,重点应在预防,避免发生。一旦疑为此并发症,应严密观察出血先兆,从主动脉损伤到引起先兆性出血,潜伏期一般为 5 d 至 3 周,其间应注意观察患者有无胸骨后疼痛、不规则低热等症状,同时做好抢救的各种准备工作,根据患者情况,配合医师进行手术治疗。

4.保持呼吸道通畅

食管异物严重并发症多有气道压迫和肺部感染,通气功能往往受到影响,应加强气道管理。

(1)给予半卧位,减轻压迫症状和肺淤血,以利于呼吸。

(2)吸氧:对呼吸困难、低氧血症患者,应给予鼻导管或面罩吸氧,并监测血氧饱和度,定时行血气分析。

(3)及时清除气道分泌物:协助患者变换体位,轻拍其背部,鼓励咳嗽,促进呼吸道分泌物排除。对痰液黏稠者,应给予雾化吸入以稀释痰液,利于咳出;必要时可予以吸痰。

(4)有呼吸困难者,应做好气管插管和气管切开的准备。气管切开后做好气管切开护理,以及时有效地吸痰。

5.维持营养和水、电解质平衡

(1)密切观察病情,严格记录出入量,准确分析、判断有无营养缺乏、失水等表现。

(2)做好胃管护理:食管穿孔患者安置胃管最好在食管镜下进行,避免盲法反复下插加重食管损伤。留置胃管者,要保持通畅、固定,防止脱出。管饲饮食要合理配搭,保证足够的热量和蛋白质,适当的微量元素和维生素,以促进伤口愈合。管饲的量应满足个体需要,一般每天 1500~3000 mL,具体应结合输入液量、丢失液量和患者饮食量来确定。

(3)维持静脉通畅:外周静脉穿刺困难者,应给予中心静脉置管,保证液体按计划输入。低位食管穿孔要禁止胃管管饲,可给予静脉高营养或胃造瘘。

(4)若有其他严重的基础疾病,应注意相应的特殊饮食要求,如糖尿病要控制糖的摄入,心脏病和肾脏病需限制钠盐及水分,以免顾此失彼。

6.心理护理

由于病情重,病程长,患者往往有不良情绪反应,应关心、爱护患者,多与其交谈,建立良好的护患关系;介绍有关疾病的知识、治疗方法及效果,将检查结果及时告知患者,提高遵医率,消除不良情绪。在与患者交流中应介绍该病的预防知识,以防止疾病的发生。

(三)健康教育

食管异物虽不及气管异物危险,但仍是事故性死亡的一个原因,在护理上应予重视,加强卫生宣教,可减少食管异物发生,食管异物发生后尽早取出异物,可减少或避免食管异物所致的并发症。

(1)教育人们进食不宜太快,提倡细嚼慢咽,进食时勿高声喧哗、大笑。

(2)教育儿童不要把小玩具放在口中玩耍,小儿口内有食物时不宜哭闹、嬉笑奔跑等。工作时不要将钉子之类的物品含在口中边做事边从口中取用,以免误吞。

(3)照顾好年岁已高的老人,松动假牙应及时修复,戴假牙者尤应注意睡前将假牙取出,吃团块食物宜切成小块等。昏迷患者或做食管、气管镜检查者,应取下假牙。

(4)强酸、强碱等腐蚀性物品要标记清楚,严格管理,放在小孩拿不到的地方。

(5)误吞异物后要及时到医院就诊,不要强行自吞。切忌自己吞入饭团、韭菜等食物,以免加重损伤或将异物推入深部,增加取出难度。

（张晓庆）

第三节 食 管 癌

食管癌是常见的一种消化道癌肿。全世界每年约有 30 万人死于食管癌,我国每年死亡达 15 万人。食管癌的发病率有明显的地域差异,高发地区发病率可高达 150/10 万,低发地区则只在 3/10 万左右。

一、病理生理

临床上将食管分为颈、胸、腹三段。胸段食管又分为上、中、下三段。胸中段食管癌较多见,下段次之,上段较少。95% 以上的食管癌为鳞状上皮细胞癌,贲门部腺癌可向上延伸累及食管下段。

食管癌起源于食管黏膜上皮。癌细胞逐渐增大侵及肌层,并沿食管向上下、全周及管腔内外方向发展,出现不同程度的食管阻塞。晚期癌肿穿透食管壁、侵入纵隔或心包。食管癌主要经淋巴转移,血行转移发生较晚。

二、病因

病因至今尚未明确,可能与下列因素有关。

(一)亚硝胺与真菌

亚硝胺是公认的化学致癌物,在高发区的粮食和饮水中,其含量显著增高,且与当地食管癌和食管上皮重度增生的患病率呈正相关。各种霉变食物能产生致癌物质,一些真菌能将硝酸盐还原为亚硝酸盐,促进二级胺的形成,使二级胺比发霉前增高 50～100 倍。少数真菌还能合成亚硝胺。

(二)遗传因素

食管癌的发病常表现家族聚集现象,某地食管癌有阳性家族史者占 60%。在食管癌高发家族中,染色体数量及结构异常者显著增多。

(三)缺乏营养与微量元素

饮食缺乏动物蛋白、新鲜蔬菜和水果,摄入的维生素 A、B_1、B_2、C 缺乏,是食管癌的危险因素。食物、饮水和土壤内的微量元素,如钼、铜、锰、铁、锌含量较低,亦与食管癌的发生相关。

(四)饮食习惯

嗜好吸烟、长期饮烈性酒者,食管癌发生率明显升高。进食粗糙食物,进食过热、过快等因素,易致食管上皮损伤,增加了对致癌物的敏感性。

(五)其他因素

食管慢性炎症、黏膜损伤及慢性刺激亦与食管癌发病有关,如食管腐蚀伤、食管慢性炎症、贲门失弛缓症及胃食管长期反流引起的 Barrett 食管(食管末端黏膜上皮柱状细胞化)等,均有癌变的危险。

三、临床表现

(一)早期表现

常无明显症状,但在吞咽粗硬食物时可能有不同程度的不适感觉,包括咽下食物哽噎感,胸骨后烧灼样、针刺样或牵拉摩擦样疼痛。食物通过缓慢,并有停滞感或异物感。可能是局部病灶刺激食管蠕动异常或痉挛,或局部炎症、糜烂、表浅溃疡等所致。哽噎停滞感常通过饮水后缓解消失。症状时轻时重,进展缓慢。

(二)中晚期表现

食管癌典型的症状为进行性吞咽困难。先是难咽干的食物,继而只能进半流质、流质,最后水和唾液也不能咽下。常吐黏液样痰,为下咽的唾液和食管的分泌物。患者逐渐消瘦、脱水、无力。若出现持续胸痛或背部肩胛间区持续性疼痛,表示为晚期症状,癌已侵犯食管外组织。当癌肿梗阻所引起的炎症水肿暂时消退,或部分癌肿脱落后,梗阻症状可暂时减轻,常被误认为病情好转。若癌肿侵犯喉返神经,可出现声音嘶哑;若压迫颈交感神经节,可产生 Horner 综合征。若侵入气管、支气管,可形成食管、气管或支气管瘘,出现吞咽水或食物时剧烈呛咳,并发生呼吸系统感染。后者有时亦可因食管梗阻致内容物反流入呼吸道而引起。最后出现恶病质状态。若有肝、脑等脏器转移,可出现黄疸、腹水、昏迷等状态。

四、辅助检查

(一)食管吞钡造影检查

食管吞钡造影检查是可疑食管癌患者影像学诊断的首选,采用食管吞钡 X 线双重对比造影检查方法。早期可见以下征象。①食管黏膜皱襞紊乱、粗糙或有中断现象。②局限性食管壁僵硬,蠕动中断。③局限性小的充盈缺损。④浅在龛影,晚期多为充盈缺损,管腔狭窄或梗阻。

(二)内镜检查与超声内镜检查

食管纤维内镜检查可直视肿块部位、形态,并可钳取活组织作病理学检查;超声内镜检查可用于判断肿瘤侵犯深度、食管周围组织及结构有无受累,有无纵隔淋巴结或腹内脏器转移等。

(三)放射性核素检查

利用某些亲肿瘤的核素,如 ^{32}P、^{131}I 等检查,对早期食管癌病变的发现有帮助。

(四)纤维支气管镜检查

食管癌外侵常可累及气管、支气管,若肿瘤在隆嵴以上,应行气管镜检查。

(五)CT、PET/CT 检查

胸、腹 CT 检查能显示食管癌向管腔外扩展的范围及淋巴结转移情况,而 PET/CT 检查则更准确地显示食管癌病变的实际长度,对颈部、上纵隔、腹部淋巴结转移诊断具有较高准确性,在寻找远处转移灶比传统的影像学方法(如 CT、EUS 等)具有更高的灵敏性。

五、护理评估

(一)一般评估

1.生命体征

患有食管癌的患者其生命体征常无变化。若肿瘤较大压迫气管,可引起呼吸急促、心率加快。

2.患者主诉

患者在吞咽食物时,有无哽噎感,胸骨后烧灼样、针刺样或牵拉摩擦样疼痛;有无进行性吞咽困难等症状。

3.相关记录

相关记录包括体重、有无消瘦、饮食习惯改变、吸烟、嗜酒、排便异常情况;有无其他伴随疾病,如糖尿病、冠状动脉粥样硬化性心脏病(冠心病)、高血压、慢性支气管炎等记录。

(二)身体评估

1.局部

了解患者有无吞咽困难、呕吐等;有无疼痛,疼痛的部位和性质,是否因疼痛而影响睡眠。

2.全身

评估患者的营养状况,体重有无减轻,有无消瘦、面部颜色(贫血)、脱水或衰弱;了解患者有无锁骨上淋巴结肿大和肝肿块;有无腹水、胸腔积液等。

(三)心理-社会评估

患者对该疾病的认知程度以及主要存在的心理问题,患者家属对患者的关心程度、支持力度、家庭经济承受能力如何等。引导患者正确配合疾病的治疗和护理。

(四)辅助检查阳性结果评估

(1)血液化验检查:若食管癌患者长期进食困难,可引起营养失调低蛋白血症、贫血、维生素、电解质缺乏,但该类患者多有脱水、血液浓缩等现象,血液化验检查常不能正确判断患者的实际营养状况,应注意综合判断、科学分析。

(2)了解食管吞钡造影、内镜及超声内镜检查、CT、PET/CT 等检查结果,以判断肿瘤的位置、有无扩散或转移。

(五)治疗效果评估

1.非手术治疗评估

胸痛、背痛等症状是否改善或加重,吞咽困难是否改善或加重,放、化疗引起的胃纳减退、骨髓造血功能抑制等毒副作用有无好转。

2.手术治疗评估

术后患者生命体征是否平稳,有无发热、胸闷、呼吸浅快、发绀及肺部痰鸣音等;伤口是否干燥,有无渗液、渗血;各引流管是否通畅,引流量、颜色与性状等;术后有无大出血、感染、肺不张、乳糜胸、吻合口瘘等并发症的发生;患者术后进食情况,有无食物反流现象。

六、护理诊断

(一)营养失调

营养低于机体需要量与进食量减少或不能进食、消耗增加等有关。

(二)体液不足

体液不足与吞咽困难、水分摄入不足有关。

(三)焦虑

焦虑与对癌症的恐惧和担心疾病预后等有关。

(四)知识缺乏

知识缺乏与对疾病的认识不足有关。

(五)潜在并发症

(1)肺不张、肺炎:与手术损伤及术后切口疼痛、虚弱致咳痰无力等有关。

(2)出血:与术中止血不彻底、术后出现活动性出血及患者凝血功能障碍有关。

(3)吻合口瘘:与食管的解剖特点及感染、营养不良、贫血、低蛋白血症等有关。

(4)乳糜胸:与伤及胸导管有关。

七、护理措施

(一)术前护理

(1)心理护理:患者有进行性吞咽困难,日益消瘦,对手术的耐受能力差,对治疗缺乏信心,同时对手术存在着一定程度的恐惧心理。因此,应针对患者的心理状态进行解释、安慰和鼓励,建立充分信赖的护患关系,使患者认识到手术是彻底的治疗方法,使其乐于接受手术。

(2)加强营养:尚能进食者,应给予高热量、高蛋白、高维生素的流质或半流质饮食。不能进食者,应静脉补充水分、电解质及热量。低蛋白血症的患者,应输血或血浆蛋白给予纠正。

(3)呼吸道准备:术前严格戒烟,指导并教会患者深呼吸、有效咳嗽、排痰。

(4)胃肠道准备:①注意口腔卫生;②术前安置胃管和十二指肠滴液管;③术前禁食,有食物潴留者,术前晚用等渗盐水冲洗食管,有利于减轻组织水肿,降低术后感染和吻合口漏的发生率;④拟行结肠代食管者,术前需按结肠手术准备护理。

(5)术前练习:教会患者深呼吸、有效咳嗽、排痰、床上排便等活动。

(二)术后护理

(1)严密观察生命体征的变化。

(2)保持胃肠减压管通畅:术后24~48 h引流出少量血液,应视为正常;若引出大量血液,应立即报告医师处理。胃肠减压管应保留3~5 d,以减少吻合口张力,以利于愈合。注意胃管连接准确,固定牢靠,防止脱出。

(3)密切观察胸腔引流量与性质:胸腔引流液如发现有异常出血、浑浊液、食物残渣或乳糜液排出,则提示胸腔内有活动性出血、食管吻合口漏或乳糜胸,应采取相应措施,明确诊断,予以处理。

（4）观察吻合口漏的症状：食管吻合口漏的临床表现为高热、脉快、呼吸困难、胸部剧痛、不能忍受，患侧呼吸音低，叩诊浊音，白细胞升高甚至发生休克。处理原则：①胸膜腔引流，促使肺膨胀；②选择有效的抗生素抗感染；③补充足够的营养和热量。目前多选用完全胃肠内营养经胃造口灌食治疗，效果确切、满意；④严密观察病情变化，积极对症处理；⑤需再次手术者，积极完善术前准备。

（三）休息与活动护理

适当休息，保证充足的睡眠，进行呼吸功能锻炼，对手术后康复有重要的意义，可指导患者进行深呼吸、腹式呼吸、吹气球及呼吸功能训练仪（三球型）的训练，鼓励患者爬楼梯以及进行扩胸运动，以不感到疲劳为宜。

（四）饮食护理

1.术前饮食

大多数食管癌患者因不同程度吞咽困难而出现摄入不足，营养不良，水、电解质失衡，使机体对手术的耐受力下降，故术前应保证患者营养素的摄入。

（1）能进食者，鼓励患者进食高热量、高蛋白、丰富维生素饮食；若患者进食时感到食管黏膜有刺痛，可给予清淡无刺激的食物，告知患者不可进食较大、较硬的食物，宜进半流质或水分多的软食。

（2）若患者仅能进食流质而营养状况较差，可给予肠内营养或肠外营养支持。

2.术后饮食

（1）术后早期吻合口处于充血水肿期，需禁饮禁食3～4 d，禁食期间持续胃肠减压，注意经静脉补充营养。

（2）停止胃肠减压24 h后，若无呼吸困难、胸内剧痛、患侧呼吸音减弱及高热等吻合口瘘的症状时，可开始进食。先试饮少量水，术后5～6 d可进全清流质，每2 h 100 mL，每天6次。术后3周患者若无特殊不适可进普食，但仍应注意少食多餐，细嚼慢咽，进食不宜过多、过快，避免进食生、冷、硬食物（包括质硬的药片和带骨刺的鱼肉类、花生、豆类等），以防后期吻合口瘘。

（3）食管癌、贲门癌切除术后，胃液可反流至食管，致反酸、呕吐等症状，平卧时加重，嘱患者进食后2 h内勿平卧，睡眠时将床头抬高。

（4）食管胃吻合术后患者，可由于胃拉入胸腔、肺受压而出现胸闷、进食后呼吸困难，建议患者少食多餐，过1～2个月，症状多可缓解。

（五）用药护理

严格按医嘱要求用药，注意控制输液速度和用量，必要时使用输液泵输注液体。注意观察有无药物不良反应，发现问题及时处理。

（六）心理护理

食管癌患者往往对进行性加重的吞咽困难、日渐减轻的体重感到焦虑不安；对所患疾病有部分认识，求生的欲望十分强烈，迫切希望能早日手术，恢复进食，但对手术能否彻底切除病灶、今后的生活质量、麻醉和手术意外、术后伤口疼痛及可能出现的术后并发症等，表现出日益紧张、恐惧，甚至明显的情绪低落、失眠和食欲下降。

（1）加强与患者及其家属的沟通，仔细了解患者及其家属对疾病和手术的认知程度，了解患者的心理状况，并根据患者的具体情况，实施耐心的心理疏导。讲解手术和各种治疗与护理的意义、方法、大致过程、配合与注意事项。

(2)营造安静舒适的环境,以促进睡眠。必要时使用安眠、镇静、镇痛类药物,以保证患者充分休息。

(3)争取亲属在心理上、经济上的积极支持和配合,解除患者的后顾之忧。

(七)呼吸道护理

食管癌术后患者易发生呼吸困难、缺氧,并发肺不张、肺炎,甚至呼吸衰竭,主要与下列因素有关:年老的食管癌患者常伴有慢性支气管炎、肺气肿、肺功能低下等;开胸手术破坏了胸廓的完整性;肋间肌和膈肌的切开,使肺的通气泵作用严重受损;术中对肺较长时间的挤压牵拉造成一定的损伤;术后迷走神经功能亢进,引起气管、支气管黏膜腺体分泌增多;食管胃吻合术后,胃拉入胸腔,使肺受压,肺扩张受限;术后切口疼痛、虚弱致咳痰无力,尤其是颈、右胸、上腹三切口患者。护理措施包括以下几点。

(1)加强观察:密切观察呼吸形态、频率和节律,听诊双肺呼吸音是否清晰,有无缺氧征兆。

(2)气管插管者,及时吸痰,保持气道通畅。

(3)术后第1 d每1～2 h鼓励患者深呼吸、吹气球、使用深呼吸训练器,促使肺膨胀。

(4)对于痰多、咳痰无力的患者,若出现呼吸浅快、发绀、呼吸音减弱等痰阻塞现象时,立即行鼻导管深部吸痰,必要时行纤维支气管镜吸痰或气管切开吸痰,气管切开后按气管切开常规护理。

(八)胃肠道护理

1.胃肠减压的护理

(1)术后3～4 d持续胃肠减压,妥善固定胃管,防止脱出。

(2)加强观察:严密观察引流液的量、性状及颜色并准确记录。术后6～12 h可从胃管内抽吸出少量血性液或咖啡色液,以后引流液颜色逐渐变浅。若引流出大量鲜血或血性液,患者出现烦躁、血压下降、脉搏增快、尿量减少等,应考虑吻合口出血,需立即通知医师并配合处理。

(3)保持胃管通畅:经常挤压胃管,避免管腔堵塞。胃管不通畅者,可用少量生理盐水冲洗并及时回抽,避免胃扩张使吻合口张力增加而并发吻合口瘘。胃管脱出后应严密观察病情,不应盲目再插入,以免戳穿吻合口,造成吻合口瘘。待肛门排气、胃肠减压引流量减少后,拔除胃管。

2.食管重建的护理

(1)保持置于结肠祥内的减压管通畅。

(2)注意观察腹部体征,了解有无发生吻合口瘘、腹腔内出血或感染等,发现异常及时通知医师。

(3)若从减压管内吸出大量血性液或呕吐大量咖啡样液且伴有全身中毒症状,应考虑代食管的结肠祥坏死,需立即通知医师并配合抢救。

(4)结肠代食管后,因结肠逆蠕动,患者常嗅到粪便气味,需向患者解释原因,并指导其注意口腔卫生,一般此种情况于半年后可逐步缓解。

3.胃造瘘术后的护理

(1)观察造瘘管周围有无渗液或胃液漏出。由于胃液对皮肤刺激性较大,应及时更换渗湿的敷料,并在瘘口周围涂氧化锌软膏或置凡士林纱布保护皮肤,防止发生皮炎。

(2)妥善固定用于管饲的、暂时性的或永久性造瘘,防止脱出或阻塞。

(九)并发症的护理

1.出血

观察并记录引流液的性状、量。若引流量持续 2 h 都超过 4 mL/(kg·h),伴有血压下降、脉搏增快、躁动、出冷汗等低血容量表现,应考虑有活动性出血,及时报告医师,并做好再次开胸的准备。

2.吻合口瘘

吻合口瘘是食管癌手术后极为严重的并发症,多发生在术后 5～10 d,病死率高达 50%。发生吻合口瘘的原因:食管的解剖特点,无浆膜覆盖、肌纤维呈纵形走向,易发生撕裂;食管血液供应呈节段性,易造成吻合口缺血;吻合口张力太大;感染、营养不良、贫血、低蛋白血症等影响吻合口愈合。因此都应积极预防。术后应密切观察患者有无呼吸困难、胸腔积液和全身中毒症状,如高热、寒战甚至休克等吻合口瘘的临床表现。一旦出现上述症状,立即通知医师并配合处理。包括:嘱患者立即禁食;协助行胸腔闭式引流并常规护理;遵医嘱予以抗感染治疗及营养支持;严密观察生命体征,若出现休克症状,积极抗休克治疗;再次手术者,积极配合医师完善术前准备。

3.乳糜胸

食管、贲门癌术后并发乳糜胸是比较严重的并发症,多因伤及胸导管所致,多发生在术后2～10 d,少数患者可在术后 2～3 周出现。术后早期由于禁食,乳糜液含脂肪甚少,胸腔闭式引流可为淡血性或淡黄色液,但量较多;恢复进食后,乳糜液漏出量增多,大量积聚在胸腔内,可压迫肺及纵隔并使之向健侧移位。由于乳糜液中 95% 以上是水,并含有大量脂肪、蛋白质、胆固醇、酶、抗体和电解质,若未及时治疗,可在短时期内造成全身消耗、衰竭而死亡,因此必须积极预防和及时处理。其主要护理措施包括以下几点。

(1)加强观察:注意患者有无胸闷、气急、心悸,甚至血压下降。

(2)协助处理:若诊断成立,迅速处理,即置胸腔闭式引流,及时引流胸腔内乳糜液,使肺膨胀。可用负压持续吸引,以利于胸膜形成粘连。

(3)给予肠外营养支持。

八、健康教育

(一)疾病预防

避免接触引起癌变的因素。例如,减少饮用水中亚硝胺及其他有害物质、防霉去毒;应用维 A 酸类化合物及维生素等预防药物;积极治疗食管上皮增生;避免过烫、过硬饮食等。

(二)饮食指导

根据不同术式,向患者讲解术后进食时间,指导选择合理的饮食及注意事项,预防并发症的发生。

(1)宜少量多餐,由稀到干,逐渐增加食量,并注意进食后的反应。

(2)避免进食刺激性食物与碳酸饮料,避免进食过快、过量及硬质食物;质硬的药片可碾碎后服用,避免进食花生、豆类等,以免导致吻合口瘘。

(3)患者餐后取半卧位,以防止进食后反流、呕吐,利于肺膨胀和引流。

(三)活动与休息

保证充足睡眠,劳逸结合,逐渐增加活动量。术后早期不宜下蹲大小便,以免引起直立性低血压或发生意外。

(四)加强自我观察

(1)若术后3～4周再次出现吞咽困难,可能为吻合口狭窄,应及时就诊。

(2)定期复查,坚持后续治疗。

九、护理评价

(1)营养状况改善,体重增加;贫血状况改善。

(2)水、电解质维持平衡,尿量正常,无脱水或电解质紊乱的表现。

(3)焦虑减轻或缓解,睡眠充足。

(4)患者对疾病有正确的认识,能配合治疗和护理。

(5)无并发症发生或发生后得到及时处理。

（张晓庆）

第四节　支气管扩张症

支气管扩张症是由于支气管壁及其周围组织的炎性破坏所造成的一根或多根支气管异常性、永久性扩张的慢性呼吸道疾病。

一、病因

支气管扩张症的主要病因是支气管-肺组织感染和支气管阻塞。可能与先天发育障碍、遗传因素、免疫失衡或解剖缺陷等因素有关。

二、临床表现与并发症

(一)临床表现

临床表现主要为咳痰、咯血。慢性咳嗽、大量脓痰和反复咯血为典型的症状。

(二)并发症

胸膜炎、慢性肺源性心脏病、肺脓肿。

三、辅助检查

(一)CT检查

CT检查为支气管扩张症的主要诊断方法。特征性表现为管壁增厚的柱状扩张或成串、成簇的囊样改变。

(二)纤维支气管镜检查

有助于支气管扩张症的直观或病因诊断。

(三)支气管造影检查

可明确扩张的部位、范围和形状。

四、护理诊断

(一)清理呼吸道无效
清理呼吸道无效与肺部感染、肺组织破坏等有关。

(二)营养失调
营养低于机体需要量与营养素摄入不足、消耗增大有关。

(三)潜在并发症
窒息、肺部感染或胸腔感染。

五、护理措施

(一)术前护理
(1)控制感染,减少痰液,清除慢性感染灶。

(2)保持呼吸道通畅,指导患者体位引流,咯血患者除外。

(3)戒烟:术前戒烟2周,减少气管分泌物,预防肺部并发症。

(4)营养:提供高蛋白、高热量、高维生素饮食,鼓励患者摄取足够的水分。

(5)呼吸功能锻炼:练习腹式呼吸与有效咳嗽。

(6)心理护理:多与患者交流,减轻焦虑情绪和对手术的担心。

(7)术前准备:①术前2～3 d训练患者床上排尿、排便的适应能力。②术前清洁皮肤,常规备皮(备皮范围:上过肩,下过脐,前后过正中线,包括手术侧腋窝)。③术前1 d晚给予开塞露或磷酸钠盐灌肠液纳肛,按医嘱给安眠药。术前6～8 h禁饮食。④手术早术晨穿病服,戴手腕带,摘除眼镜、活动性义齿及饰物等,备好水封瓶、胸带、X线片、病历等。

(二)术后护理
(1)按全身麻醉术后护理常规。

(2)监测生命体征:术后密切监测生命体征变化,特别是呼吸、血氧饱和度的变化,注意有无血容量不足和心功能不全的发生。

(3)呼吸道护理:①鼓励并协助深呼吸及咳嗽,协助叩背咳痰;②雾化吸入疗法;③必要时用鼻导管或支气管镜吸痰。

(4)胸腔闭式引流的护理:按胸腔闭式引流常规进行护理。

(5)上肢功能康复训练:早期手臂和肩关节的运动训练可防止患侧肩关节僵硬及手臂挛缩。

六、健康教育

(一)休息与运动
术后尽早下床活动,活动量逐渐增加,劳逸结合。

(二)饮食指导
维持良好的进食环境及口腔清洁,提供高蛋白、高热量、富含维生素、易消化的食物。

(三)用药指导
遵医嘱准确用药。

(四)心理指导
了解患者思想状况,帮助患者解除顾虑、树立信心。

(五)康复指导

戒烟,注意口腔卫生,避免感冒。继续进行手术侧肩关节和手臂的锻炼,多做深呼吸以扩大肺活量。

(六)复诊须知

告知患者术后定期门诊随访。若出现发热、血痰、胸痛等表现,应及时与医师联系。

(张晓庆)

第五节 气 胸

胸膜腔内积气称为气胸(图 3-1)。气胸是由于利器或肋骨断端刺破胸膜、肺、支气管或食管后,空气进入胸腔所造成。

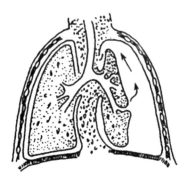

图 3-1 气胸示意图

一、分类

(1)闭合性气胸:即伤口伤道已闭,胸膜腔与大气不相通。

(2)开放性气胸:胸膜腔与大气相通,可造成纵隔扑动。吸气时,健侧胸膜腔负压升高,与伤侧压力差增大,纵隔向健侧移位;呼气时,两侧胸膜腔压力差减少,纵隔移向正常位置,这样纵隔随呼吸来回摆动的现象,称为纵隔扑动。

(3)张力性气胸:即有受伤的组织起活瓣作用,空气只能入不能出,胸膜腔内压不断增高,如抢救不及时,可因急性呼吸衰竭而死亡。

二、护理评估

(一)临床症状评估

(1)闭合性气胸:小的气胸多无症状。超过 30% 的气胸,可有胸闷及呼吸困难,气管及心脏向健侧偏移,患侧叩诊呈鼓音,呼吸渐弱,严重者有皮下气肿及纵隔气肿。

(2)开放性气胸:患者有明显的呼吸困难及发绀,空气进入伤口发出"嘶嘶"的响声。

(3)张力性气胸:重度呼吸困难、发绀,常有休克,颈部及纵隔皮下气肿明显。

(二)辅助检查结果评估

根据上述指征,结合胸部 X 线检查即可确诊,必要时做患侧第 2 肋间穿刺,常能确诊。

三、护理诊断

(一)低效性呼吸形态
低效性呼吸形态与胸壁完全受损及可能合并有肺实质损伤有关。

(二)疼痛
疼痛与胸部伤口及胸腔引流管刺激有关。

(三)恐惧
恐惧与呼吸窘迫有关。

(四)有感染的危险
感染与污染伤口有关。

四、护理措施

(一)维持或恢复正常的呼吸功能
(1)卧床休息:膈肌下降利于肺复张、疼痛减轻及增加非必要的氧气需要量。

(2)吸氧:根据缺氧状态给予鼻导管及面罩吸氧,并及时发现患者有无胸闷、气短、烦躁、发绀等缺氧症状以及皮肤、黏膜的情况。

(3)协助患者翻身,鼓励其深呼吸及咳痰,及时排出痰液,可给予雾化吸入及化痰药,必要时吸痰,排出呼吸道分泌物,预防肺不张及肺炎的发生。

(二)皮下气肿的护理
皮下气肿在胸腔闭式引流第3～7d可自行吸收,也可用粗针头做局部皮下穿刺,挤压放气。纵隔气肿加重时,要在胸骨柄切迹上做一长为2cm的横行小切口。

(三)胸腔引流管的护理
(1)体位:半卧位,利于呼吸和引流。鼓励患者进行有效的咳嗽和深呼吸运动,利于积液排出,恢复胸膜腔负压,使肺复张。

(2)妥善固定:下床活动时,引流瓶位置应低于膝关节,运送患者时双钳夹管。引流管末端应在水平线下2～3cm,保持密封(图3-2)。

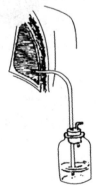

图3-2 胸腔闭式引流

(3)保持引流通畅:闭式引流主要靠重力引流,水封瓶液面应低于引流管胸腔出口平面60cm,任何情况下不得高于胸腔,以免引流液逆流造成感染;高于胸腔时,引流管要夹闭;定时挤压引流管以免阻塞;水柱波动反应残腔的大小与胸腔内负压的大小,其正常时上下可波动4~6 cm。如无波动,患者出现胸闷气促,气管向健侧移位等肺受压的症状,应疑为引流管被血块堵塞,应挤捏或用负压间断抽吸引流瓶短玻璃管,促使其通畅,并通知医师。

(4)观察记录:观察引流液的量、性状、颜色、水柱波动范围,并准确记录。若引流量多≥200 m/h,并持续2~3 h,颜色为鲜红色或红色,性质较黏稠、易凝血,则疑为胸腔内有活动性出血,应立即报告医师,必要时开胸止血。每天更换水封瓶并记录引流量。

(5)保持管道的密闭和无菌:使用前注意引流装置是否密封,胸壁伤口、管口周围用油纱布包裹严密,更换引流瓶时双钳夹管,严格执行无菌操作。

(6)脱管处理:如引流管从胸腔滑脱,立即用手捏闭伤口处皮肤,消毒后油纱封闭伤口协助医师做进一步处理。

(7)拔管护理:24 h引流量<50 mL,脓液<10 mL,胸部X线检查示肺膨胀良好、无漏气,患者无呼吸困难,即可拔管。拔管后严密观察患者有无胸闷、憋气、呼吸困难、切口漏气、渗液、出血、皮下气肿等症状。

(四)急救处理

(1)积气较多的闭合性气胸:经锁骨中线第2肋间行胸膜腔穿刺,或行胸膜腔闭式引流术,迅速抽尽积气,同时应用抗生素预防感染。

(2)开放性气胸:用无菌凡士林纱布加厚敷料封闭伤口,再用宽胶布或胸带包扎固定,使其转变成闭合性气胸,然后穿刺胸膜腔抽气减压,解除呼吸困难。

(3)张力性气胸:立即减压排气。在危急情况下可用一粗针头在伤侧第2肋间锁骨中线处刺入胸膜腔,尾部扎一橡胶手指套,将指套顶端剪一长约为1 cm的开口起活瓣作用(图3-3)。

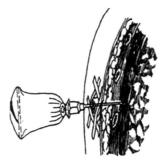

图3-3　气胸急救处理

(五)预防感染

(1)密切观察体温变化,每4 h测体温1次。

(2)有开放性气胸者,应配合医师及时清创缝合。更换伤口及引流瓶应严格无菌操作。

(3)遵医嘱合理应用化痰药及抗生素。

五、健康指导

(1)教会或指导患者腹式呼吸及有效排痰。

(2)加强体育锻炼,增加肺活量和机体抵抗力。

(张晓庆)

第六节 血 胸

胸部穿透性或非穿透性创伤,由于损伤了肋间或乳内血管、肺实质、心脏或大血管而形成血胸。成人胸腔内积血量在 0.5 L 以下为少量血胸;积血量在 0.5～1 L 为中量血胸;积血量在 1 L以上为大量血胸。内出血的速度和量取决于出血伤口的部位及大小。肺实质的出血常常能自行停止,但心脏或其他动脉出血需要外科修补。根据出血的量分为少量血胸、中量血胸、大量血胸(图 3-4)。

一、护理评估

(一)临床症状的评估

患者多因失血过多处于休克状态;胸膜腔内积血压迫肺及纵隔,导致呼吸系统循环障碍;患者严重缺氧。血胸还可能继发感染引起中毒性休克,如果合并气胸,则胸部叩诊鼓音、下胸部叩诊浊音、呼吸音下降或消失。

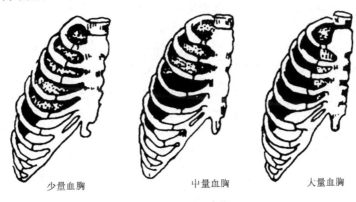

少量血胸　　　　中量血胸　　　　大量血胸

图 3-4 血胸示意图

(二)辅助检查结果评估

根据病史体征可做胸穿,如果抽出血液,即可确诊,行胸部 X 线片检查可进一步证实。

二、护理诊断

(一)低效性呼吸形态

低效性呼吸形态与胸壁完全受损及可能合并有肺实质损伤有关。

(二)气体交换障碍

气体交换障碍与肺实质损伤有关。

(三)恐惧

恐惧与呼吸窘迫有关。

(四)有感染的危险

感染与污染伤口有关。

（五）有休克的危险

休克与有效循环血量缺失及其他应激生理反应有关。

三、护理措施

（一）维持有效呼吸

（1）卧床休息：膈肌下降利于肺复张，减轻疼痛及非必要的氧气需要量。有休克应采取中凹卧位。

（2）吸氧：根据缺氧状态给予鼻导管和面罩吸氧，并及时发现患者有无胸闷、气短、烦躁、发绀等缺氧症状以及皮肤、黏膜的情况。

（3）协助患者翻身，鼓励深呼吸及咳痰：为及时排出痰液可给予雾化吸入及化痰药，必要时吸痰以排出呼吸道分泌物，预防肺不张及肺炎的发生。

（二）维持正常心输出量

（1）迅速建立静脉通路，保证通畅。

（2）在监测中心静脉压的前提下，遵医嘱快速输液、输血、给予血管活性药物等综合抗休克治疗。

（3）严密观察胸腔内出血征象：脉搏增快，血压下降；补液后血压虽短暂上升，又迅速下降；胸腔闭式引流量＞200 mL，并持续2～3 h，必要时开胸止血。

（三）病情观察

（1）严密监测生命体征，注意神志、瞳孔、呼吸的变化。

（2）观察是否有休克的征象及症状，如皮肤苍白、湿冷、不安、血压过低、脉搏浅快等情形。若有，应立即通知医师并安置一条以上的静脉通路输血、补液，并严密监测病情变化。

（3）若出现心脏压塞（呼吸困难、心前区疼痛、面色苍白、心音遥远），应立即抢救。

（四）胸腔引流管的护理

严密观察失血量，补足失血及预防感染。若有进行性失血、生命体征恶化，应做开胸止血手术，清除血块以减少日后粘连。

（五）心理护理

（1）提供安静舒适的环境。

（2）活动与休息：保证充足睡眠，劳逸结合，逐渐增加活动量。

（3）保持排便通畅，不宜下蹲过久。

（张晓庆）

第七节　脓　　胸

一、病因病理

脓胸常见致病菌为金黄色葡萄球菌。感染途径从肺或邻近脏器的病灶直接蔓延或经血行到达胸膜腔或因血胸继发感染。病理改变主要有胸膜充血、水肿、浆液性渗出，继而形成脓胸，同时可出现感染中毒症状。迁延不愈可成为慢性脓胸。

二、临床表现

（1）急性脓胸：高热、脉速、食欲缺乏、胸痛、呼吸急促、全身乏力。积脓较多者尚有胸闷、咳嗽、咳痰症状，严重者可出现发绀和休克。患侧呼吸运动减弱，肋间隙饱满；患侧语颤音减弱；叩诊呈浊音，听诊呼吸音减弱或消失。

（2）慢性脓胸：低热、消瘦、营养不良、贫血、低蛋白血症、胸痛、咳痰；查体可见患侧胸部塌陷，呼吸音减弱或消失，严重者有脊椎侧凸，支气管及纵隔偏向患侧，可有杵状指。

三、护理

（一）全身治疗护理
增加营养、高热量、高蛋白、高维生素饮食，必要时少量多次输血，合理使用抗生素。

（二）局部治疗护理
（1）胸膜腔穿刺：穿刺中要观察有无不良反应。

（2）闭式胸膜腔引流护理。

（3）行开放引流术后，每天更换敷料1～2次，保持创口周围皮肤清洁。

（张晓庆）

第八节　乳糜胸

乳糜胸是由创伤、手术使胸导管或其分支破裂，乳糜液积存于胸膜腔中引起的，是胸科手术中较少见但较严重的一种并发症。

一、临床表现

（一）压迫症状
患者通常有胸闷、气短、心慌等心肺受压症状及胸腔积液体征。

（二）胸腔引流液表现
出现典型表现的乳糜液，乳白色、不易凝固，放置后分为3层，上层为黄色奶油状的脂肪层。

（三）胸部X线检查结果
提示胸腔大量积液，胸腔引流液术后反常增多。

二、护理措施

（一）病情观察
密切观察患者的生命体征和胸腔引流液。

（二）胸腔引流管的护理
除常规胸腔闭式引流的护理外，还应密切观察胸腔引流液的颜色、性质、量，保持引流通畅。

(三)呼吸道的护理

指导患者有效的咳嗽咳痰,必要时给予患者叩背咳痰或者吸痰。

(四)营养支持

1.静脉营养

乳糜液为胸导管内的淋巴液,含有小肠吸收来的脂肪微滴,颜色呈乳白色。随着患者进食,尤其是高脂食物的摄入,乳糜液的漏出量会迅速增加。一旦发现乳糜胸,患者应立即禁食,减少乳糜液的漏出,避免体内蛋白大量丢失,此时还应注意给予静脉营养,避免代谢紊乱及机体衰竭等不良后果。静脉高营养液配制需严格无菌,放置时间切勿过长,应在配制后 16～20 h 内输完。静脉营养期间应注意保护好患者静脉。

2.胃肠营养

(1)若病情允许可以进食,则应及时给予患者无脂或低脂,高糖、高蛋白饮食,维持其身体的营养需要。

(2)若患者需要手术结扎胸导管,可于术前 2 h 嘱患者高脂饮食,如牛奶及动物油等,便于术中查找乳糜液瘘口。

(五)胸腔灌注的护理

胸腔灌注完毕给予夹闭胸管,指导患者每 15～30 min 更换体位 1 次,如仰卧位和左右侧卧位等,确保药物充分分布于胸膜腔,保留 4～6 h 后开放引流。

(六)心理护理

乳糜胸一旦发生,常常对患者情绪造成不良影响,患者会感觉到焦虑、无助、恐惧等。此时护理人员应细致耐心地向患者解释治疗饮食或禁食的必要性及意义,并耐心聆听患者诉说,开导患者解除其不良情绪,帮助患者树立战胜疾病的信心。

(七)基础护理

因患者长期应用抗生素,禁食期间为预防真菌感染,病情危重者用 2%～4% 碳酸氢钠行口腔护理,病情稳定者协助刷牙后予 2%～4% 碳酸氢钠漱口;由于患者大多存在低蛋白血症、水肿,抵抗力低下,因此,应保持卧位舒适、床单整洁,协助翻身,防止压疮的发生。

(张晓庆)

第九节　肺　大　疱

肺大疱是指发生在肺实质内的直径超过 1 cm 的气肿性肺泡。一般继发于细小支气管的炎性病变,如肺炎、肺气肿和肺结核,临床最常见与肺气肿并存。

一、病因

肺大疱一般继发于细小支气管的炎性病变,如肺炎、肺气肿和肺结核,临床上最常与肺气肿并存。

二、临床表现与并发症

(一)临床表现

小的肺大疱可无任何症状,巨大肺大疱可使患者感到胸闷、气短。当肺大疱破裂,产生自发性气胸,可引起呼吸困难、胸痛。

(二)并发症

自发性气胸、自发性血气胸。

三、护理诊断

(一)气体交换受损

气体交换受损与疼痛、胸部损伤、胸廓活动受限或肺萎陷有关。

(二)疼痛

疼痛与组织损伤有关。

(三)潜在并发症

肺部或胸腔感染。

四、护理措施

(一)术前护理

1.戒烟

术前戒烟 2 周,减少气管分泌物,预防肺部并发症。

2.营养

提供高蛋白、高热量、高维生素饮食,鼓励患者摄取足够的水分。

3.呼吸功能锻炼

练习腹式呼吸与有效咳嗽。

4.用药护理

遵医嘱准确用药。

5.心理护理

与患者交流,减轻其焦虑情绪和对手术的担心。

6.术前准备

(1)术前 2~3 d 训练患者床上排尿、排便的适应能力。

(2)术前清洁皮肤,常规备皮(备皮范围:上过肩,下过脐,前后过正中线,包括手术侧腋窝),做药物过敏试验。

(3)术前一天晚给予开塞露或辉力纳肛,按医嘱给安眠药,术前 6~8 h 禁饮食。

(4)手术日早晨穿病员服,戴手腕带,摘除眼镜、活动性义齿及饰物等。备好水封瓶、胸带、X 线片、病历等。

(二)术后护理

1.全麻术后护理常规

麻醉未清醒前去枕平卧位,头偏向一侧,以防误吸而窒息,意识恢复血压平稳后取半卧位。

2.监测生命体征

术后密切监测患者生命体征变化,特别是呼吸、血氧饱和度的变化,注意有无血容量不足和心功能不全。

3.呼吸道的护理

(1)鼓励并协助患者深呼吸及咳嗽,协助患者叩背咳痰。

(2)雾化吸入疗法。

(3)必要时用鼻导管或支气管镜吸痰。

4.胸腔闭式引流的护理

按胸腔闭式引流常规进行护理。

5.上肢功能康复训练

早期手臂和肩关节的运动训练,可防止患侧肩关节僵硬及手臂挛缩。

6.疼痛的护理

给予心理护理,分散患者的注意力;给予安置舒适体位;咳嗽时协助患者按压手术切口减轻疼痛,必要时遵医嘱应用止痛药物。

五、健康教育

(一)休息与运动

适当活动,避免剧烈运动,防止并发症发生。

(二)饮食指导

加强营养,多食水果、蔬菜,忌食辛辣油腻,防止便秘。

(三)用药指导

遵医嘱准确用药。

(四)心理指导

了解患者的思想状况,解除其顾虑,增强其战胜疾病信心。

(五)康复指导

戒烟,注意口腔卫生,继续进行手术侧肩关节和手臂的锻炼。

(六)复诊须知

告知患者术后定期门诊随访。若出现胸痛、呼吸困难等症状,应及时与医师联系。

(张晓庆)

第十节 胸主动脉瘤

胸主动脉瘤指的是从主动脉窦、升主动脉、主动脉弓、降主动脉至膈水平的主动脉瘤,是由于各种原因造成的、主动脉局部或多处向外扩张或膨出而形成的包块,如果不及时诊断、治疗,死亡率极高。由于先天性发育异常或后天性疾病,引起动脉壁正常结构的损害,主动脉在血流压力的作用下逐渐膨大扩张形成动脉瘤。胸主动脉瘤可发生在升主动脉、主动脉弓、降主动脉各部位。胸主动脉瘤常见发病原因:①动脉粥样硬化;②主动脉囊性中层坏死,可为先天性病变;③创伤性动脉瘤;④细菌感染;⑤梅毒。胸主动脉瘤在形态学上可分为囊性、梭形和夹层动脉瘤三种病理类型(胸主动脉瘤分类)。

一、临床表现

胸主动脉瘤仅在压迫或侵犯邻近器官和组织后才出现临床症状。常见症状为胸痛,肋骨、胸骨、脊椎等受侵蚀,以及脊神经受压迫。气管、支气管受压时可引起刺激性咳嗽和上呼吸道部分梗阻,致呼吸困难;喉返神经受压可出现声音嘶哑;交感神经受压可出现Honer综合征;左无名静脉受压可出现左上肢静脉压高于右上肢静脉压。升主动脉瘤体长大后可导致主动脉瓣关闭不全。

急性主动脉夹层动脉瘤多发生在高血压动脉硬化和主动脉壁中层囊性坏死的患者。症状为突发剧烈的胸背部撕裂样疼痛;随着壁间血肿的扩大,继之出现相应的压迫症状,如昏迷、偏瘫、急性腹痛、无尿、肢体疼痛等。若动脉瘤破裂,则患者很快死亡。

二、护理评估

(一)一般情况
观察生命体征有无异常,询问患者有无过敏史、家族史、高血压病史。

(二)专科情况
(1)评估并严密观察疼痛性质和部位。

(2)评估、监测血压变化。

(3)评估外周动脉搏动情况。

(4)评估呼吸系统受损的情况。

(5)评估有无排便异常。

三、护理诊断

(一)心输出量减少
心输出量减少与瘤体扩大、瘤体破裂有关。

(二)疼痛
疼痛与疾病有关。

(三)活动无耐力
活动无耐力与手术创伤、体质虚弱、伤口疼痛有关。

(四)知识缺乏
缺乏术前准备和术后康复的相关知识。

(五)焦虑
焦虑与疾病突然发作、即将手术、恐惧死亡有关。

四、护理措施

(一)术前护理
(1)给予心电监护,密切观察生命体征改变,做好急诊手术准备。

(2)卧床制动,保持环境安静,情绪稳定。

（3）充分镇静、止痛，用降压药控制血压在适当的水平。

（4）吸烟者易并发阻塞性呼吸道疾病，术前宜戒烟，给予呼吸道准备。

（二）术后护理

（1）持续监测心电图变化，密切观察心率改变、心律失常、心肌缺血等，备好急救器材。

（2）控制血压稳定，防止术后吻合口瘘，血压的监测以有创动脉压监测为主，术后需分别监测上、下肢双路血压，目的是及时发现可能出现的分支血管阻塞及组织灌注不良。

（3）术后保持中心静脉导管通畅，便于快速输液、肠外营养和测定中心静脉压。

（4）监测尿量：以了解循环状况、液体的补充、血管活性药物的反应、肾功能状况、肾灌注情况等。

（5）一般情况和中枢神经系统功能的观察：皮肤色泽与温度、外周动脉搏动情况是反应全身循环灌注的可靠指标。术后对瞳孔、四肢与躯干活动、精神状态、定向力等的观察，是了解中枢神经系统功能的最基本指标。术中用深低温停循环的患者常苏醒延迟，这时应注意区分是麻醉状态还是昏迷状态。

（6）体温的监测：体温的监测能反应组织灌注状况，特别是比较肛温与末梢温度差别更有意义。当温差＞5 ℃时，为末梢循环不良，间接的反应血容量、心功能状况。同时应注意低温体外循环后体温反跳升高，要进行必要的降温处理。

（7）观察单位时间内引流液的颜色、性质、量，准确记录。

（8）及时纠正酸中毒和电解质紊乱：术后早期，每4 h做1次动脉血气分析和血电解质测定。根据血电解质测定和尿量，及时补钾。

五、健康教育

（1）注意休息，适量活动，循序渐进地增加活动量。若运动中出现心率明显加快，心前区不适，应立即停止活动，需药物处理，及时与医院联系。

（2）注意冷暖，预防感冒，及时发现和控制感染。

（3）出院后按医嘱服用药物，在服用地高辛时要防止中毒。

（4）合理膳食，多食高蛋白、高维生素、营养价值高的食物，如瘦肉、鸡蛋、鱼类等食物，以增加机体营养、提高机体抵抗力，但不要暴饮暴食。

（5）遵医嘱定时复查。

（张晓庆）

第十一节　纵隔肿瘤

纵隔肿瘤是一组起源于纵隔的肿瘤，包括胸腺瘤、畸胎瘤、神经源性肿瘤等。原发纵隔肿瘤的病因尚不明确。部分肿瘤因为异位细胞或组织种植纵隔腔，异常增生而形成肿瘤。

一、临床表现与并发症

(一)临床表现

纵隔肿瘤早期可无任何症状,常于体检时发现。侵犯、压迫邻近器官可出现胸痛、胸闷、声音嘶哑、重症肌无力等。

(二)并发症

上腔静脉压迫综合征、重症肌无力。

二、辅助检查

(一)组织活检

组织活检可确定肿瘤性质。

(二)胸部 CT 检查

胸部 CT 检查可明确纵隔肿瘤的部位、大小、范围等。

三、护理诊断

(一)疼痛

疼痛与肿瘤压迫及浸润周围组织、手术创伤有关。

(二)焦虑

焦虑与疼痛、疾病预后有关。

(三)有窒息的危险

窒息与胸腺瘤合并重症肌无力有关。

四、护理措施

(一)术前护理

1.戒烟

术前戒烟 2 周,减少气管分泌物,预防肺部并发症。

2.营养

提供高蛋白、高热量、高维生素饮食,鼓励患者摄取足够的水分。

3.呼吸功能锻炼

练习腹式呼吸与有效咳嗽。

4.用药护理

遵医嘱用药。

5.心理护理

与患者交流,减轻焦虑情绪和对手术的担心。

6.术前准备

术前 2～3 d 训练患者床上排尿、排便的适应能力;术前清洁皮肤,常规备皮(备皮范围:上过肩,下过脐,前后过正中线,包括手术侧腋窝);术前一天晚给予开塞露或辉力纳肛,术前 6～8 h 禁饮食,按医嘱给安眠药;手术日早晨穿病员服,戴手腕带,摘除眼镜、活动性义齿及饰物等。备好水封瓶、胸带、X 线片、病历等。

(二)术后护理

(1)按全麻术后护理常规,麻醉未清醒前去枕平卧位,头偏向一侧,以防误吸而窒息,意识恢复血压平稳后取半卧位。

(2)生命体征监测:术后密切监测生命体征变化,特别是呼吸、血氧饱和度的变化,防止重症肌无力危象发生。

(3)呼吸道护理:①观察呼吸频率、节律、双肺呼吸音;②鼓励并协助深呼吸及咳嗽,协助叩背咳痰;③雾化吸入疗法;④必要时用鼻导管或支气管镜吸痰。

(4)纵隔引流者连接胸腔引流瓶,按胸腔闭式引流常规进行护理。

(5)做正中切口者,应注意引流通畅,以及有无血肿压迫引起呼吸困难和颈静脉曲张。

(6)功能锻炼:①鼓励患者早下床活动,预防肺不张;②指导卧床患者被动肢体按摩和主动背曲和肩关节运动,预防关节强直和失用性萎缩。

(7)重症肌无力患者,遵医嘱床头备新斯的明,以备肌无力危象发生时急救。

五、健康教育

(一)休息与运动

患者出院后继续进行上肢功能锻炼,范围逐渐增大,以恢复正常的活动功能。

(二)饮食指导

维持良好的进食环境及口腔清洁,提供高蛋白、高热量、富含维生素,易消化食物。

(三)用药指导

遵医嘱准确用药。

(四)心理指导

了解患者思想状况,解除顾虑,树立信心。

(五)康复指导

戒烟,注意口腔卫生,宣传咳痰重要性,训练有效的咳痰方法,多做深呼吸以扩大肺活量。

(六)复诊须知

告知患者术后定期门诊随访。若出现发热、血痰、胸痛等表现,应及时与医师联系。

(张晓庆)

第十二节 肋 骨 骨 折

肋骨骨折是指肋骨的完整性和连续性中断,是最常见的胸部损伤。肋骨骨折多发生于第4～7肋。多根、多处肋骨骨折,可出现反常呼吸运动,又称为连枷胸,表现为吸气时软化胸壁内陷,呼气时外凸,严重者可发生呼吸和循环衰竭。

一、病因

(一)外来暴力

多数肋骨骨折是由外来暴力所致。

(二)病理因素

多见于恶性肿瘤转移和严重骨质疏松等。

二、临床表现及并发症

(一)临床表现

主要表现为骨折部位疼痛,深呼吸、咳嗽或体位改变时加重,可有骨摩擦音,可触及骨折断端和骨摩擦感,连枷胸者可出现反常呼吸运动。

(二)并发症

气胸、血胸、低血容量性休克、皮下气肿。

三、护理诊断

(一)疼痛

疼痛与肋骨骨折、胸壁损伤有关。

(二)气体交换受损

气体交换受损与胸廓受损、反常呼吸运动有关。

四、护理措施

(一)术前护理

1.现场急救

多根、多处肋骨骨折患者极易出现严重的呼吸循环功能障碍,应配合医师采取紧急措施。用厚敷料加压包扎固定或牵引固定伤处胸壁,消除反常呼吸,促使伤侧肺膨胀,维持正常呼吸功能。

2.观察生命体征

注意神志、瞳孔,呼吸频率、节律、幅度变化,观察有无气管移位、皮下气肿等。注意胸部和腹部体征以及肢体活动情况,警惕复合伤。

3.保持呼吸道通畅

及时清除气道内的血液、分泌物和吸入物。

4.减轻疼痛与不适

遵医嘱行胸带或宽胶布固定,应用镇痛镇静剂,患者咳痰时,协助或指导其用双手按压患侧胸壁。

5.术前准备

协助医师做好术前准备。

6.心理护理

与患者交流,减轻其焦虑情绪和对手术的担心。

(二)术后护理

1.病情观察

观察生命体征、呼吸状况等。

2.维持有效气体交换

给予持续吸氧,鼓励咳嗽、深呼吸,指导呼吸功能训练,促进患侧肺复张。

3.减轻疼痛与不适

同术前护理。

4.预防肺部和胸腔感染

鼓励患者有效的咳嗽咳痰,遵医嘱应用抗生素。

5.胸腔闭式引流的护理

按胸腔闭式引流护理常规。

五、健康教育

(一)休息与运动

根据损伤的程度进行合理的休息,适当活动,避免剧烈运动。

(二)饮食指导

加强营养,进食高热量、高维生素、高蛋白饮食。

(三)用药指导

遵医嘱用药。

(四)心理指导

了解患者的思想状况,解除其顾虑,增强其战胜疾病的信心。

(五)康复指导

注意安全,防止意外事故的发生。

(六)复诊须知

3个月后复查 X 线,以了解骨折愈合情况。告知患者若出现胸痛、呼吸困难等症状,应及时与医师联系。

(张晓庆)

第四章　妇产科护理

第一节　原发性痛经

痛经是指在行经前、后或月经期出现下腹疼痛、坠胀伴腰酸及其他不适,严重影响生活和工作质量者。痛经分为原发性痛经与继发性痛经两类。前者指生殖器官无器质性病变的痛经,称功能性痛经;后者指盆腔器质性病变引起的痛经,如子宫内膜异位症等。本节仅叙述原发性痛经。

一、护理评估

(一)健康史
原发性痛经常见于青少年,多发生在有排卵的月经周期,精神紧张、恐惧、寒冷刺激及经期剧烈运动可加重疼痛。评估时需了解患者的年龄和月经史、疼痛特点及与月经的关系、伴随症状和缓解疼痛的方法等。

(二)身体状况
1.痛经

痛经是主要症状,多自月经来潮后开始,最早出现在月经来潮前 12 h,月经第 1 天疼痛最剧烈,持续 2~3 d 逐渐缓解。疼痛呈痉挛性,多位于下腹正中,常放射至腰骶部、外阴与肛门,少数人的疼痛可放射至大脚内侧。可伴面色苍白、出冷汗、恶心、呕吐、腹泻、头晕、乏力等。痛经多于月经初潮后 1~2 年发病。

2.妇科检查

生殖器官无器质性病变。

(三)心理-社会状况
患者缺乏痛经的相关知识,担心痛经可能影响健康及婚后的生育能力,表现为情绪低落、烦躁、焦虑;伴随着月经的疼痛,常常使患者抱怨自己是女性。

(四)辅助检查
B超检查生殖器官有无器质性病变。

二、护理诊断

(一)急性疼痛

急性疼痛与经期宫缩有关。

(二)焦虑

焦虑与反复疼痛和缺乏相关知识有关。

三、护理措施

(一)一般护理

(1)下腹部局部可用热水袋热敷。

(2)鼓励患者多饮热茶、热汤。

(3)注意休息,避免紧张。

(二)病情观察

(1)观察疼痛的发生时间、性质、程度。

(2)观察疼痛时的伴随症状,如恶心、呕吐、腹泻。

(3)了解引起疼痛的精神因素。

(三)用药护理

遵医嘱给予解痉、镇痛药,常用药物有前列腺素合成酶抑制剂,如吲哚美辛、布洛芬等,亦可选用避孕药或中药治疗。

(四)心理护理

讲解有关痛经的知识及缓解疼痛的方法,使患者了解经期下腹坠胀、腰酸、头痛等轻度不适是生理反应。原发性痛经不影响生育,生育后痛经可缓解或消失,从而消除患者紧张、焦虑的情绪。

三、健康指导

进行经期保健的教育,包括注意经期清洁卫生,保持精神愉快,加强经期保护,避免剧烈运动及过度劳累,防寒保暖等。疼痛难忍时一般选择非麻醉性镇痛药治疗。

（孟　娟）

第二节　闭　　经

闭经是妇科常见症状,分为原发性闭经和继发性闭经两类。原发性闭经是指年龄超过16岁,第二性征已发育,或年龄超过14岁,第二性征尚未发育,且无月经来潮者;继发性闭经是指正常月经建立后,因病理性原因月经停止6个月,或按自身原来月经周期计算停经3个周期以上者。青春期以前、妊娠期、哺乳期及绝经后的无月经,均属生理现象。

一、护理评估

(一)健康史

原发性闭经较少见,常由于遗传性因素或先天性发育缺陷所致,评估时应注意患者生殖器官和第二性征发育情况及家族史。继发性闭经发病率高,病因复杂,评估时应详细询问患者月经史,已婚者应注意有无产后大出血、不孕及流产史。根据控制正常月经周期的四个环节,按病变部位将闭经分为下丘脑性闭经、垂体性闭经、卵巢性闭经及子宫性闭经。

1.下丘脑性闭经

下丘脑性闭经最常见,以功能性原因为主。

(1)精神因素:精神创伤、紧张忧虑、环境改变、过度劳累、盼子心切或畏惧妊娠等,均可使内分泌调节功能紊乱而发生闭经。闭经多为一时性,可自行恢复。

(2)剧烈运动、体重下降和神经性厌食:均可诱发闭经。因初潮发生和月经维持有赖于一定比例(17%~20%)的机体脂肪,中枢神经对体重下降极为敏感。

(3)药物:一般在停药后 3~6 个月月经恢复。

2.垂体性闭经

垂体器质性病变或功能失调可影响卵巢功能而引起闭经。

(1)垂体梗死:常见于产后出血使垂体缺血坏死,出现闭经、性欲减退、毛发脱落、第二性征衰退等希恩综合征。

(2)垂体肿瘤:可引起闭经溢乳综合征。

3.卵巢性闭经

因性激素水平低落,子宫内膜不发生周期性变化而导致闭经。

(1)卵巢功能早衰:40 岁前绝经者称卵巢功能早衰,常伴有围绝经期综合征的表现。

(2)卵巢功能性肿瘤、卵巢切除或组织破坏。

(3)多囊卵巢综合征:表现为闭经、不孕、多毛、肥胖、双侧卵巢增大。

4.子宫性闭经

月经调节功能及第二性征发育正常,但子宫内膜受到破坏或对卵巢激素不能产生正常的反应而引起闭经。

(1)先天性子宫发育不良或子宫切除术后者。

(2)子宫内膜损伤:子宫腔放疗后、结核性子宫内膜炎、子宫腔粘连综合征,后者因人工流产刮宫过度,使子宫内膜损伤粘连而无月经产生。

5.其他内分泌功能异常

甲状腺功能减退或亢进、肾上腺皮质功能亢进、糖尿病等可引起闭经。

(二)身体状况

了解患者的闭经类型、时间及伴随症状。注意观察患者精神状态、智力发育、营养与健康状况;检查全身发育状况,测量身高、体重、四肢与躯干比例;第二性征如音调、毛发分布、乳房发育状况,挤压乳腺有无乳汁分泌;妇科检查生殖器官有无发育异常和肿瘤等。

(三)心理-社会状况

患者担心闭经对自己的健康、性生活及生育能力有影响,病程过长及治疗效果不佳会加重患者及其家属的心理压力,产生情绪低落、焦虑,反过来又加重闭经。

(四)辅助检查

1.子宫功能检查

(1)诊断性刮宫:适用于已婚妇女,必要时可在宫腔镜直视下检查。

(2)子宫输卵管碘油造影:了解子宫腔及输卵管情况。

(3)药物撤退试验:①孕激素试验可评估内源性雌激素水平;②雌、孕激素序贯疗法。

2.卵巢功能检查

通过 B 超检查、基础体温测定、宫颈黏液结晶检查、阴道脱落细胞检查、血清激素测定、诊断性刮宫,了解排卵情况及体内性激素水平。

3.垂体功能检查

如垂体兴奋试验等。

4.其他检查

B 超检查、染色体检查及内分泌检查等。

(五)处理要点

(1)全身治疗:积极治疗全身性疾病,增强体质,加强营养,保持正常体重。

(2)心理治疗:精神因素所致闭经,应行心理疏导。

(3)病因治疗:子宫腔粘连、先天畸形、卵巢及垂体肿瘤等,采取相应手术治疗。

(4)性激素替代疗法:根据病变部位及病因,给予相应激素治疗,常用雌激素替代疗法,雌、孕激素序贯疗法和雌、孕激素合并疗法。

(5)诱发排卵:常用氯米芬、HCG。

二、护理问题

(一)焦虑

焦虑与担心闭经对健康、性生活及生育的影响有关。

(二)功能障碍性悲哀

功能障碍性悲哀与长期闭经及治疗效果不佳,担心丧失女性形象有关。

三、护理措施

(一)一般护理

1.鼓励患者增加营养

营养不良引起的闭经者,应供给足够的营养。

2.保证睡眠

工作紧张引起的闭经者,鼓励患者加强锻炼,增强体质,注意劳逸结合。如为肥胖引起的闭经,指导患者进低热量饮食,但需要富有维生素和矿物质,嘱咐患者适当增加运动量。

(二)病情观察

(1)观察患者情绪变化,有无引起闭经的精神因素,如工作、家庭、生活等情况。

(2)对有人工流产、剖宫产史的闭经患者,应监测阴道流血情况及月经变化。

(3)注意患者体重增加或减少的数据和时间,与闭经前、后的关系。

(4)观察患者甲状腺有无肿大、有无糖尿病症状。

（三）用药护理

指导患者合理使用性激素,说明性激素的作用、不良反应、用药方法及注意事项。

（四）心理护理

讲解月经的生理知识,使患者了解闭经与女性特征、生育及健康的关系,减轻心理压力,避免闭经加重。对原发性闭经者,特别是生殖器官畸形者进行心理疏导,保持心情舒畅,正确对待疾病,提高对自我形象的认识。

（五）健康指导

(1)告知患者要耐心坚持规范治疗,在医师的指导下接受全身系统检查。

(2)短期治疗效果可能不明显,要有心理准备,不要放弃治疗,树立战胜疾病的信心。

（孟　娟）

第三节　盆腔炎性疾病

盆腔炎性疾病是指女性上生殖道的一组炎性疾病,主要包括子宫内膜炎、输卵管炎、输卵管卵巢脓肿、盆腔腹膜炎。最常见的是输卵管炎和输卵管卵巢脓肿。

女性生殖系统具有比较完善的自然防御功能,当自然防御功能遭到破坏,或机体免疫力降低、内分泌发生变化或外源性病原体入侵而导致子宫内膜、输卵管、卵巢、盆腔腹膜、盆腔结缔组织发生炎症。感染严重时,可累及周围器官和组织,当病原体毒性强、数量多、患者抵抗力低时,常发生败血症及脓毒血症,若未得到及时治疗,可能发生盆腔炎性疾病后遗症。

一、护理评估

（一）健康史

(1)了解既往疾病史、用药史、月经史及药物过敏史。

(2)了解流产、分娩的时间,经过及处理。

(3)了解本次患病的起病时间、症状、疼痛性质、部位、有无全身症状。

（二）生理状况

1.症状

(1)轻者无症状或症状轻微不易被发现,常表现为持续性下腹痛,活动或性交后加重;发热、阴道分泌物增多等。

(2)重者可表现为寒战、高热、头痛、食欲减退;月经期发病者可表现为经量增多、经期延长;腹膜炎者出现消化道症状,如恶心、呕吐、腹胀等;若脓肿形成,可有下腹包块及局部刺激症状。

2.体征

(1)急性面容、体温升高、心率加快。

(2)下腹部压痛、反跳痛及肌紧张。

(3)检查见阴道充血;大量脓性臭味分泌物从宫颈口外流;穹隆有明显触痛;宫颈充血、水肿、举痛明显;子宫体增大有压痛且活动受限;一侧或双侧附件增厚,有包块,压痛。

3.辅助检查

(1)实验室检查:宫颈黏液脓性分泌物,或阴道分泌物 0.9% 氯化钠溶液湿片中见到大量白细胞;红细胞沉降率升高;C 反应蛋白含量升高;宫颈分泌物培养或革兰氏染色涂片淋病奈瑟菌阳性或沙眼衣原体阳性。

(2)阴道超声检查:显示输卵管增粗,输卵管积液,伴或不伴有盆腔积液、输卵管卵巢肿块。

(3)腹腔镜检查:输卵管表面明显充血,输卵管壁水肿,输卵管伞端或浆膜面有脓性渗透物。

(4)子宫内膜活组织检查证实子宫内膜炎。

(三)高危因素

1.年龄

盆腔炎性疾病高发年龄为 15～25 岁。

2.性活动与性卫生

初次性交年龄小、有多个性伴侣、性交过频以及性伴侣有性传播疾病;有使用不洁的月经垫、经期性交等。

3.下生殖道感染

性传播疾病,如淋病奈瑟菌性宫颈炎、衣原体性宫颈炎以及细菌性阴道病。

4.子宫腔内术后感染

刮宫术、输卵管通液术、子宫输卵管造影术、宫腔镜检查、人工流产、放置宫内节育器等手术时,消毒不严格或术前适应证选择不当,导致感染。

5.邻近器官炎症直接蔓延

如阑尾炎、腹膜炎等蔓延至盆腔。

6.复发

盆腔炎性疾病再次发作。

(四)心理-社会评估

1.对健康问题的感受

是否存在因无明显症状或症状轻,而不重视致延误治疗。

2.对疾病的反应

是否由于慢性疾病过程长,患者思想压力大而产生焦虑、烦躁情绪;若病情严重,则担心预后,患者往往有恐惧、无助感。

3.家庭经济状况

是否存在因炎症反复发作,严重影响妇女生殖健康甚至导致不孕,且增加家庭经济负担。

二、护理诊断

(一)疼痛

疼痛与感染症状有关。

(二)体温过高

体温过高与盆腔急性炎症有关。

(三)睡眠形态紊乱

睡眠形态紊乱与疼痛或心理障碍有关。

(四)焦虑

焦虑与病程长治疗效果不明显或不孕有关。

(五)知识缺乏

缺乏经期卫生知识。

三、护理措施

(一)症状护理

1.密切观察

分泌物增多,观察阴道分泌物的颜色、性状、气味及量,选择合适的药液进行阴道冲洗。在不清楚阴道炎的种类时,不可滥用冲洗液,指导患者勤换会阴垫及内裤,保持外阴清洁干燥。

2.支持护理

卧床休息,取半卧位,有利于脓液积聚于直肠子宫陷凹,使炎症局限;给高热量、高蛋白质、高维生素饮食或半流质饮食,及时补充丢失的液体;对出现高热的患者,采取物理降温,出汗时及时更衣,保持身体清洁舒服;若患者腹胀严重,应行胃肠减压。

3.症状观察

密切监测生命体征,测体温、脉搏、呼吸、血压,每 4 h 1 次;物理降温后 30 min 测体温,以观察降温效果。若患者突然出现腹痛加剧,寒战、高热、恶心、呕吐、腹胀,应立即报告医师,同时做好剖腹探查的准备。

(二)用药护理

1.门诊用药

指导患者遵医嘱用药,了解用药方案并告知注意事项。常用方案:头孢西丁钠 2 g,单次肌内注射,同时口服丙磺舒 1 g,然后改为多西环素 100 mg,每天 2 次,连服 14 d,可同时加服甲硝唑 400 mg,每天 2~3 次,连服 14 d;或选用其他第三代头孢菌素与多西环素、甲硝唑合用。

2.住院用药

严格遵医嘱用药,了解用药方案并密切观察用药反应。

(1)头孢霉素类或头孢菌素类药物:头孢西丁钠 2 g,静脉滴注,每 6 小时 1 次。头孢替坦二钠 2 g,静脉滴注,每 12 h 1 次。加多西环素 100 mg,每 12 h 1 次,静脉输注或口服。对不能耐受多西环素者,可用阿奇霉素替代,每次 500 mg,每天 1 次,连用 3 d。对输卵管卵巢脓肿患者,可加用克林霉素或甲硝唑。

(2)克林霉素与氨基糖苷类药物联合方案:克林霉素 900 mg,每 8 h 1 次,静脉滴注;庆大霉素先给予负荷量(2 mg/kg),然后予维持量(1.5 mg/kg),每 8 h 1 次,静脉滴注;临床症状、体征改善后继续静脉应用 24~48 h,克林霉素改口服,每次 450 mg,每天 4 次,连用 14 d;或多西环素 100 mg,每 12 h 1 次,连续用药 14 d。

3.观察药物疗效

若用药后 48~72 h,体温持续不降,患者症状加重,应及时报告医师处理。

(三)心理护理

(1)关心患者,倾听患者诉说,鼓励患者表达内心感受,通过与患者进行交流,建立良好的护患关系,尽可能满足患者的合理需求。

(2)加强疾病知识宣传,解除患者思想顾虑,增加其对治疗的信心。

（3）与家属沟通,指导家属关心患者,与患者及其家属共同探讨适合个人的治疗方案,取得家人的理解和帮助,减轻患者心理压力。

四、健康指导

(一)讲解疾病知识
向患者讲解盆腔炎性疾病的疾病知识,告知及时就诊和规范治疗的重要性。

(二)个人卫生指导
保持会阴清洁,做好经期、孕期及产褥期的卫生宣传。

(三)性生活指导及性伴侣治疗
注意性生活卫生,月经期禁止性交。

(四)饮食生活指导
给高热量、高蛋白质、高维生素饮食,增加营养,积极锻炼身体,注意劳逸结合,不断提高机体抵抗力。

(五)随访指导
对于抗生素治疗的患者,应在 72 h 内随诊,明确有无体温下降、反跳痛减轻等临床症状改善。若无改善,需做进一步检查。对沙眼衣原体以及淋病奈瑟菌感染者,可在治疗后 4～6 周复查病原体。

五、注意事项

(一)倾听患者主诉
应仔细倾听患者主诉,全面了解患者疾病史,认真阅读治疗方案,制订相应的护理计划,配合完成相应治疗和处理。

(二)预防宣传
(1)注意性生活卫生,减少性传播疾病。

(2)及时治疗下生殖道感染。

(3)进行公共卫生教育,提高公民对生殖道感染的认识,明白预防感染的重要性。

(4)严格掌握妇科手术指征,做好术前准备,严格无菌操作,预防感染。

(5)及时治疗盆腔炎性疾病,防止后遗症发生。

（孟　娟）

第四节　外阴炎与阴道炎

一、外阴炎

外阴炎是妇科常见病,是外阴部的皮肤与黏膜的炎症,可发生于任何年龄,以生育期及绝经后妇女多见。

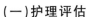

（一）护理评估

1.健康史

（1）病因评估：外阴炎主要指外阴部的皮肤与黏膜的炎症，以大、小阴唇为多见。由于外阴与尿道、肛门、阴道邻近且暴露，同时，阴道分泌物、月经血、产后的恶露、尿液、粪便的刺激、糖尿病患者的糖尿的长期浸渍，均可引起外阴不同程度的炎症。此外，穿化纤内裤、紧身内裤、使用卫生巾使局部透气性差等，均可诱发外阴部的炎症。

（2）病史评估：评估有无外阴炎的因素存在，有无糖尿病、阴道炎病史。

2.身心状况

（1）症状：外阴瘙痒、疼痛、红、肿、灼热，性交及排尿时加重。

（2）体征：局部充血、肿胀、糜烂，常有抓痕，严重者形成溃疡或湿疹。慢性炎症者，外阴局部皮肤或黏膜增厚、粗糙、皲裂等。

（3）心理-社会状况：了解病程，了解患者对症状的反应，有无烦躁、不安等心理。

（二）护理诊断

（1）皮肤或黏膜完整性受损：与皮肤黏膜炎症有关。

（2）舒适改变：与外阴瘙痒、疼痛、分泌物增多有关。

（3）焦虑：与性交障碍、行动不便有关。

（三）护理目标

（1）患者皮肤与黏膜完整。

（2）患者病情缓解或好转，舒适感增加。

（3）患者情绪稳定，积极配合治疗与护理。

（四）护理措施

1.一般护理

炎症期间宜进食清淡且富含营养的食物，禁食辛辣、刺激性食物。

2.心理护理

患者常出现烦躁不安、焦虑紧张，应帮助其树立信心，减轻心理负担，坚持治疗，讲究卫生。

3.病情监护

积极寻找病因，消除刺激原。

（五）健康指导

（1）卫生宣教，指导妇女穿棉质内裤，减少分泌物刺激，对公共场所，如游泳池、公共浴室等谨慎出入，注意经期、孕期、产期及流产后的生殖道清洁，防止感染。

（2）定期妇科检查，积极参与普查与普治。

（3）指导用药方法及注意事项。

（4）加强性道德教育，纠正不良性行为。

（六）护理评价

（1）患者诉说外阴瘙痒症状减轻，舒适感增加。

（2）患者焦虑缓解或消失，掌握了卫生保健常识，能养成良好卫生习惯。

二、阴道炎

(一)滴虫性阴道炎

滴虫性阴道炎是由阴道毛滴虫引起的最常见的阴道炎。阴道毛滴虫主要寄生于女性阴道，也可存在于尿道、尿道旁腺及膀胱。男性可存在于包皮皱襞、尿道及前列腺内。滴虫适宜生长在温度为 25～40 ℃,pH 为 5.2～6.6 的潮湿环境。月经前后,阴道内酸性减弱,接近中性,隐藏在腺体及阴道皱襞中的滴虫常得以繁殖,而发生滴虫性阴道炎。该病的传播途径有经性交的直接传播及经游泳池、浴盆、厕所、衣物、器械等途径的间接传播。

1.护理评估

(1)健康史:包括病因评估和病史评估。

1)病因评估:阴道毛滴虫呈梨形,体积为多核白细胞的 2～3 倍。滴虫顶端有 4 根鞭毛,体部有波动膜,后端尖并有轴柱凸出。活的滴虫透明无色,如水滴,鞭毛随波动膜的波动而活动(图 4-1)。阴道毛滴虫极易传播,pH 在 4.5 以下时便受到抑制甚至致死。pH 上升至 7.5 时,其繁殖可完全被抑制。在妊娠期和月经来潮前后,阴道 pH 升高,可使阴道毛滴虫的感染率和发病率升高。

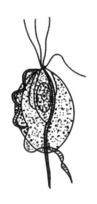

图 4-1　滴虫模式图

2)病史评估:评估发作与月经周期的关系,既往阴道炎病史,个人卫生情况,分析感染经过,了解治疗经过。

(2)身心状况。①症状:主要症状为白带呈稀薄泡沫状,量多及伴有外阴、阴道口瘙痒。如有其他细菌混合感染,白带可呈黄绿色、血性、脓性且有臭味。局部可有灼热、疼痛、性交痛。合并尿路感染,可有尿频、尿痛、血尿。阴道毛滴虫能吞噬精子,阻碍乳酸生成,影响精子在阴道内存活,可致不孕。②体征:妇科检查时可见阴道黏膜充血,严重时有散在的出血点。有时可见阴道后穹隆处有液性或脓性泡沫状分泌物。③心理-社会状况:患者常因炎症反复发作而烦恼,出现无助感。

2.护理诊断

(1)知识缺乏:缺乏对疾病传染途径的认识及缺乏阴道炎治疗的知识。

(2)舒适改变:与外阴瘙痒、分泌物增多有关。

(3)组织完整性受损:与分泌物增多、外阴瘙痒、搔抓有关。

3.护理目标

(1)患者能说出疾病传染的途径、阴道炎的治疗与日常防护知识。

(2)患者分泌物减少,舒适度提高。保持组织完整性,无破损。

4.护理措施

(1)一般护理:注意个人卫生,保持外阴部清洁、干燥,避免搔抓外阴导致皮肤破损。

(2)心理护理:解除患者因疾病带来的烦恼,减轻其对确诊后的心理压力,增强治疗疾病的信心。告知患者夫妇滴虫性阴道炎的传播途径、临床表现、治疗方法和注意事项,减轻他们的焦虑心理,同时鼓励他们积极配合治疗。

(3)病情观察:观察患者的外阴瘙痒症状、阴道分泌物的量及颜色等。

(4)治疗护理:包括治疗原则和治疗配合。

1)治疗原则:杀灭阴道毛滴虫,保持阴道的自净作用,防止复发,夫妻双方要同时治疗,切断直接传染途径。

2)治疗配合。①局部治疗:增强阴道酸性环境,用1%乳酸溶液、0.5%醋酸溶液或1:5000高锰酸钾溶液冲洗阴道后,每晚睡前用甲硝唑200 mg,置于阴道后穹隆,每天1次,10 d为1个疗程。②全身治疗,甲硝唑每次200~400 mg,每天3次口服,10 d为1个疗程。③指导患者正确用药:按疗程坚持用药,注意冲洗液的浓度、温度。④观察用药后反应:甲硝唑口服后偶见胃肠道反应,如食欲缺乏、恶心、呕吐及白细胞减少、皮疹等,一旦发现,应报告医师并停药。妊娠期、哺乳期妇女应慎用,因为药能通过胎盘进入胎儿体内,并可由乳汁排泄。

5.健康指导

(1)做好卫生宣教,积极开展普查普治,消灭传染源,严格禁止滴虫阴道炎或带虫者进入游泳池。医疗单位做好消毒隔离,防止交叉感染。治疗期间勤换内裤,内裤、坐浴及洗涤用物应煮沸消毒5~10 min以消灭病原体,禁止性生活,避免交叉或重复感染的机会。哺乳期妇女在用药期间或用药后24 h内不宜哺乳。经期暂停坐浴、阴道冲洗及阴道用药。

(2)夫妻应双双检查,男方若查出毛滴虫,夫妻应同治,有助于提高疗效,治疗期间应禁止性生活。

(3)治愈标准:治疗后应在每次月经干净后复查1次,连续3次均为阴性,方为治愈。

6.护理评价

(1)患者自诉外阴不适症状减轻,舒适感增加,悬滴法试验连续3个周期复查为阴性。

(2)患者正确复述预防及治疗该疾病的相关知识。

(二)萎缩性阴道炎

萎缩性阴道炎属非特异性阴道炎,常见于绝经后及卵巢切除后或盆腔放疗者。绝经后的萎缩性阴道炎又称老年性阴道炎。

1.护理评估

(1)健康史:包括病因评估和病史评估。

病因评估:①妇女绝经后;②手术切除卵巢;③产后闭经;④药物假绝经治疗;⑤盆腔放疗后等。由于雌激素水平降低,阴道上皮萎缩变薄,上皮细胞内糖原减少,阴道内pH增高,阴道自净作用减弱,局部抵抗力降低,致病菌入侵后易繁殖引起炎症。

病史评估:了解有无糖尿病及长期使用抗生素、雌激素、类固醇皮质激素病史;了解个人卫生习惯及有无不洁性生活史;了解有无进行盆腔放疗等。

(2)身心状况。①症状:白带增多,多为黄水状,严重感染时可呈脓性,有臭味。黏膜有浅表溃疡时,分泌物可为血性,有的患者可有点滴出血,可伴有外阴瘙痒、灼热、尿频、尿痛、尿失禁等症状。②体征:妇科检查可见阴道皱襞消失,上皮菲薄,黏膜出血,表面可有小出血点或片状出血点;严重时可形成浅表溃疡,阴道弹性消失、狭窄、慢性炎症、溃疡还可引起阴道粘连,导致阴道闭锁。③心理-社会状况:老年人常因思想比较保守,不愿就医而出现无助感。其他患者常因知识缺乏而病急乱投医,因此,应注意评估影响患者不愿就医的因素及家庭支持系统。

(3)辅助检查:取分泌物检查,悬滴法排除滴虫性阴道炎和外阴阴道假丝酵母菌病;有血性分泌物时,常需做宫颈刮片或分段诊刮排除宫颈癌和子宫内膜癌。

2.护理诊断

(1)舒适改变:与外阴瘙痒、疼痛、分泌物增多有关。

(2)知识缺乏:与缺乏绝经后妇女预防保健知识有关。

(3)有感染的危险:与局部分泌物增多、破溃有关。

3.护理目标

(1)患者分泌物减少,性状转为正常,舒适感增加。

(2)患者正确复述预防及治疗该疾病的相关知识,做到积极配合并坚持治疗。

(3)患者无感染发生或感染被及时发现和控制,体温、血常规正常。

4.护理措施

(1)一般护理:嘱患者保持外阴清洁,勤换内裤。穿棉织内裤,减少刺激等。

(2)心理护理:使患者了解老年性阴道炎的病因和治疗方法,减轻其焦虑;对卵巢切除、放疗者给予心理安慰与相关医学知识解释,增强其治疗疾病的信心;解释雌激素替代疗法可缓解症状,帮助其建立治愈疾病的信心。

(3)病情观察:观察白带性状、量、气味,有无外阴瘙痒、灼热及膀胱刺激症状等。

(4)治疗护理:包括治疗原则和治疗配合。

1)治疗原则:增强阴道黏膜的抵抗力,抑制细菌生长繁殖。

2)治疗配合:①增加阴道酸度,用0.5%醋酸或1%乳酸溶液冲洗阴道,每天1次。阴道冲洗后,将甲硝唑200 mg或氧氟沙星200 mg,放入阴道深部,每天1次,7~10 d为1个疗程。②增加阴道抵抗力,针对病因给予雌激素制剂,可局部用药,也可全身用药。将己烯雌酚0.125~0.25 mg,每晚放入阴道深部,7 d为1个疗程。③全身用药,可口服尼尔雌醇,首次4 mg,以后每2~4周1次,每晚2 mg,维持2~3个月。

5.健康指导

(1)对围绝经期、老年妇女进行健康教育,使其掌握预防老年性阴道炎的措施及技巧。

(2)指导患者及其家属阴道灌洗、上药的方法和注意事项。用药前洗净双手及会阴,减少感染的机会。自己用药有困难者,指导其家属协助用药或由医务人员帮助使用。

(3)告知使用雌激素治疗可出现的症状,嘱乳癌或子宫内膜癌患者慎用雌激素制剂。

6.护理评价

(1)患者分泌物减少,性状转为正常,舒适感增加。

(2)患者正确复述预防及治疗该疾病的相关知识,做到积极配合并坚持治疗。

(孟　娟)

第五节　异位妊娠

异位妊娠是指受精卵在子宫体腔以外着床发育,习惯称为宫外孕。异位妊娠包括输卵管妊娠、卵巢妊娠、腹腔妊娠、宫颈妊娠及阔韧带妊娠等。输卵管妊娠较为常见,其中壶腹部妊娠最多见,其次为峡部、伞部、间质部妊娠。

一、病因

(一)输卵管炎症
输卵管炎症是异位妊娠的主要病因,可分为输卵管黏膜炎和输卵管周围炎。

(二)输卵管手术史
输卵管绝育史及手术史者,输卵管妊娠的发病率为 10%～20%。

(三)输卵管发育不良或功能异常
输卵管过长、肌层发育差、黏膜纤毛缺乏等,均可成为输卵管妊娠的原因。

(四)辅助生殖技术
辅助生殖技术的应用,使输卵管妊娠发生率增加;既往少见的异位妊娠,如卵巢妊娠、宫颈妊娠、腹腔妊娠的发生率增加。

(五)避孕失败
宫内节育器避孕失败,发生异位妊娠的机会较大。

(六)其他
子宫肌瘤或卵巢肿瘤压迫输卵管,影响输卵管通畅,使受精卵运行受阻。输卵管子宫内膜异位可增加受精卵着床于输卵管的可能性。

二、病理

(一)输卵管妊娠流产
多见于输卵管壶腹部妊娠,可分为输卵管完全流产和输卵管不完全流产。

(二)输卵管妊娠破裂
多见于妊娠 6 周左右输卵管峡部妊娠,患者易出现休克,出血量远大于输卵管妊娠流产。

(三)陈旧性宫外孕
长期反复内出血形成的盆腔血肿不消散,血肿机化变硬并与周围组织粘连。

(四)继发性腹腔妊娠
存活胚胎的绒毛组织附着于原位或排至腹腔后重新种植而获得营养,可继续生长发育。

三、临床表现

(一)症状
1.停经
多数患者停经过 6～8 周出现不规则阴道流血,但有些患者因月经过期几天,误将不规则的阴道流血视为月经。

2.腹痛

腹痛是输卵管妊娠患者就诊的主要症状。输卵管妊娠未发生流产或破裂前,常表现为一侧下腹隐痛或酸胀感。输卵管妊娠流产或破裂时,患者突感一侧下腹撕裂样疼痛,常伴有恶心、呕吐;血液随后由局部、下腹流向全腹,疼痛也遍及全腹,放射至肩部;当血液积聚于直肠子宫陷凹处,可出现肛门坠胀感。

3.阴道流血

胚胎死亡后,常有不规则阴道流血,色呈暗红或深褐,量少呈点滴状,一般不超过月经量。少数患者阴道流血量较多,类似月经。阴道流血可伴有蜕膜管型或蜕膜碎片排出,是由子宫蜕膜剥离所致。阴道流血常在病灶去除后方能停止。

4.晕厥与休克

急性大量内出血及剧烈腹痛可引起患者晕厥或休克。内出血越多越急,症状出现的就越迅速越严重,但与阴道流血量不成比例。

5.腹部包块

当输卵管妊娠流产或破裂后形成的血肿时间过久,可因血液凝固,逐渐机化变硬与周围器官(如子宫、输卵管、卵巢、肠管等)发生粘连而形成包块。

(二)体征

1.一般情况

腹腔内出血较多时,患者呈贫血貌,出现面色苍白、脉快而细弱、血压下降等休克表现。

2.腹部检查

下腹有明显压痛及反跳痛,尤以患侧为重,但腹肌紧张轻微。出血较多时,叩诊有移动性浊音。有些患者下腹可触及包块,若反复出血并积聚,包块可不断增大变硬。

3.盆腔检查

阴道内常有来自宫腔内的少许血液。输卵管妊娠未发生流产或破裂者,除子宫略大较软外,仔细检查可触及胀大的输卵管,轻度压痛。输卵管妊娠流产或破裂者,阴道后穹隆饱满,有触痛。将宫颈轻轻上抬或左右摆动时引起剧烈疼痛,称为宫颈举痛或摇摆痛,此为输卵管妊娠的主要体征之一。内出血多时检查子宫有漂浮感,子宫一侧或其后方可触及肿块,其大小、形状、质地常有变化,边界多不清楚,触痛明显。

四、辅助检查

(一)阴道后穹隆穿刺

阴道后穹隆穿刺是一种简单可靠的诊断方法,适用于疑有腹腔内出血的患者。

(二)妊娠试验

放射免疫法测血中 HCG,尤其是 β-HCG 阳性有助诊断。异位妊娠时患者体内 β-HCG 水平较宫内妊娠低。

(三)超声检查

B 超显像有助于诊断异位妊娠。阴道 B 超检查较腹部 B 超检查准确性高。

(四)腹腔镜检查

视为异位妊娠诊断的金标准,而且可以在确诊的情况下起到治疗作用。有大量腹腔内出血或伴有休克者禁忌。

(五)子宫内膜病理检查

诊刮仅适用于阴道流血量较多的患者,目的在于排除宫内妊娠流产。

五、治疗

(一)手术治疗

应在积极纠正休克的同时进行手术,腹腔镜技术成为近年来治疗异位妊娠的主要方法。

(二)非手术治疗

用化学药物甲氨蝶呤等治疗输卵管妊娠,但在治疗中若有严重内出血征象,或疑输卵管间质部妊娠或胚胎继续生长时,仍应及时手术治疗。

六、护理措施

(一)手术治疗患者的护理

1.体位

在通知医师即刻到来的同时,应使患者平卧,以减少活动,增加脑血流及氧的供应。

2.病情观察

监测血压、血氧、脉搏、呼吸、体温及观察患者腹痛症状有无加剧,阴道流血量有无变化及尿量、颜色,并做好记录。

3.抢救配合

立即建立静脉通路,交叉配血,给予患者输血、输液,配合医师积极纠正休克,补充血容量。按急诊手术要求迅速做好术前准备,协助医师通知手术室。

4.心理护理

向患者及其家属讲述手术的必要性,保持周围环境安静、有序,减少患者的紧张、恐惧心理,协助患者接受手术。

(二)非手术治疗患者的护理

1.休息

患者入院后应绝对卧床休息,减少活动。嘱患者避免突然变换体位及增加腹压的动作,不能灌肠,以免引起反复出血。

2.饮食指导

指导患者进食高营养、高维生素的半流质的食物,保持大便通畅,防止便秘、腹胀等不适。

3.病情观察

密切观察患者的血压、脉搏、呼吸、体温、面色的变化,重视患者的主诉,注意阴道流血量与腹腔内出血量比例。当阴道流血量不多时,不要误以为腹腔内出血量也很少。应告知患者病情发展指征,如出血增多、腹痛加剧、肛门坠胀感明显等,以便病情发展时,能及时发现,并给予相应处理。

4.建立静脉通路

应随时做好输液、输血及腹部手术的准备。

5.健康指导

指导患者正确留取血 β-HCG,以监测治疗效果。患者阴道有排出物时,应立即通知医师,留取好标本送病理检查,并讲明目的及意义。

6.预防感染

观察患者体温过高时,给予物理降温,告知患者多饮水;患者卧床期间,做好会阴护理;嘱患者勤换内衣、内裤、纸垫,保持外阴清洁。

7.心理护理

向患者讲述异位妊娠的相关知识,减少和消除患者的紧张、恐惧心理。

七、健康指导

输卵管妊娠的预后在于防止输卵管的损伤和感染,因此护士应做好妇女的健康保健工作,防止发生盆腔感染。教育患者保持良好的卫生习惯,勤洗浴,勤换衣,性伴侣稳定。发生盆腔炎后须立即彻底治疗,以免延误病情。护士需告诉患者,下次妊娠时要及时就医,并且不要轻易终止妊娠。

(孟 娟)

第六节 妊 娠 剧 吐

少数孕妇早孕反应严重,频繁恶心呕吐,不能进食,以致发生体液失衡及新陈代谢障碍,甚至危及孕妇生命,称为妊娠剧吐。其发病率为 $0.35\%\sim0.47\%$ 。

一、临床表现

恶心、呕吐,头晕,厌食,甚则食入即吐,或恶闻食气,不食也吐。体格检查见精神萎靡消瘦,严重者可见血压下降,体温升高,黄疸,嗜睡和昏迷。

二、治疗

对妊娠剧吐者,应给予安慰,注意其精神状态,了解其思想情绪,解除其顾虑;通常应住院治疗;应先禁食 $2\sim3$ d,每天静脉滴注葡萄糖液及葡萄糖盐水共 3000 mL,输液中加入氯化钾、维生素 C 及维生素 B_6 ,同时肌内注射维生素 B_1 。合并有代谢性酸中毒者,应根据血二氧化碳结合力值或血气分析结果,静脉滴注碳酸氢钠溶液,每天尿量至少应达到 1000 mL。一般经上述治疗 $2\sim3$ d,病情多迅速好转,呕吐停止后,可以试进饮食。若进食量不足,应适当补液,经上述治疗,若病情不见好转,体温升高达 38 ℃,心率每分钟超过 120 次或出现黄疸时,应考虑终止妊娠。

三、护理

(一)护理措施

1.心理护理

了解患者的心理状态,充分调动患者的主动性,帮患者分析病情,使患者了解妊娠剧吐是一种常见的生理现象,经过治疗和护理是可以预防和治愈的,消除其不必要的思想顾虑,克服妊娠剧吐带来的不适,树立妊娠的信心,提高心理舒适度。

2.输液护理

考虑患者的感受,输液前做好解释工作,操作时做到沉着、稳健、熟练、一针见血,尽可能减少穿刺中的疼痛,经常巡视输液情况,观察输液是否通畅,针头是否脱出,输液管有无扭曲、受压,注射部位有无液体外溢、疼痛等。

3.饮食护理

妊娠剧吐往往与孕妇自主神经系统稳定性、精神状态、生活环境有密切关系,患者在精神紧张下,呕吐更加频繁,引起水及电解质紊乱。由于呕吐后怕进食,长期饥饿致热量摄入不足,故在治疗的同时应注意患者的心理因素,予以解释安慰。妊娠剧吐患者见到食物往往有种恐惧心理,食欲缺乏,因此,呕吐时禁食,使胃肠得到休息。但呕吐停止后应适当进食,饮食以清淡、易消化为主,食物应含丰富蛋白质和碳水化合物,少量多餐,对患者进行营养与胎儿发育指导,把进餐当成轻松愉快的享受而不是负担,使胎儿有足够的营养,顺利渡过早孕反应期。

4.家庭护理

(1)少吃多餐,选择能被孕妇接受的食物,以流质为主,避免油腻、异味。吐后应继续再吃,若食后仍吐,应多次进食补充,仍可保持身体营养的需要,同时避免过冷过热的食物。必要时饮口服补液盐。

(2)卧床休息,环境安静,通风,减少在视线范围内引起不愉快的情景和异味。呕吐时做深呼吸和吞咽动作,即大口喘气;呕吐后要及时漱口,注意口腔卫生。另外要保持外阴的清洁,床铺的整洁。

(3)关心、体贴孕妇,解除其不必要的顾虑。孕妇要保持心情愉快,避免急躁和情绪激动。

(4)若呕吐导致体温上升,脉搏增快,眼眶凹陷,皮肤无弹性,精神异常,要立即送医院。

(二)健康教育

(1)保持心情舒畅。呕吐严重者,须卧床休息。

(2)居室尽量布置得清洁、安静、舒适,避免异味的刺激。呕吐后应立即清除呕吐物,以避免恶性刺激,并用温开水漱口,保持口腔清洁。呕吐较剧者,可在用餐前口中含生姜1片,以达到暂时止呕的目的。

(3)注意饮食卫生:饮食宜营养价值稍高且易消化为主,可采取少吃多餐的方法。为防止脱水,应保持每天的液体摄入量,平时宜多吃一些西瓜、生梨、甘蔗等水果。

(4)保持大便的通畅。

(三)护理评价

(1)患者呕吐减轻,水、电解质平衡。

(2)患者情绪稳定。

(孟　娟)

第七节　胎膜早破

胎膜早破是指孕妇在临产前胎膜破裂。胎膜早破可引起早产、脐带脱垂及母儿感染。

一、病因

(一)下生殖道感染
可由细菌、病毒或弓形虫体上行感染引起胎膜炎,使胎膜局部张力下降而破裂。

(二)胎膜受力不均
胎先露部高浮、头盆不称,胎位异常可使胎囊受压不均导致破裂。

(三)羊膜腔内压力升高
常见多胎妊娠、羊水过多等。

(四)创伤、宫颈内口松弛
前羊膜囊锲入,受力不均及胎膜发育不良时,常可导致胎膜早破。

(五)营养缺乏
缺乏维生素 C、锌及铜,可使胎膜张力下降而破裂。

(六)机械性刺激
创伤或妊娠后期性交,也可导致胎膜早破。

(七)细胞因子
白细胞介素-1、白细胞介素-6、白细胞介素-8升高,可激活溶酶体酶破坏羊膜组织,导致胎膜早破。

二、临床表现

孕妇突感有较多液体自阴道流出,伴有少量持续性流液或间歇性流液。腹压增大,如咳嗽、打喷嚏、负重时,羊水立即流出。

三、护理措施

(一)预防脐带脱垂
1.体位

胎膜早破先露部未衔接的住院孕妇,应绝对卧床休息,适当抬高臀部,平卧位,尤以左侧卧位为主,以缓解和预防子宫收缩,增加子宫和胎盘血液灌注量,保证胎儿氧气和营养的供给,同时防止脐带脱垂发生。

2.脐带位置判断

检查阴道、确定有无隐性脐带脱垂;如有脐带脱垂或脐带先露,应在数分钟做好结束分娩的准备,及时与医师沟通,并准确记录。

3.风险告知

评估风险,向家属及孕妇告知病情,取得其配合和理解。

(二)防护胎儿受伤
1.胎心监测

应用超声多普勒监测胎心变化,正常胎心率为 $120\sim160$ 次/分钟;如果胎心异常,应及时通知医师。

2.胎动计数

督促孕妇自数胎动,每天在各时间段各计数 1 h 胎动;如果每小时胎动<3 次或自觉胎动频

繁,应告知医师,并配合医师进行下一步监测和检查,判断胎儿宫内安危,及时准确做好护理记录。

3.吸氧

若羊水中有胎粪样物流出,提示胎儿有缺氧表现,应给予鼻导管吸氧,增加母体组织中的氧含量,从而改善胎儿宫内缺氧状态。

4.终止妊娠

对于不足 35 周的胎膜早破者,应遵医嘱给予地塞米松 10 mg 静脉滴注,促进胎肺成熟。若孕龄不足 37 周已临产或孕龄已达 37 周、破膜 12～18 h 尚未临产者,均应按医嘱采取措施,尽快结束分娩。

(三)预防感染

1.羊水观察

密切观察羊水量、性状、颜色、气味,检查子宫有无压痛。

2.感染征象评估

评估患者的体温、脉搏、血常规、血 C 反应蛋白的变化,动态检测患者白细胞计数,及时发现感染征象,及时向医师汇报,并做好相应记录。按医嘱一般于胎膜破裂后 12 h 应用抗生素预防感染。

3.会阴护理

嘱孕妇保持外阴清洁,每天用消毒液棉球擦洗会阴两次。放置吸水好的消毒会阴垫于外阴,勤换会阴垫,保持清洁干燥,防止上行性感染。

(四)预防血栓

1.床上活动

鼓励孕妇适当床上翻身,按摩双下肢,定时做下肢的主动或被动运动,保持皮肤完整,促进血液循环,防止肌肉萎缩。

2.下肢血栓观察与护理

观察下肢皮温、皮色及足背动脉搏动情况,防止下肢静脉血栓的发生。可应用抗血栓压力带,促进下肢回流。

四、健康指导

(一)疾病预防

向患者讲解胎膜早破注意事项及其影响,嘱孕妇妊娠后期禁止性交,讲明预防感染措施。

(二)饮食指导

饮食应以清淡、富含营养和维生素、钙及粗纤维饮食为主,鼓励多饮水,每天在 2000 mL 以上,以保持血容量和预防便秘发生。

(三)心理指导

向患者及其家属讲明胎膜早破后孕妇与婴儿治疗、预后、转归的相关知识。指导患者自我调节情绪,放松心情,保持愉快。避免精神紧张与焦虑。建立相互信任的护患关系,为患者的需要提供帮助,解释其疑问。

（孟　娟）

第八节　产后出血

产后出血是指胎儿娩出后 24 h 内出血量超过 500 mL 者。产后出血是分娩期的严重并发症,是产妇死亡的重要原因之一,在我国居产妇死亡原因首位。

一、病因

(一)子宫收缩乏力
子宫收缩乏力是产后出血最常见的原因。

(二)胎盘因素
胎盘因素分为胎盘滞留、胎盘粘连、胎盘部分残留。

(三)软产道裂伤
软产道裂伤是分娩过程中软产道裂伤。

(四)凝血机制障碍
任何原因的凝血功能异常,均可引起产后出血。

二、临床表现

(一)阴道流血量多
胎儿娩出后立即发生阴道流血,色鲜红,应考虑软产道裂伤;胎儿娩出后数分钟出现阴道流血,色暗红,应考虑胎盘因素;胎盘娩出后阴道流血较多,应考虑子宫收缩乏力或胎盘、胎膜残留;胎儿娩出后阴道持续流血且血液不凝,应考虑凝血功能障碍。

(二)休克
患者出现面色苍白、出冷汗、心慌、头晕、怕冷、寒战、打哈欠、表情淡漠、呼吸急促,甚至烦躁不安。

三、护理措施

(一)预防产后出血
1.第一产程
密切关注产程进展、防止产程延长,保证产妇基本需要,避免产妇衰竭状态,保证休息。
2.第二产程
应严格无菌操作,指导患者正确使用腹压,并适时适度地会阴侧切,胎头胎肩娩出要慢,胎肩娩出后立即肌内注射或静脉滴注缩宫素,以加强子宫收缩,减少产后出血。
3.第三产程
避免用力牵拉脐带、按摩、挤压子宫,胎盘娩出后应检查胎盘胎膜是否完整,检查胎盘母体面和胎儿面,判断有无缺损,检查软产道包括宫颈、阴道、外阴等部位有无损伤。

(二)产褥期的护理

1.观察病情

观察生命体征变化,重点观察血压与脉搏变化。评估产妇阴道流血情况,正确评估出血量。触摸子宫硬度及宫底高度,判断子宫收缩状态,检查周身皮肤有无出血倾向,及时反馈医师,并做好护理记录。产后密切观察两小时,嘱患者及时排空膀胱,尽早哺乳。

2.抢救休克

准备抢救所需物品、药品、器械;针对不同原因出血给予相应措施;保持静脉通路的畅通,做好输血、急救准备工作;注意保持患者平卧、吸氧、保暖,严密观察并记录;监测生命体征变化,观察尿量及色;观察子宫收缩情况,有无压痛等;遵医嘱应用抗生素。失血量较多体液不足时,应遵医嘱给予补液、输血,补充血容量;合理调整输液速度,纠正休克状态。

3.处理不同原因产后出血

(1)子宫收缩不良:导尿排空膀胱后可使用宫缩剂、按摩子宫、宫内填塞纱布条或结扎盆腔血管等方法达到止血目的。

(2)胎盘因素:应采取及时取出,必要时做好刮宫准备,胎盘粘连应行钳刮术和清宫术。若剥离困难疑有胎盘植入,切忌强行剥离并做好子宫切除术前准备。

(3)软产道损伤:应逐层缝合裂伤处,彻底止血,软产道血肿应切开血肿后缝合,同时注意止血并补充血容量。

(4)凝血功能异常:应尽快补充新鲜血、血小板和凝血酶原复合物。

四、健康指导

做好饮食指导,产妇进食营养丰富易消化、含铁蛋白丰富的食物,少量多餐;指导产妇适量活动的自我保健技巧;明确产后复查时间、目的和意义,使产妇能按时接受检查,及时发现问题,调整产后指导方案,使产妇尽快恢复健康;进行避孕指导,合理避孕,产后 42 d,禁止盆浴和性生活。

密切关注体温变化,评估患者恶露的颜色、气味、量;会阴护理每天两次,保持外阴清洁。定时观察子宫复旧情况,并及时做好记录。

（孟　娟）

第五章 儿科护理

第一节 小儿惊厥

小儿惊厥的病理生理基础是脑神经元的异常放电和过度兴奋,是由多种原因所致的大脑神经元暂时性功能紊乱的一种表现。发作时全身或局部肌群突然发生阵挛或强直性收缩,多伴有不同程度的意识障碍。惊厥是小儿最常见的急症,有 $5\%\sim6\%$ 的小儿曾发生过高热惊厥。

一、病因

小儿惊厥可由众多因素引起,凡能造成脑神经元兴奋性功能紊乱的因素,如脑缺氧、缺血、低血糖、脑炎症、水肿、中毒变性、坏死等,均可导致惊厥的发生。将其病因归纳为以下几类。

(一)感染性疾病

1.颅内感染性疾病

(1)细菌性脑膜炎、脑血管炎、颅内静脉窦炎。

(2)病毒性脑炎、脑膜脑炎。

(3)脑寄生虫病,如脑型肺吸虫病、脑型血吸虫病、脑囊虫病、脑棘球蚴病、脑型疟疾等。

(4)各种真菌性脑膜炎。

2.颅外感染性疾病

(1)呼吸系统感染性疾病。

(2)消化系统感染性疾病。

(3)泌尿系统感染性疾病。

(4)全身性感染性疾病以及某些传染病。

(5)感染性病毒性脑病,脑病合并内脏脂肪变性综合征。

(二)非感染性疾病

1.颅内非感染性疾病

(1)癫痫。

(2)颅内创伤,出血。

(3)颅内占位性病变。

(4)中枢神经系统畸形。

(5)脑血管病。

(6)神经皮肤综合征。

(7)中枢神经系统脱髓鞘病和变性疾病。

2.颅外非感染性疾病

(1)中毒:如有毒性动、植物,氰化钠、铅、汞中毒,急性酒精中毒及各种药物中毒等。

(2)缺氧:如新生儿窒息,溺水,麻醉意外,一氧化碳中毒,心源性脑缺血综合征等。

(3)先天性代谢异常疾病:如苯酮尿症、黏多糖病、半乳糖血症、肝豆状核变性、尼曼-匹克病等。

(4)水电解质紊乱及酸碱失衡:如低血钙、低血钠、高血钠及严重代谢性酸中毒等。

(5)全身及其他系统疾病并发症:如系统性红斑狼疮、风湿病、肾性高血压脑病、尿毒症、肝昏迷、糖尿病、低血糖、胆红素脑病等。

(6)维生素缺乏症:如维生素 B_6 缺乏症、维生素 B_6 依赖症、维生素 B_1 缺乏性脑型脚气病等。

二、临床表现

(一)惊厥发作形式

1.强直-阵挛发作

其发作时突然意识丧失,摔倒,全身强直,呼吸暂停,角弓反张,牙关紧闭,面色青紫,持续 $10\sim20$ s,转入阵挛期;不同肌群交替收缩,致肢体及躯干有节律地抽动,口吐白沫(若咬破舌头,可吐血沫);呼吸恢复,但不规则,数分钟后肌肉松弛而缓解,可有尿失禁,然后入睡,醒后可有头痛、疲乏,对发作不能回忆。

2.强直发作

强直发作表现为肌肉突然强直性收缩,肢体可固定在某种不自然的位置持续数秒,躯干四肢姿势可不对称,面部强直表情,眼及头偏向一侧,睁眼或闭眼,瞳孔散大,可伴呼吸暂停,意识丧失,发作后意识较快恢复,不出现发作后嗜睡。

3.阵挛发作

这是由肢体或躯干的某些肌群突然收缩(或称电击样抽动),表现为头、颈、躯干或某个肢体快速抽搐。

4.局限性运动性发作

此种发作时无意识丧失,常表现为下列形式。

(1)某个肢体或面部抽搐:由于口、眼、手指在脑皮层运动区所代表的面积最大,因而这些部位最易受累。

(2)杰克逊癫痫发作:发作时大脑皮质运动区异常放电灶逐渐扩展到相邻的皮层区。抽搐也按皮层运动区对躯干支配的顺序扩展。例如,从面部抽搐开始→手→前臂→上肢→躯干→下肢;若进一步发展,可成为全身性抽搐,此时可有意识丧失;常提示颅内有器质性病变。

(3)旋转性发作:发作时头和眼转向一侧,躯干也随之强直性旋转,或一侧上肢上举,另一侧上肢伸直,躯干扭转等。

(二)惊厥的症状与体征

1.发热

发热为小儿惊厥最常见的伴随症状,如系单纯性或复杂性高热惊厥患儿,于惊厥发作前均有

38.5 ℃,甚至 40 ℃以上的高热。由上呼吸道感染引起者,还可有咳嗽、流涕、咽痛、咽部出血、扁桃体肿大等表现。若为其他器官或系统感染所致惊厥,绝大多数均有发热及其相关的症状和体征。

2.头痛与呕吐

此为小儿惊厥常见的伴随症状之一,年长儿能正确叙述其头痛的部位、性质和程度,婴儿常表现为烦躁、哭闹、摇头、抓耳或拍打头部。多伴有频繁喷射状呕吐,常见于颅内疾病及全身性疾病,如各种脑膜炎、脑炎、中毒性脑病、瑞氏综合征、颅内占位性病变等。同时还可出现程度不等的意识障碍,颈项抵抗,前囟饱满,颅神经麻痹,肌张力增高或减弱,克氏征、布鲁津斯基征及巴宾斯基征阳性等体征。

3.腹泻

如遇重度腹泻病,可致水电解质紊乱及酸碱失衡,出现严重低钠或高钠血症,低钙、低镁血症,以及由于补液不当,造成水中毒也可出现惊厥。

4.黄疸

新生儿溶血症,当出现胆红素脑病时,不仅皮肤巩膜高度黄染,还可有频繁性惊厥;重症肝炎患儿,当肝衰竭、出现惊厥前,即可见到明显黄疸;在瑞氏综合征、肝豆状核变性等病程中,均可出现不等的黄疸,此类疾病初期或中末期均能出现惊厥。

5.水肿与少尿

水肿与少尿是在儿童时期的常见临床表现,此类疾病为儿童时期常见多发病,当其中部分患儿出现急、慢性肾衰竭,或肾性高血压脑病时,均可有惊厥。

6.智力低下

智力低下常见于新生儿窒息所致缺氧、缺血性脑病,颅内出血患儿,病初即有频繁惊厥,其后有不同程度的智力低下。智力低下亦见于先天性代谢异常疾病,如苯酮尿症、糖尿症等氨基酸代谢异常病。

三、护理

(一)护理诊断

(1)有窒息的危险。

(2)有受伤的危险。

(3)潜在并发症:脑水肿,酸中毒,呼吸、循环衰竭。

(4)知识缺乏。

(二)护理目标

(1)不发生误吸或窒息,适当加以保护,防止受伤。

(2)保护呼吸功能,预防并发症。

(3)患儿家长情绪稳定,能掌握止痉、降温等应急措施。

(三)护理措施

1.一般护理

(1)将患儿平放于床上,取头侧位。保持安静,治疗操作应尽量集中进行,动作轻柔敏捷,禁止一切不必要的刺激。

(2)保持呼吸道通畅:头侧向一边,及时清除呼吸道分泌物。有发绀者供给氧气,窒息时施行人工呼吸。

(3)控制高热:物理降温可用温水或冷水毛巾湿敷额头部,每5~10 min更换1次,必要时用冰袋放在额部或枕部。

(4)注意安全,预防损伤,清理好周围物品,防止坠床和碰伤。

(5)协助做好各项检查,及时明确病因。根据病情需要,于惊厥停止后,配合医师作血糖、血钙或腰椎穿刺、血气分析及血电解质等针对性检查。

(6)加强皮肤护理:保持皮肤清洁干燥,衣、被、床单清洁、干燥、平整,以防皮肤感染及压疮的发生。

(7)心理护理:关心体贴患儿,处置操作应熟练、准确,以取得患儿信任,消除其恐惧心理。说服患儿及其家长主动配合各项检查及治疗,使诊疗工作顺利进行。

2.临床观察内容

(1)惊厥发作时,观察惊厥患儿抽搐的时间和部位,有无其他伴随症状。

(2)观察病情变化,尤其随时观察患儿的呼吸、面色、脉搏、血压、心音、心率、瞳孔大小、对光反射等重要的生命体征,如发现异常,及时通报医师,以便采取紧急抢救措施。

(3)观察体温变化,若有高热,及时做好物理降温及药物降温;如体温正常,应注意保暖。

3.药物观察内容

(1)观察止惊药物的疗效。

(2)使用地西泮、苯巴比妥钠等止惊药物时,注意观察患儿的呼吸及血压的变化。

4.预见性观察

若惊厥持续时间长、频繁发作,应警惕有无脑水肿、颅内压增高的表现,如收缩压升高、脉率减慢、呼吸节律慢而不规则,则提示颅内压增高。若未及时处理,可进一步发生脑疝,表现为瞳孔不等大、对光反射消失、昏迷加重、呼吸节律不整甚至骤停。

四、健康指导

(1)做好患儿的病情观察,准备好急救物品,教会家属正确的退热方法,提高家长的急救知识和技能。

(2)加强患儿的营养与体育锻炼,做好基础护理等。

(3)向家长详细交代患儿的病情、惊厥的病因和诱因,指导家长掌握预防惊厥的措施。

(姜桂芳)

第二节 小儿病毒性心肌炎

小儿病毒性心肌炎是由多种病毒侵犯小儿心脏,引起局灶性或弥漫性心肌间质炎性渗出和心肌纤维变性、坏死或溶解的疾病,有的可伴有心包或心内膜炎症改变。本病可导致心肌损伤、心功能障碍、心律失常和周身症状;可发生于任何年龄。近年来发生率有增多的趋势,是儿科常见的心脏疾病之一。

一、病因与病理

(一)病因

近年来由于病毒学及免疫病理学的迅速发展,通过大量动物实验及临床观察,证明多种病毒皆可引起心肌炎。其中柯萨奇病毒 B6(1~6 型)最常见,其他如柯萨奇病毒 A、ECHO 病毒、脊髓灰质炎病毒、流感及副流感病毒、腮腺炎病毒、水痘病毒、单纯疱疹病毒、带状疱疹病毒及肝炎病毒等,也可能致病。由于柯萨奇病毒具有高度亲心肌性和流行性,据报道在很多原因不明的心肌炎和心包炎中,约 39% 为柯萨奇病毒 B 所致。

尽管罹患病毒感染的机会很多,而多数不发生心肌炎,在一定条件下才发病。例如,当机体由于继发细菌感染(特别是链球菌感染)、发热、缺氧、营养不良、接受类固醇或放射治疗等,而抵抗力低下时,可诱发发病。

病毒性心肌炎的发病原理至今未完全了解,目前提出病毒学说、免疫学说、生化机制等几种学说。

(二)病理

病毒性心肌炎病理改变轻重不等。轻者常以局灶性病变为主,重者则多呈弥漫性病变。局灶性病变的心肌外观正常,弥漫性者则心肌苍白、松软,心脏呈不同程度的扩大、增重。镜检可见病变部位的心肌纤维变性或断裂,心肌细胞溶解、水肿、坏死。间质有不同程度水肿以及淋巴细胞、单核细胞和少数多核细胞浸润。病变以左室及室间隔最显著,可波及心包、心内膜及传导系统。

慢性病例心脏扩大,心肌间质炎症浸润及心肌纤维化并有瘢痕组织形成,心内膜呈弥漫性或局限性增厚,血管内皮肿胀等变化。

二、临床表现

病情轻重悬殊。轻症可无明显自觉症状,仅有心电图改变。重症可出现严重的心律失常、充血性心力衰竭、心源性休克,甚至个别患者因此而死亡。有 1/3 以上的病例在发病前 1~3 周或发病同时呼吸道或消化道病毒感染,同时伴有发热、咳嗽、咽痛、周身不适、腹泻、皮疹等症状,继而出现心脏症状如年长儿常诉心悸、气短、胸部及心前区不适或疼痛、疲乏感等。发病初期常有腹痛、食欲缺乏、恶心、呕吐、头晕、头痛等表现。3 个月以内婴儿有拒乳、苍白、发绀、四肢凉、两眼凝视等症状。心力衰竭者,呼吸急促、突然腹痛、发绀、水肿等;心源性休克者,烦躁不安、面色苍白、皮肤发花、四肢厥冷或末梢发绀等;发生窦性停搏或心室纤颤时,可突然死亡;高度房室传导阻滞在心室自身节律未建立前,由于脑缺氧而引起抽搐、昏迷称心脑综合征。如果病情拖延至慢性期,常表现为进行性充血心力衰竭、全心扩大,可伴有各种心律失常。

体格检查:多数心尖区第一音低钝。一般无器质性杂音,仅在胸前或心尖区闻及Ⅰ～Ⅱ级吹风样收缩期杂音。有时可闻及奔马律或心包摩擦音。心律失常多见,如阵发性心动过速、异位搏动、心房纤颤、心室扑动、停搏等。严重者心脏扩大,脉细数,颈静脉怒张,肝大和压痛,肺部啰音等;或面色苍白、四肢厥冷、皮肤发花、指(趾)发绀、血压下降等。

三、辅助检查

(一)实验室检查

(1)白细胞计数在$(10.0\sim20.0)\times10^9/L$,中性粒细胞偏高。红细胞沉降率、抗链"O"大多数正常。

(2)血清肌酸磷酸激酶、乳酸脱氢酶及其同工酶、谷草转氨酶在病程早期可增高。超氧化歧化酶急性期降低。

(3)若从心包、心肌或心内膜分离到病毒,或用免疫荧光抗体检查找到心肌中有特异的病毒抗原,电镜检查心肌发现有病毒颗粒,可以确定诊断;咽洗液、粪便、血液、心包液中分离出病毒,同时结合恢复期血清中同型病毒中和抗体滴度较第1份血清升高或下降4倍以上,则有助于病原诊断。

(4)补体结合抗体的测定以及用分子杂交法或聚合酶链反应检测心肌细胞内的病毒核酸,也有助于病原诊断。部分病毒性心肌炎患者可有抗心肌抗体出现,一般于短期内恢复,如持续提高,表示心肌炎病变处于活动期。

(二)心电图检查

心电图在急性期有多变与易变的特点,对可疑病例应反复检查,以助诊断。其主要变化为ST-T改变,各种心律失常和传导阻滞。恢复期以各种类型的期前收缩为多见。少数为慢性期患儿可有房室肥厚的改变。

(三)X线检查

心影正常或不同程度的增大,多数为轻度增大。若反复迁延不愈或合并心力衰竭,心脏扩大明显。后者可见心搏动减弱,伴肺瘀血、肺水肿或胸腔少量积液。有心包炎时,有积液征。

(四)心内膜心肌活检

心导管法心内膜心肌活检,在成人患者中早已开展,小儿患者仅是近年来才有报道,为心肌炎诊断提供了病理学依据。据报道:原因不明的心律失常、充血性心力衰竭患者,经心内膜心肌活检证明,约40%为心肌炎;临床表现和组织学相关性较差。原因是EMB取材很小且局限,以及取材时不一定是最佳机会;心内膜心肌活检本身可导致心肌细胞收缩,而出现一些病理性伪迹。因此,对于心内膜心肌活检病理无心肌炎表现者,不一定代表心脏无心肌炎,此时临床医师不能忽视临床诊断。该项检查一般医院尚难开展,不作为常规检查项目。

四、护理

(一)护理诊断

1.活动无耐力

活动无耐力与心肌功能受损,组织器官供血不足有关。

2.舒适度的改变

胸闷与心肌炎症有关。

3.潜在并发症

心力衰竭、心律失常、心源性休克。

(二)护理目标

(1)患儿活动量得到适当控制,休息得到保证。

（2）患儿胸闷缓解或消失。

（3）患儿无并发症发生,或有并发症时能被及时发现和适当处理。

（三）护理措施

1.休息

（1）急性期卧床休息至热退后 3～4 周,以后根据心功能恢复情况逐渐增加活动量。

（2）有心功能不全者或心脏扩大者,应绝对卧床休息。

（3）总的休息时间不少于 6 个月。

（4）创造良好的休息环境,合理安排患儿的休息时间。保证患儿的睡眠时间。

（5）主动提供服务,满足患儿的生活需要。

2.胸闷的观察与护理

（1）观察患儿的胸闷情况,注意诱发和缓解因素,必要时给予吸氧。

（2）遵医嘱给予心肌营养药,促进心肌恢复正常。

（3）保证休息,减少活动。

（4）控制输液速度和输液总量,减轻心肌负担。

3.并发症的观察与护理

（1）密切注意心率、心律、呼吸、血压和面色改变,有心力衰竭时给予吸氧、镇静、强心等处理,应用洋地黄制剂时要密切观察患儿有无洋地黄中毒表现,如出现新的心律失常、心动过缓等。

（2）注意有无心律失常的发生,警惕危险性心律失常的发生,如频发室早、多源室早、二度以上房室传导阻滞房颤、室颤等。一旦发生,需及时通知医师并给予相应处理。如高度房室传导阻滞者,给异丙肾上腺素和阿托品提升心率。

（3）警惕心源性休克,注意血压、脉搏、尿量、面色等的变化,一旦出现心源性休克,立即取平卧位,配合医师给予大剂量维生素 C 或肾上腺皮质激素治疗。

五、健康指导

（1）讲解病毒性心肌炎的病因、病理、发病机制、临床特点及诊断、治疗措施。

（2）强调休息的重要性,指导患儿控制活动量,建立合理的休息制度。

（3）讲解本病的预防知识,如预防上呼吸道感染和肠道感染等。

（4）有高度房室传导阻滞者,讲解安装心脏起搏器的必要性。

（姜桂芳）

第三节　小儿急性上呼吸道感染

小儿急性上呼吸道感染是小儿最常见的疾病,主要侵犯鼻、鼻咽和咽部,常诊断为急性鼻咽炎（普通感冒）、急性咽炎、急性扁桃体炎等,也可统称为上呼吸道感染,或简称上感。

一、病因

各种病毒和细菌都可引起上呼吸道感染,尤以病毒为多见,约占"上感"发病病原体的

60%甚至90%以上,常见有鼻病毒、腺病毒、副流感病毒、流感病毒、呼吸道合胞病毒等,其他病毒如冠状病毒、肠道病毒、单纯疱疹病毒、EB病毒等也可引起。细菌感染常继发于病毒感染之后,其中溶血性链球菌占重要地位,其次为肺炎链球菌、葡萄球菌、嗜血流感杆菌,偶尔也有革兰氏阴性杆菌。亦有报告肺炎支原体菌也可引起上呼吸道感染。

二、病理改变

病变部位早期表现为毛细血管和淋巴管扩张,黏膜充血水肿、腺体及杯状细胞分泌增加及单核细胞和吞噬细胞浸润、以后转为中性粒细胞浸润,上皮细胞和纤毛上细胞坏死脱落。恢复期上皮细胞新生、黏膜修复、恢复正常。

三、临床表现

本病多为散发,偶然亦见流行。婴幼儿患病症状较重,年长儿较轻。婴幼儿患病时可有或无流涕、鼻塞、喷嚏等呼吸道症状,常突发高热、呕吐、腹泻,甚至因高热而引起惊厥。年长儿患者常有流涕、鼻塞、喷嚏、咽部不适、发热等症状,可伴有轻度咳嗽与声嘶。部分患儿发病早期可出现脐周围阵痛、咽炎、咽痛等症状,咽黏膜充血,若咽侧索也受累,则在咽两外侧壁上各见一纵行条索状肿块突出。疱疹性咽峡炎,在咽弓、软腭、悬雍垂黏膜上可见数个或数十个灰白色小疱疹,直径为1~3 mm,周围有红晕,过1~2 d破溃成溃疡。咽结合膜热患者,临床特点为发热39 ℃左右,咽炎及结膜炎同时存在,而有别于其他类型的上呼吸道感染。急性扁桃体炎除了发热咽痛外,扁桃体可见明显红肿,表面有黄白色脓点,可融合成假膜状。

四、实验室检查

病毒感染时白细胞计数多偏低或正常,粒细胞不增高。病因诊断除病毒分离与血清反应外,近年来广泛利用免疫荧光、酶联免疫等方法开展病毒学的早期诊断,对初步鉴别诊断有一定帮助。细菌感染时白细胞计数及中性粒细胞可增高;由链球菌引起者血清抗链球菌溶血素"O"滴度增高,咽拭子培养可有致病菌生长。

五、护理评估

(一)健康史
询问发病情况,注意有无受凉史,或当地有无类似疾病的流行,患儿发热开始时间、程度、伴随症状及用药情况;了解患儿有无营养不良、贫血等病史。

(二)身体状况
观察患儿精神状态,注意有无鼻塞、呼吸困难,测量体温,检查咽部有无充血和疱疹,扁桃体及颈部淋巴结是否肿大,结合咽喉膜有无充血,皮肤有无皮疹,腹痛及支气管、肺受累的表现。了解血常规等实验室检查结果。

(三)心理-社会评估
了解患儿及其家长的心理状态和对该病因、预防及护理知识的认识程度;评估患儿家庭环境及经济情况,注意疾病流行趋势。

六、护理诊断

(一)体温过高
体温过高与上呼吸道感染有关。

(二)潜在并发症
惊厥与高热有关。

(三)有外伤的危险
有外伤的危险与发生高热惊厥时抽搐有关。

(四)有窒息的危险
有窒息的危险与发生高热惊厥时胃内容物反流或痰液阻塞有关。

(五)有体液不足的危险
有体液不足的危险与高热大汗及摄入减少有关。

(六)低效性呼吸形态
低效性呼吸形态与呼吸道炎症有关。

(七)舒适度的改变
舒适度的改变与咽痛、鼻塞等有关。

七、护理目标

(1)患儿体温降至正常范围(36～37.5 ℃)。

(2)患儿不发生惊厥或惊厥时能被及时发现。

(3)患儿维持于舒适状态无自伤及外伤发生。

(4)患儿呼吸道通畅无误吸及窒息发生。

(5)患儿体温正常,能接受该年龄组的液体入量。

(6)患儿呼吸在正常范围内,呼吸道通畅。

(7)患儿感到舒适,不再哭闹。

八、护理措施

(1)保持室内空气新鲜,每天通风换气 2～4 次,保持室温在 18～22 ℃,湿度为 50％～60％,空气每天用过氧乙酸或含氯制剂喷雾消毒 2 次。有患儿居住的房间最好用空气消毒机,消毒净化空气。

(2)密切观察体温变化,体温超过 38.5 ℃时给予物理降温,如头部冷敷、腋下及腹股沟处置冰袋,温水或乙醇擦浴。冷盐水灌肠,必要时给予药物降温:对乙酰氨基酚、安乃近、柴胡、肌内注射阿尼利定。

(3)发热者卧床休息直到退热 1 d 后可适当活动,做好心理护理,提供玩具、画册等有利于减轻焦虑,不安情绪。

(4)防止发生交叉感染,患儿与正常小儿分开,接触者戴口罩,防止继发细菌感染。

(5)保持口腔清洁,每天用生理盐水漱口 1～2 次,婴幼儿可经常喂少量温开水以清洗口腔,防止口腔炎的发生。

(6)保持鼻咽部通畅,鼻腔分泌物和干痂及时清除,鼻孔周围应保持清洁,避免增加鼻腔压力,使炎症经咽管向中耳发展引起中耳炎。鼻腔严重时于清洁鼻腔分泌部后用0.5%麻黄碱液滴鼻,每次1~2滴;对鼻塞而妨碍吸吮的婴幼儿,宜在哺乳前10~15 min滴鼻,使鼻腔通畅,保持吸吮。

(7)多饮温开水,以加速毒物排泄和降低体温,患儿衣着、被子不宜过多,出汗后及时给患儿用温水擦干汗液,更换衣服。

(8)每4 h测体温1次,体温骤升或骤降时要随时测量并记录,如患儿病情加重,体温持续不退,应考虑并发症的可能,需要及时报告医师并及时处理,如病程中出现皮疹,应区别是否为某种传染病的早期征象,以便及时采取措施。

(9)注意观察咽部充血、水肿等情况,咽部不适时给予润喉含片或雾化吸入(雾化吸入药物可用利巴韦林、糜蛋白酶、地塞米松,加20~40 mL注射用水,每天2次)。

(10)室内安静减少刺激,发生高热惊厥时按惊厥护理常规。

(11)给予易消化和富含维生素的清淡饮食,必要时静脉补充营养和水分。

(12)患儿安置在有氧气、吸痰器的病室内。

(13)平卧、头偏向一侧,注意防止舌咬伤。防止呕吐物误吸,防止舌后倒引起窒息,应托起患儿下颌,同时解开衣物及松开腰带,以减轻呼吸道阻力。

(14)密切观察病情变化,防止发生意外,如坠床或摔伤等。

(15)抽搐时上、下牙之间放牙垫,防止舌及口唇咬伤;患儿持续发作时,可按照医嘱给予对症处理。

(16)按医嘱用止惊药物,如地西泮、苯巴比妥等,观察患儿用药后的反应,并记录。

(17)治疗、护理等集中进行,保持安静,减少刺激。

(18)保持呼吸道通畅,及时吸痰,发绀者给予吸氧,窒息者给人工呼吸,注射呼吸兴奋剂。

(19)高热者给予物理降温或退热剂降温,在严重感染并伴有循环衰竭,抽搐、高热者,可行冬眠疗法,冬眠期间不能搬动患儿或突然竖起,防止直立性休克。

(20)详细记录发作时间,抽动的姿势、次数及特点,因有的患儿抽搐时间相当短暂,虽有几秒,抽搐姿势也不同,有的像眨眼一样,有的口角微动,有的肢体像无意乱动一样等,因此需仔细注视才能发现。

(21)密切观察患儿的血压、呼吸、脉搏、瞳孔的变化,并做好记录。

九、健康教育

(1)指导家庭护理:因上呼吸道感染患儿多不住院,要帮助患儿家长掌握上呼吸道感染的护理要点。让患儿多饮水,促进代谢及体内毒素的排泄;饮食要清淡,少食多餐,给高蛋白、高热量、高维生素的流质或半流质饮食;要注意休息,避免剧烈活动,防止咳嗽加重。患儿鼻塞时呼吸不畅可在哺乳及临睡前用0.5%的麻黄碱溶液滴鼻,每次1~2滴,可使鼻腔通畅。但不能用药过频,以免引起心悸等表现。

(2)指导预防并发症的方法,以免引起中耳炎、鼻窦炎,介绍如何观察并发症的早期表现,如高热持续不退而复升,淋巴结肿大,耳痛或外耳道流脓、咳嗽加重、呼吸困难等,应及时与医护人员联系并及时处理。

(3)介绍上呼吸道感染的预防重点,增加营养和体格锻炼,避免受凉;在上呼吸道感染流行季节避免到人多的公共场所;有流行趋势时给易感儿服用板蓝根、金银花、连翘等中药汤剂预防,对反复发生上呼吸道感染的小儿,应积极治疗原发病,改善机体健康状况。鼓励母乳喂养,积极防治各种慢性病,如维生素 D 缺乏性佝偻病、营养不良及贫血等,在集体儿童机构中,有如上感流行趋势,应早期隔离患儿,室内用食醋熏蒸法消毒。

(4)用药指导:指导患儿家长不要给患儿滥服感冒药,如成人速效伤风胶囊以及其他市场流行各种感冒药、消炎药、抗病毒药,必须在医师指导下服药,服药时不要与奶粉、糖水同服,两种药物必须间隔半小时以上再服用。

(姜桂芳)

第四节　小儿急性支气管炎

小儿急性支气管炎是小儿常见的一种呼吸道疾病。本病常继发于上呼吸道感染之后,也常为肺炎的早期表现。也有的是小儿急性传染病(如麻疹、百日咳、伤寒、猩红热等)的早期症状或并发症。

急性支气管炎由各种病毒和细菌或二者混合感染所引起。另外,小儿年龄小、体格弱,气温变化冷热不均,公共场所或居室空气污浊等,都可诱发本病。本病开始时表现为上呼吸道感染症状,发热、流鼻涕、咳嗽;咳嗽逐渐加重并且有痰,起初是白色黏痰,几天后变为黄色脓痰。有的小儿嗓子呼噜呼噜作响,早晚咳嗽较重,经常因咳嗽将食物吐出。还常伴有头痛、食欲缺乏、疲乏无力、睡眠不安、腹泻等症状。

另外,有一种特殊型的支气管炎,称为急性毛细支气管炎,也叫哮喘性支气管炎。主要表现为下呼吸道梗阻症状,似支气管哮喘样发作,患儿鼻翼翕动。呈喘憋状呼吸,很快出现呼吸困难,缺氧发绀。这种类型多见于 2 岁以内虚胖小儿,往往有湿疹或其他过敏史。

一、护理要点

(1)发热时要注意卧床休息,选用物理降温或药物降温。

(2)室内保持空气新鲜,适当通风换气,但避免对流风,以免患儿再次受凉。

(3)须经常协助患儿变换体位,轻轻拍打背部,使痰液易于排出。

二、注意事项

(1)急性支气管炎一般 1 周左右可治愈。有部分患儿咳嗽的时间要长些,逐渐会减轻、消失,适当的服些止咳剂即可。不过在患病的早期,对于痰多的患儿,不主张用止咳剂,以免影响排痰。痰稠咳重者可服用祛痰药。

(2)也有部分患儿发展为肺炎,就按护理肺炎患儿的方法精心护理。如果急性支气管炎发作时缺氧、发绀,就必须住院治疗。若缺氧得不到及时纠正,则会发生脑缺氧等并发症。其他最常见的并发症就是心力衰竭。

(3)对于哮喘重的患儿,在使用氨茶碱等缓解支气管痉挛的药物时,应在医师指导下用药,家长不可乱用。中药麻杏石甘汤或小青龙汤加减治疗急性支气管炎有一定效果,也可采取中西医结合治疗。

(姜桂芳)

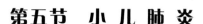

第五节　小 儿 肺 炎

肺炎是指不同病原体或其他因素所致的肺部炎症,以发热、咳嗽、气促、呼吸困难和肺部固定湿啰音为共同临床表现。该病是儿科常见疾病中能威胁生命的疾病之一。据联合国儿童基金会统计,全世界每年有 350 万左右<5 岁儿童死于肺炎,占<5 岁儿童总病死率的 28%;我国每年 5 岁以下的儿童因肺炎死亡者约 35 万,占全世界儿童肺炎死亡数的 10%。因此积极采取措施,降低小儿肺炎的病死率,是 21 世纪世界儿童生存、保护和发展纲要规定的重要任务。

目前,小儿肺炎的分类尚未统一,常用方法有四种,各种肺炎可单独存在,也可两种同时存在。①病理分类:可分为支气管肺炎、大叶性肺炎、间质性肺炎等。②病因分类:感染性肺炎,如病毒性肺炎、细菌性肺炎、支原体肺炎、衣原体肺炎、真菌性肺炎、原虫性肺炎;非感染性肺炎,如吸入性肺炎、坠积性肺炎等。③病程分类:急性肺炎(病程<1 个月),迁延性肺炎(病程为 1～3 个月),慢性肺炎(病程>3 个月)。④病情分类:轻症肺炎(主要为呼吸系统表现)、重症肺炎(除呼吸系统受累外,其他系统也受累,且全身中毒症状明显)。

临床上若病因明确,则按病因分类,否则按病理分类。

一、病因与发病机制

引起肺炎的主要病原体为病毒和细菌,病毒中最常见的为呼吸道合胞病毒,其次为腺病毒、流感病毒等;细菌中以肺炎链球菌多见,其他有葡萄球菌、链球菌、革兰氏阴性杆菌等。低出生体重、营养不良、维生素 D 缺乏性佝偻病、先天性心脏病等患儿易患本病,且病情严重,容易迁延不愈,病死率也较高。

病原体多由呼吸道入侵,也可经血行入肺,引起支气管、肺泡、肺间质炎症,支气管因黏膜水肿而管腔变窄,肺泡壁因充血水肿而增厚,肺泡腔内充满炎症渗出物,影响了通气和气体交换;同时由于小儿呼吸系统的特点,当炎症进一步加重时,可使支气管管腔更加狭窄,甚至阻塞,造成通气和换气功能障碍,导致低氧血症及高碳酸血症。为代偿缺氧,患儿呼吸与心率加快,出现鼻翼翕动和三凹征,严重时可产生呼吸衰竭。由于病原体作用,重症常伴有毒血症,引起不同程度的感染中毒症状。缺氧、二氧化碳潴留及毒血症可导致循环系统、消化系统、神经系统的一系列症状,以及水、电解质和酸碱平衡紊乱。

(一)循环系统

缺氧使肺小动脉反射性收缩,肺循环压力增高,形成肺动脉高压;同时病原体和毒素侵袭心肌,引起中毒性心肌炎。肺动脉高压和中毒性心肌炎均可诱发心力衰竭。重症患儿常出现微循环障碍、休克甚至弥散性血管内凝血。

(二)消化系统

低氧血症和毒血症可引起胃黏膜糜烂、出血、上皮细胞坏死脱落等应激性反应,导致黏膜屏障功能破坏,使胃肠功能紊乱,严重者可引起中毒性肠麻痹和消化道出血。

(三)神经系统

缺氧和高碳酸血症使脑血管扩张、血流减慢,血管通透性增加,致使颅内压增高。严重缺氧和脑供氧不足使脑细胞无氧代谢增加,造成乳酸堆积、ATP 生成减少和 Na^+-K^+ 泵转运功能障碍,引起脑细胞内水、钠潴留,形成脑水肿。病原体毒素作用亦可引起脑水肿。

(四)水、电解质和酸碱平衡紊乱

重症肺炎可出现混合性酸中毒,因为严重缺氧时体内需氧代谢障碍、酸性代谢产物增加,常可引起代谢性酸中毒;而二氧化碳潴留、H_2CO_3 增加又可导致呼吸性酸中毒。缺氧和二氧化碳潴留还可导致肾小动脉痉挛而引起水、钠潴留,重症者可造成稀释性低钠血症。

二、临床表现

(一)支气管的临床表现

支气管肺炎为小儿最常见的肺炎,多见于 3 岁以下婴幼儿。

1.轻症表现

以呼吸系统症状为主,大多起病较急。主要表现为发热、咳嗽和气促。

(1)发热:热型不定,多为不规则热,新生儿或重度营养不良儿可不发热,甚至体温不升。

(2)咳嗽:较频,早期为刺激性干咳,以后有痰,新生儿则表现为口吐白沫。

(3)气促:多发生在发热、咳嗽之后,呼吸频率加快,每分钟可达 40~80 次,可有鼻翼翕动、点头呼吸、三凹征、唇周发绀。肺部可听到较固定的中、细湿啰音,病灶较大者可出现肺实变体征。

2.重症表现

重症肺炎常有循环系统、神经系统、消化系统受累的临床表现。

(1)循环系统:常见心肌炎、心力衰竭及微循环障碍。心肌炎表现为面色苍白、心动过速、心音低钝、心律不齐,心电图显示 ST 段下移和 T 波低平、倒置;心力衰竭表现为呼吸突然加快,呼吸>60 次/分钟;极度烦躁不安,明显发绀,面色发灰;心率增快,心率>180 次/分钟,心音低钝有奔马率;颈静脉怒张,肝脏迅速增大,尿少或无尿,颜面或下肢水肿等。

(2)神经系统:表现为烦躁或嗜睡,脑水肿时出现意识障碍、反复惊厥、前囟膨隆、脑膜刺激征等。

(3)消化系统:常有食欲缺乏、腹胀、呕吐、腹泻等;重症可引起中毒性肠麻痹和消化道出血,表现为严重腹胀、肠鸣音消失、便血等。

若延误诊断或病原体致病力强,可引起脓胸、脓气胸、肺大泡等并发症,多表现为体温持续不退,或退而复升,中毒症状或呼吸困难突然加重。

(二)不同病原体所致肺炎的临床表现

1.呼吸道合胞病毒性肺炎

其由呼吸道合胞病毒感染所致,多见于 2 岁以内婴幼儿,尤以 2~6 个月婴儿多见。常于上呼吸道感染后 2~3 d 出现干咳、低至中度发热,喘憋为突出表现,过 2~3 d 病情逐渐加重,出现呼吸困难和缺氧症状。肺部听诊可闻及多量哮鸣音、呼气性喘鸣,肺基底部可听到细湿啰音。喘憋严重时可合并心力衰竭、呼吸衰竭。临床上有以下两种类型。

(1)毛细支气管炎:有上述临床表现,但中毒症状不严重,当毛细支气管接近完全阻塞时,呼吸音可明显减低,胸部 X 线检查常显示不同程度的梗阻性肺气肿和支气管周围炎,有时可见小点片状阴影或肺不张。

(2)间质性肺炎:全身中毒症状较重,呼吸困难明显,肺部体征出现较早,胸部 X 线呈线条状或单条状阴影增深,或互相交叉成网状阴影,多伴有小点状致密阴影。

2.腺病毒性肺炎

此为腺病毒引起,在我国以 3、7 两型为主,11、12 型次之。本病多见于 6 个月至 2 岁的婴幼儿。起病急骤,呈稽留高热,全身中毒症状明显,咳嗽较剧,可出现喘憋、呼吸困难、发绀等。肺部体征出现较晚,常在发热后 4~5 d 出现湿啰音,以后病变融合而呈现肺实变体征,少数患儿可并发渗出性胸膜炎。胸部 X 线检查改变的出现较肺部体征为早,可见大小不等的片状阴影或融合成大病灶,并多见肺气肿,病灶吸收较缓慢,需数周至数月。

3.葡萄球菌肺炎

这主要包括金黄色葡萄球菌及白色葡萄球菌所致的肺炎,多见于新生儿及婴幼儿。临床起病急,病情重,进展迅速;多呈弛张高热,婴儿可呈稽留热;中毒症状明显,面色苍白、咳嗽、呻吟、呼吸困难,皮肤常见一过性猩红热样或荨麻疹样皮疹,有时可找到化脓灶,如疖肿等。肺部体征出现较早,双肺可闻及中、细湿啰音,易并发脓胸、脓气胸等,可合并循环、神经及胃肠功能障碍。胸部 X 线常见浸润阴影,易变性是其特征。

4.流感嗜血杆菌肺炎

此类肺炎由流感嗜血杆菌引起。近年来由于广泛使用广谱抗生素和免疫抑制剂,加上院内感染等因素,流感嗜血杆菌感染有上升趋势,多见于年龄＜4 岁的小儿,常并发于流感病毒或葡萄球菌感染者。临床起病较缓,病情较重,全身中毒症状明显,有发热、痉挛性咳嗽、呼吸困难、鼻翼翕动、三凹征、发绀等。体检肺部有湿啰音或肺实变体征,易并发脓胸、脑膜炎、败血症、心包炎、中耳炎等。胸部 X 线表现多种多样。

5.肺炎支原体肺炎

本型肺炎由肺炎支原体引起,多见于年长儿,婴幼儿发病率也较高。以刺激性咳嗽为突出表现,有的酷似百日咳样咳嗽,咯出黏稠痰,甚至带血丝;常有发热,热程为 1~3 周。年长儿可伴有咽痛、胸闷、胸痛等症状,肺部体征不明显,常仅有呼吸音粗糙,少数闻及干湿啰音。婴幼儿起病急,呼吸困难、喘憋和双肺哮鸣音较突出。部分患儿出现全身多系统的临床表现,如心肌炎、心包炎、溶血性贫血、脑膜炎等。胸部 X 线检查可分为 4 种改变:①肺门阴影增浓;②支气管肺炎改变;③间质性肺炎改变;④均一的实变影。

6.衣原体肺炎

沙眼衣原体肺炎多见于 6 个月以下的婴儿,可于产时或产后感染,起病缓,先有鼻塞、流涕,后出现气促、频繁咳嗽,有的酷似百日咳样阵咳,但无回声,偶有呼吸暂停或呼气喘鸣,一般无发热。可同时患有结膜炎或有结膜炎病史。胸部 X 线检查呈弥漫性间质性改变和过度充气。肺炎衣原体肺炎多见于 5 岁以上小儿,发病隐匿,体温不高,咳嗽逐渐加重,两肺可闻及干湿啰音。X 线检查显示单侧肺下叶浸润,少数呈广泛单侧或双侧浸润。

三、护理措施

(一)改善呼吸功能

(1)保持病室环境舒适,空气流通,温、湿度适宜,尽量使患儿安静,以减少氧的消耗。不同病原体肺炎患儿应分室居住,以防交叉感染。

(2)置患儿于有利于肺扩张的体位并经常更换,或抱起患儿,以减少肺部瘀血和防止肺不张。

(3)给氧:凡有低氧血症,呼吸困难、喘憋、口唇发绀、面色灰白等情况,应立即给氧;婴幼儿可用面罩法给氧,年长儿可用鼻导管法给氧;若出现呼吸衰竭,则使用人工呼吸器给氧。

(4)正确留取标本,以指导临床用药;遵医嘱使用抗生素治疗,以消除肺部炎症,促进气体交换;注意观察治疗效果。

(二)保持呼吸道通畅

(1)及时清除患儿口鼻分泌物,经常协助患儿转换体位,同时轻拍背部,边拍边鼓励患儿咳嗽,以促使肺泡及呼吸道的分泌物借助重力和震动易于排出;病情许可的情况下可进行体位引流。

(2)给予超声雾化吸入,以稀释痰液,利于咳出,必要时予以吸痰。

(3)遵医嘱给予祛痰剂,如复方甘草合剂等;对严重喘憋者,遵医嘱给予支气管解痉剂。

(4)给予易消化、营养丰富的流质、半流质饮食,少食多餐,避免过饱影响呼吸;哺喂时应耐心,防止呛咳引起窒息;重症不能进食者,给予静脉营养。保证液体的摄入量,以湿润呼吸道黏膜,防止分泌物干结,利于痰液排出;同时可以防止发热导致的脱水。

(三)加强体温监测

观察体温变化并警惕高热惊厥的发生,对高热者给予降温措施,保持口腔和皮肤清洁。

(四)密切观察病情

(1)若患儿出现烦躁不安、面色苍白、气喘加剧、心率加速(>160次/分钟)、肝脏在短时间内急剧增大等心力衰竭的表现,及时报告医师,给予氧气吸入并减慢输液速度,遵医嘱给予强心、利尿药物,以增强心肌收缩力,减慢心率,增加心输出量,减轻体内水、钠潴留,从而减轻心脏负荷。

(2)若患儿出现烦躁或嗜睡、惊厥、昏迷、呼吸不规则等,提示颅内压增高,立即报告医师配合抢救。

(3)若患儿腹胀明显伴低钾血症时,应及时补钾;若有中毒性肠麻痹,应禁食,予以胃肠减压,遵医嘱皮下注射新斯的明,以促进肠蠕动,消除腹胀,缓解呼吸困难。

(4)若患儿病情突然加重,出现剧烈咳嗽、烦躁不安、呼吸困难、胸痛、面色发绀、患侧呼吸运动受限等,提示并发脓胸或脓气胸,应及时配合进行胸穿或胸腔闭式引流。

四、健康教育

向患儿家长讲解疾病的有关知识和护理要点,指导家长合理喂养,加强体格锻炼,以改善患儿呼吸功能;对易患呼吸道感染的小儿,在寒冷季节或气候骤变外出时,应注意保暖,避免着凉;定期健康检查,按时预防接种;对年长儿应说明住院和注射等对疾病痊愈的重要性,鼓励患儿克服暂时的痛苦,与医护人员合作;教育患儿咳嗽时用手帕或纸捂嘴,不随地吐痰,防止病原菌污染空气而传染给他人。

(姜桂芳)

第六节　小儿腹泻病

一、护理评估

(一)健康史

应详细询问喂养史,是母乳喂养还是人工喂养,喂何种乳品,冲调浓度、喂哺次数及量,添加辅食及断奶情况。并了解当地有无类似疾病的流行。同时注意患儿有无不洁饮食史、肠道内外感染、食物过敏史、外出旅游和气候变化史等。询问患儿腹泻开始时间、次数、颜色、性质、量、气味。并是否伴随发热、呕吐、腹胀、腹痛及里急后重等症状。既往有无腹泻史、其他疾病史和长期服用广谱抗生素史等。

(二)身体状况

观察患儿生命体征,有无腹痛、里急后重、大便性状为松散或水样,密切观察患儿生命体征、体重、出入量、尿量、神志状态、营养状态,皮肤弹性、眼窝凹陷、口舌黏膜干燥、神经反射等脱水表现。并评估脱水的程度和性质,检查肛周皮肤有无发红、破损;了解大便常规、大便致病菌培养等实验室检查结果。

(三)心理-社会评估

腹泻病是小儿的常见病、多发病,年龄越小、发病率越高,特别是在贫困和卫生条件较差的地区,家长缺乏喂养及卫生知识是导致小儿易患腹泻病的重要原因。故应了解患儿家长的心理状况,以及对疾病的病因、护理知识的认识程度,注意评估患儿家庭的经济状况、聚居条件、卫生习惯、家长的文化程度,以及家长对病因、护理知识的了解程度,认识疾病流行趋势。

(四)实验室检查结果

了解大便常规及致病菌培养等化验结果。分析血常规、红细胞计数、血清电解质、尿素氮、二氧化碳结合力(CO_2CP)等可了解体内酸碱平衡紊乱的性质和程度。

二、护理诊断

(一)体液不足

体液不足与腹泻、呕吐丢失过多和摄入量不足有关。

(二)体温过高

体温过高与肠道感染有关。

(三)有皮肤黏膜完整性受损的危险

皮肤黏膜完整性受损与腹泻大便次数增多刺激臀部皮肤及尿布使用不当有关。

(四)知识缺乏

知识缺乏与喂养知识、卫生知识及腹泻患儿护理知识缺乏有关。

(五)营养失调

营养失调与呕吐、腹泻等消化功能障碍有关。

(六)排便异常

排便异常与喂养不当、肠道感染或功能紊乱有关。

(七)腹泻

腹泻与喂养不当、感染导致胃肠道功能紊乱有关。

(八)有交叉感染的可能

交叉感染与患儿免疫力低下有关。

(九)潜在并发症

(1)酸中毒:与腹泻丢失碱性物质及热能摄入不足有关。

(2)低血钾:与腹泻、呕吐丢失过多和摄入不足有关。

三、护理目标

(1)患儿腹泻、呕吐、排便次数逐渐减少至正常,大便次数、性状、颜色恢复正常。

(2)患儿脱水、电解质紊乱纠正,体重恢复正常,尿量正常,获得足够的液体和电解质。

(3)体温逐渐恢复正常。

(4)住院期间患儿能保持皮肤的完整性,不再有红臀发生。

(5)家长能说出婴儿腹泻的病因、预防措施和喂养知识,能协助医护人员护理患儿。

(6)患儿不发生酸中毒、低血钾等并发症。

(7)避免交叉感染的发生。

(8)保证患儿营养的补充,将患儿体重保持不减或有增加。

四、护理措施

新入院的患儿首先要测量体重,便于了解患儿脱水情况和计液量。以后每周测 1 次,了解患儿的恢复和体重增长情况。

(一)体液不足的护理

1.口服补液

口服补液适用于无脱水、轻中脱水或呕吐不严重的患儿,可采用口服方法,它能补充身体丢失的水分和盐,执行医嘱给口服补液盐时应在 4～6 h 少量多次喂,同时可以随意喂水,口服液盐一定用冷开水或温开水溶解。

(1)一般轻度脱水需 50～80 mL/kg,中度脱水需 80～100 mL/kg,于 8～12 h 将累积损失量补足;脱水纠正后,将余量用等量水稀释按病情需要随时口服。对无脱水患儿,可在家进行口服补液的护理,可将 ORS 溶液加等量水稀释,每天 50～100 mL/kg,少量频服,以预防脱水(新生儿慎用),有明显腹胀、休克、心功能不全或其他严重并发症者及新生儿不宜口服补液。在口服补液过程中,如呕吐频繁或腹泻、脱水加重,应改为静脉补液。服用 ORS 溶液期间,应适当增加水分,以防高钠血症。

(2)注意事项:①向家长说明和示范口服液的配制方法。②向家长示范喂服方法,2 岁以下的患儿每 1～2 min 喂 1 小勺约 5 mL,大一点的患儿可用杯子直接喝,如有呕吐,停 10 min 后再慢慢喂服(每 2～3 min 喂 1 勺)。③对于在家进行口服补液的患儿,应指导家长病情观察方法。口服补液可直到腹泻停止,并继续喂养。如果病情不见好转或加重,应及时到医院就诊。④密切观察病情,如果患儿出现眼睑浮肿,应停止服用 ORS 液,改用白开水或母乳,水肿消退后再按无脱水的方案服用。4 h后应重新估计患儿脱水状况,然后选择上述适当的方案继续治疗护理。

2.禁食、静脉补液

禁食、静脉补液适用于中度以上脱水,吐、泻重或腹胀的患儿。在静脉输液前协助医师取静脉血做钾、钠、氯、二氧化碳结合力等项目检查。

(1)第1天补液。①输液总量:按医嘱要求安排 24 h 的液体总量(包括累积损失量、继续损失量和生理需要量)。并本着"急需先补、先快后慢、见尿补钾"的原则分批输入。如患儿烦躁不安,应检查原因,必要时可遵医嘱给予适量的镇静剂,如复方氯丙嗪,10%水合氯醛,以防患儿因烦躁不安而影响静脉输液。一般轻度脱水 90~120 mL/kg,中度脱水 120~150 mL/kg,重度脱水 150~180 mL/kg。②溶液种类:根据脱水性质而定,若临床判断脱水困难,可先按等渗脱水处理。对于治疗前 6 h 内无尿的患儿首先要在 30 min 内给输入 2∶1 液,一定要记录输液后首次排尿时间,见尿后给含钾液体。③输液速度:主要取决于脱水程度和继续损失的量与速度,遵循先快后慢原则。明确每小时的输入量,一般茂菲氏滴管 14~15 滴为 1 mL,严格执行补液计划,保证输液量的准确,掌握好输液速度和补液原则。注意防止输液速度过速或过缓。注意输液是否通畅,保护好输液肢体,随时观察针头有无滑脱,局部有无红肿渗液以及寒战发绀等全身输液反应。对重度脱水有明显周围循环障碍者,应先快速扩容;累积损失量(扣除扩容液量)一般在前 8~12 h 补完,每小时 8~10 mL/kg;后 12~16 h 补充生理需要量和异常的损失量,每小时约 5 mL/kg;若吐泻缓解,可酌情减少补液量或改为口服补液。④对于少数营养不良、新生儿及伴心、肺疾病的患儿,应根据病情计算,每批液量一般减少 20%,输液速度应在原有基础减慢2~4 h,把累积丢失的液量由 8 h 延长到 10~12 h 输完。如有条件,最好用输液泵,以便更精确地控制输液速度。

(2)第2天及以后的补液。脱水和电解质紊乱已基本纠正,主要补充生理需要量和继续损失量,可改为口服补液。一般生理需要量为每天 60~80 mL/kg,用 1/5 张含钠液;继续损失量是丢多少补多少,用 1/3~1/2 张含钠液,将这两部分相加,于 12~24 h 均匀静脉滴注。

3.准确记录出入量

准确记录出入量是医师调整患儿输液质和量的重要依据。

(1)大便次数、量(估计)及性质,大便的气味,颜色,有无黏液、脓血等。留大便常规并做培养。

(2)呕吐次数、量、颜色、气味以及呕吐与其他症状的关系,体现了患儿病情发展情况。比如呕吐加重但无腹泻;经过补液后,本应纠正的脱水状态,因呕吐次数持续增多而未能达到预期效果。这时要及时报告医师,以及早发现肠道外感染或急腹症。

4.严密观察病情

(1)注意观察生命体征:包括患者的体温、脉搏、血压、呼吸、精神状况。若出现烦躁不安、脉率加快、呼吸加快等,应警惕是否输液速度过快,是否发生心力衰竭和肺水肿等情况。

(2)观察脱水情况:注意患儿的神志、精神、皮肤弹性、有无口渴、皮肤、黏膜干燥程度,眼窝及前囟凹陷程度,机体温度及尿量等临床表现,估计患儿脱水程度,同时要动态观察经过补充液体后脱水症状是否得到改善。如补液合理,一般于补液后 3~4 h 应该排尿,此时说明血容量恢复,所以应注意观察和记录输液后首次排尿的时间、尿量。若补液后 24 h 皮肤弹性恢复,眼窝凹陷消失,则表明脱水已被纠正;若补液后眼睑出现浮肿,可能是钠盐过多;若补液后尿多而脱水未能纠正,则可能是葡萄糖液补入过多,宜调整溶液中电解质比例。

(3)密切观察代谢性酸中毒的表现:中、重度脱水患多有不同程度的酸中毒,当 pH 下降、二氧化碳结合力在 25% 容积以下时,酸中毒表现明显。当患儿出现呼吸深长、精神萎靡、嗜睡,严重者意识不清、口唇樱红、呼吸有丙酮味。应准备碱性液,及时使用碱性药物纠正,应补充碳酸氢钠或乳酸钠。注意碱性液体有无漏出血管外,以免引起局部组织坏死。

(4)密切观察低血钾表现:常发现于输液后脱水纠正时,当发现患儿尿量异常增多,精神萎靡、全身乏力、不哭或哭声低下、吃奶无力、肌张力低下、反应迟钝、恶心呕吐、腹胀及听诊肠鸣音减弱或消失,呼吸频不规整,心电图显示 T 波平坦或倒置、U 波明显、S-T 段下移(或心律失常,提示有低血钾存在,应及时补充钾盐)等临床表现,及时报告医师,做血生化检查。如果是低血钾症,应遵医嘱调整液体中钾的浓度。补充钾时应按照"见尿补钾"的原则,严格掌握补钾的速度,绝不可作静脉推入,以免发生高血钾引起心搏骤停。一般按每天 3～4 mmol/kg(相当于氯化钾 200～300 mg/kg)补给,缺钾明显者可增至 4～6 mmol/kg,轻度脱水时可分次口服,中、重度脱水予静脉滴入,并观察记录好疗效。

(5)密切观察有无低钙、低镁、低磷血症:当脱水和酸中毒被纠正时,大多表现有钙、磷缺乏,少数可有镁缺乏。低血钙或低血镁时,表现为手足搐搦、惊厥;重症低血磷时,出现嗜睡、精神错乱或昏迷,肌肉、心肌收缩无力(营养不良或佝偻病活动期患儿更甚),这时要及时报告医师。静脉缓慢注射 10% 葡萄糖酸钙或深部肌内注射 25% 硫酸镁。

(6)低钠血症:低钠血症多见于静脉输液停止后的患儿。这是以为患儿进食后水样便次数再次增多。主要表现为患儿前囟及眼窝凹陷、肢端凉、精神弱、尿少等。要及时报告医师继续补充丢失液体。

(7)高钠血症:高钠血症出现在按医嘱禁食补液或口服补液后,患儿出现烦躁不安、口渴、尿少、皮肤弹性差,甚至惊厥。这时应报告医师,必要时取血查生化,待结果回报后根据具体情况调整液体的质和量。

(8)泌尿系统感染:患儿腹泻渐好,但仍发热,阵阵哭闹不安,此时要报告医师,根据医嘱留尿常规,并寻找感染病灶。并发泌尿系统感染的患儿多见于女婴,在护理和换尿布时一定要注意女婴儿会阴部的清洁,防止上行性尿路感染。

5.计算液体出入量

24 h 液体入量包括口服液体和胃肠道外补液量。液体出量包括尿、大便和不显性失水。呼吸增快时,不显性失水增加 4～5 倍,体温每升高 1 ℃,不显性失水每小时增加 0.5 mL/kg;环境湿度大小可分别减少或增加不显性失水;体力活动增多时,不显性失水增加 30%。补液过程中,计算并记录 24 h 液体出入量,是液体疗法护理工作的重要内容。婴幼儿大小便不易收集,可用"秤尿布法"计算液体排出量。

(二)调整饮食

根据世界卫生组织的要求对于轻、中度脱水的患儿不必禁食,腹泻期间和恢复期适宜的营养对促进恢复、减少体重下降和生长停滞的程度、缩短腹泻后康复时间、预防营养不良非常重要。故腹泻脱水患儿除严重呕吐者暂禁食 4～6 h(不禁水)外,均应继续喂养进食是必要的治疗与护理措施。但因同时存在着消化功能紊乱,故应根据患儿病情适当调整饮食,达到减轻胃肠道负担、恢复消化功能之目的。继续哺母乳喂养;人工喂养出生 6 个月以内的小儿,牛奶(或羊奶)应加米汤或水稀释,或用发酵奶(酸奶),也可用奶谷类混合物,每天 6 次,以保证足够的热量。腹泻次数减少后,出生 6 个月以上的婴儿可用平常已经习惯的饮食,选用稀粥、面条,并加些熟的植物油、蔬菜、肉末等,但需由少到多,随着病情稳定和好转,逐渐过渡到正常饮食。幼儿应给一些新鲜、味美、碎烂、营养丰富的食物。病毒性肠炎多有双糖酶缺乏,应限制糖量,并暂停乳类喂养,改为豆制代用品或发酵奶,对牛奶和大豆过敏者,应该用其他饮食,以减轻腹泻,缩短病程。腹泻停止后,继续给予营养丰富的饮食,并每天加餐 1 次,共 2 周,以赶上正常生长。双糖酶缺乏者,不宜用蔗糖,并暂停乳类。对少数严重病例口服营养物质不能耐受者,应加强支持疗法,必要时全静脉营养。

(三)控制感染

感染是引起腹泻的重要原因,细菌性肠炎需用抗生素治疗。病毒性肠炎用饮食疗法和支持疗法常可痊愈。严格消毒隔离,防止感染传播,按肠道传染病隔离,护理患儿前后要认真洗手,防止感染,遵医嘱给予抗生素治疗。

(四)观察排便情况

注意大便的变化,观察记录大便的次数、颜色、性状、气味、量,及时送检;并注意采集黏液脓血部分,做好动态比较;根据大便常规检验结果,调整治疗和输液方案,为输液方案和治疗提供可靠依据。

(五)发热的护理

(1)保持室内安静、空气新鲜、通风良好,保持室温为 18~22 ℃,相对湿度为 55%~65%,衣被适度,以免影响机体散热。

(2)让患儿卧床休息、限制其活动量,利于机体康复和减少并发症的发生。多饮温开水或选择喜欢的饮料,以加快毒素排泄带走热量和降低体温。

(3)密切观察患儿体温变化,每 4 h 测体温 1 次,体温骤升或骤降时要随时测量并记录降温效果。当体温超过 38.5 ℃时,给予物理降温:温水擦浴;用 30%~50% 的乙醇擦浴;冰枕、冷毛巾敷患儿前额,或冷敷腹股沟、腋下等大血管处;冷盐水灌肠。物理降温后 30 min 测体温,并记录于体温单上。

(4)按医嘱给予抗感染药及解热药,并观察记录用药效果,药物降温后,密切观察,防止虚脱。

(5)患儿的衣服,出汗后及时擦干汗液,更换衣服,并注意保暖,在严重情况下给予吸氧,以免惊厥、抽搐发生。

(6)加强口腔护理,鼓励多漱口;口唇干燥时可涂护唇油。

(六)维持皮肤完整性

由于腹泻频繁,大便呈酸性或碱性,含有大量肠液及消化酶,臀部皮肤常处于被大便腐蚀的状态,容易发生肛门周围皮肤糜烂,严重者引起溃疡及感染。要注意每次换尿布时发现大便后,须用温水清洗臀部及肛周并吸干,局部皮肤发红处涂以 5% 鞣酸软膏或 40% 氧化锌油并按摩片刻,以促进血液循环。应选用消毒软棉尿布并及时更换;避免使用不透气塑料布或橡皮布,防止尿布皮炎发生。对局部有糜烂者,可在便后用温水洗净后再用灯泡照烤;待烤干局部渗液后,再涂紫草油或 1% 龙胆紫效果更好。

(七)做好床边隔离

护理患儿前后,均要认真洗手,以防止交叉感染。

(八)减轻患儿的恐惧

医护人员的检查、治疗应相对集中进行,以减少患儿的哭闹,可根据患儿年龄给予不同玩具,减少其恐惧心理。若患儿哭闹不安影响静脉输液的顺利进行,必要时可根据医嘱适当应用镇静药物。

(九)注意口腔清洁

禁食患儿每天做口腔护理 2 次。由于长时间应用抗生素,可发生鹅口疮。如果口腔黏膜有乳白色分泌物附着,即为鹅口疮,可涂制霉菌素;若发生溃疡性口炎时,可用 3% 双氧水洗净口腔后,涂复方龙胆紫、金霉素鱼肝油。

五、健康教育

(1)宣传母乳喂养的优点,鼓励母乳喂养,尤其是婴儿出生后最初数月,以及出生后每年的夏季更为重要,因此应避免在夏季断奶。按时逐步加辅食,防止过食、偏食及饮食结构突然变动,如乳制品的调剂方法,加辅食方法,断奶时间选择方法,人工喂养儿应根据具体情况,选用合适的代乳品。

(2)指导患儿家长配置和使用 ORS 溶液。

(3)注意饮食卫生,培养良好的卫生习惯;注意食物新鲜、清洁和奶具、食具应定时煮沸消毒,避免婴儿肠道内感染。教育儿童养成饭前、便后洗手,勤剪指甲的良好习惯。

(4)及时治疗营养不良、维生素 D 缺乏性佝偻病等,加强体格锻炼,适当进行户外活动。防止受凉或过热,营养不良,预防感冒,肺炎及中耳炎等并发症的发生,避免长期滥用广谱抗生素。

(5)气候变化时及时增减衣物,防止受凉或过热,冬天注意保暖,夏天多喝水。尤其应做好腹部的保暖。集体机构中如有腹泻的流行,应积极治疗患儿,做好消毒隔离工作,防止交叉感染。

(姜桂芳)

第六章　肿瘤科护理

第一节　颅内肿瘤

颅内肿瘤即各种脑肿瘤,是常见的神经系统疾病之一。一般分为原发和继发两大类。原发性颅内肿瘤可发生于脑组织、脑膜、脑神经、垂体、血管残余胚胎组织等;继发性颅内肿瘤由身体其他部位(如肺、子宫、乳腺、消化道、肝脏等)的恶性肿瘤转移至脑部,或由邻近器官的恶性肿瘤由颅底侵入颅内。

一、病因

颅内肿瘤和其他肿瘤一样,病因尚不完全清楚,可能与以下几种因素有关。

(一)遗传因素

神经纤维瘤、血管网状细胞瘤和视网膜母细胞瘤等有明显家庭发病倾向,这些肿瘤常在一个家庭中的几代人出现。胚胎原始细胞在颅内残留和异位生长也是颅内肿瘤形成的一个重要原因,如颅咽管瘤、脊索瘤、皮样囊肿、表皮样囊肿及畸胎瘤。

(二)电离辐射

目前已经肯定,X线及非离子射线的电离辐射能增加颅内肿瘤发病率。颅脑放射(即使是小剂量)可使脑膜瘤发病率增加10%,胶质瘤发病率增加3%~7%;潜伏期长,可达放射后10年以上。

(三)外伤

创伤一直被认为是脑膜或胶质细胞瘤发生的可能因素。文献报道在头颅外伤的局部骨折或瘢痕处出现脑膜瘤的生长。

(四)化学因素

亚硝胺类化合物、致瘤病毒、甲基胆蒽、二苯蒽等,都能诱发脑瘤。

二、临床表现

(一)一般的症状和体征

脑瘤患者颅内压增高症状占90%以上。

（1）头痛、恶心、呕吐：头痛多位于前额及颞部，开始为阵发性头痛渐进性加重，后期为持续性头痛阵发性加剧，早晨头痛更重，间歇期正常。颅后窝肿瘤可致枕颈部疼痛并向眼眶放射。幼儿因颅缝未闭或颅缝分离可没有头痛只有头昏。呕吐呈喷射性，多伴有恶心，在头痛剧烈时出现。由于延髓呕吐中枢、前庭、迷走神经受到刺激，故幕下肿瘤出现呕吐要比幕上肿瘤较早而且严重。

（2）视盘水肿与视力减退：是颅内高压的重要客观体征。颅内压增高到一定时期后可出现视盘水肿。它的出现和发展与脑肿瘤的部位、性质、病程缓急有关，如颅后窝肿瘤出现较早且严重，大脑半球肿瘤较颅后窝者出现较晚而相对要轻，而恶性肿瘤一般出现较早，发展迅速并较严重。早期无视力障碍，随着时间的延长，病情的发展，出现视野向心性缩小，晚期视神经继发性萎缩则视力迅速下降，这也是与视神经炎所致的假性视盘水肿相区分的要点。

（3）精神、意识障碍及其他症状：可出现头晕、复视、一过性黑蒙、猝倒、意识模糊、精神不安或淡漠等症状，甚至可发生癫痫、昏迷。

（4）生命体征变化：颅内压呈缓慢增高者，生命体征多无变化。中度与重度急性颅内压增高时，常引起呼吸、脉搏减慢，血压升高。

（二）局灶性症状和体征

局灶性症状是指脑肿瘤引起的局部神经功能紊乱。主要取决于肿瘤生长的部位，因此可以根据患者特有的症状和体征作出肿瘤的定位诊断。

（1）大脑半球肿瘤的症状：肿瘤位于半球的不同部位可产生不同定位症状和体征。①精神症状：常见于额叶肿瘤，多表现为反应迟钝，生活懒散，近期记忆力减退，甚至丧失，严重时丧失自知力及判断力，亦可表现为脾气暴躁，易激动或欣快。②癫痫发作：额叶肿瘤较易出现，其次为颞叶、顶叶肿瘤多见。包括全身大发作和局限性发作，有的病例抽搐前有先兆，如颞叶肿瘤，癫痫发作前常有幻想、眩晕等先兆，顶叶肿瘤发作前可有肢体麻木等异常感觉。

（2）锥体束损害的症状：表现为肿瘤对侧半身或单一肢体力弱或瘫痪病理征阳性。

（3）感觉障碍：为顶叶的常见症状，表现为肿瘤对侧肢体的位置觉、两点分辨觉、图形觉、质料觉、失算、失明、左右不分、手指失认，实体觉的障碍。

（4）失语症：见于优势大脑半球肿瘤，分为运动性和感觉性失语。

（5）视野改变：枕叶及颞叶深部肿瘤因累及视辐射，表现为视野缺损，同向性偏盲及闪光、颜色等幻视。

（三）蝶鞍区肿瘤的临床表现

早期就出现视力、视野改变及内分泌功能紊乱等症状，颅内压增高症状较少见。

（1）视觉障碍：肿瘤向蝶鞍区上发展压迫视交叉引起视力减退及视野缺损，蝶鞍肿瘤患者常因此原因前来就诊，眼底检查可发现原发性视神经萎缩和不同类型的视野缺损。

（2）内分泌功能紊乱：如性腺功能低下，女性表现为月经期延长或闭经，男性表现为阳痿、性欲减退及发育迟缓。生长激素分泌过盛在发育成熟前可导致巨人症，如相应激素分泌过多，则发育成熟后表现为肢端肥大症。

（四）颅后窝肿瘤的临床表现

（1）小脑半球肿瘤：主要表现为患侧肢体协调动作障碍，可出现患侧肌张力减弱或无张力，膝反射迟钝，眼球水平震颤，有时也可出现垂直或旋转性震颤。

（2）小脑蚓部肿瘤：主要表现为躯干性和下肢远端的共济失调，行走时步态不稳，步态蹒跚，或左右摇晃如醉汉，站立时向后倾倒。

（3）脑干肿瘤：临床表现为出现交叉性麻痹，如中脑病变，表现为病变侧动眼神经麻痹；脑桥病变，可表现为病变侧眼球外展及面肌麻痹，同侧面部感觉障碍及听觉障碍；延髓病变，可出现同侧舌肌麻痹、咽喉麻痹、舌后 1/3 味觉消失等。

（4）小脑脑桥角肿瘤：表现为耳鸣、眩晕、进行性听力减退、颜面麻木、面肌抽搐、面肌麻痹及声音嘶哑、食水呛咳、病侧共济失调及眼球震颤。

（五）松果体区肿瘤临床表现

（1）四叠体受压征：瞳孔反应障碍、垂直凝视麻痹和耳鸣、耳聋是其特征性体征。

（2）两侧锥体束征：尿崩症、嗜睡、肥胖、全身发育停顿，男性可见性早熟。

二、护理措施

（一）心理护理

面对肿瘤的威胁，患者通常要经过一个对疾病理解并接受治疗的复杂心理适应过程。护士通过为患者提供关于肿瘤和治疗信息，运用交流技巧，给患者以心理支持，可以促进患者对这一紧张状态的调整适应过程。同时，护士一定要在精神上经常地给予其安慰和鼓励，耐心解释治疗的安全性和有效性，以解除患者的焦虑和不安，这种心理上的支持，会使患者情绪稳定、乐观，有助于减轻治疗反应，使治疗顺利完成。

（二）头痛的护理

（1）密切观察患者病情，包括神志、瞳孔、生命体征的变化。对于躁动的患者需加床栏保护。

（2）给予脱水等对症治疗。

（3）环境要安静，室内光线要柔和。

（4）心理护理：多与患者交流，了解思想状况，进行细致的解释和安慰，同时与家属共同体贴关心患者，减轻患者的精神压力，以利患者积极配合治疗。

（5）指导患者卧床休息，可通过看报纸、听轻柔的音乐等方式分散注意力以减轻疼痛。

（6）饮食护理：指导患者进食清淡、宜消化的软食，可食新鲜的蔬菜、水果，保持大便的通畅，若便秘应指导患者勿用力解大便，以免腹压增高引起颅内压增高。

（三）癫痫的护理

（1）应尽量为其创造安静环境，以避免任何不良刺激，如疼痛、紧张、高热、外伤、过度疲劳、强烈的情绪波动（急躁、发怒）等。另外，饮酒、食用刺激和油腻食物等也可诱发癫痫发作，应尽量避免其接触。

（2）仔细观察了解癫痫发作的诱因，及时发现发作前的预兆。当患者出现前驱症状时，预示其可能在数小时或数天内出现癫痫发作，这时要做好患者的心理护理，帮助其稳定情绪，同时与医师联系，在医师指导下调整癫痫药物的剂量和（或）种类，预防癫痫发作。

（3）癫痫发作时的护理，及时移开身边硬物迅速让患者平卧，如来不及上述安排，发现患者有摔倒危险时应迅速扶住患者让其顺势倒下，严防患者忽然倒地摔伤头部或肢体造成骨折。如果癫痫发作时患者的口是张开的，应迅速用缠裹无菌纱布的压舌板或筷子等物品垫在患者嘴巴一侧的上、下牙之间，以防其咬伤舌头。如患者已经咬紧牙关，则使用开口器从臼齿处插入，避免使用坚硬物品，以免其牙齿脱落，阻塞呼吸道。发作时呼吸道的分泌物较多，可造成呼吸道的阻塞或误吸窒息而危及生命，应让其头侧向一方使分泌物流出，同时解开衣领及腰带保持呼吸通畅。通知医师，给予对症处理。

(四)预防跌倒

评估患者易致跌倒的因素,创造良好的病室安全环境,地面保持干净无水迹,走廊整洁、畅通、无障碍物、光线明亮。定时巡视患者,严密观察患者的生命体征及病情变化,使用床栏并合理安排陪护。加强与患者及其家属的交流沟通,关注患者的心理需求。给予必要的生活帮助和护理。对使用床栏的患者须告之下床前放下床栏,勿翻越。呼叫器、便器等常用物品放在患者易取处;对患者及其家属进行安全宣教。

(五)放疗的护理

(1)做好放疗前的健康宣教:告知患者放疗的相关知识及不良反应,耐心细致地向患者解释,消除患者对放疗的恐惧感。

(2)颅内压增高的观察和护理:当照射剂量达到 1000 cGy 时,脑组织由于受到放射线的损伤,细胞膜的通透性发生改变,导致脑水肿而引起颅内压增高。因此,需密切观察患者的意识、瞳孔及血压的变化,如果出现剧烈头痛或频繁呕吐,则有脑疝发生的可能,应立即通知医师,做好降压抢救处理。

(3)饮食护理:由于放疗后患者表现食欲差,饮食要保持色、香、味美以刺激食欲。鼓励患者进高蛋白、高维生素、高纤维的饮食,忌食过热、过冷、油煎及过硬食物。

(4)口腔护理:放疗期间保持口腔卫生,积极防治放射性口腔炎。加强口腔护理,每天用软毛牙刷刷牙,每次进食后用清水漱口。放疗期间及放疗后 3 年禁止拔牙,如确须拔牙应加强抗感染治疗,以防放疗后牙床血管萎缩诱发牙槽炎、下颌骨坏死、骨髓炎。

(5)照射野皮肤的护理:放疗中保持照射野部位的清洁、干燥,指导患者局部避免搔抓,避免刺激,禁用碘酒、乙醇、胶布,忌用皂类擦洗,夏天外出可戴透气性好的太阳帽或打遮阳伞,防止日光对皮肤的直接照射引起损伤。

(6)观察体温及血常规的变化:体温 38 ℃以上者,报告医师暂停放疗,观察血常规的变化,结合全身情况配合医师做好抗感染治疗。

三、健康教育

(1)注意营养均衡,多吃蔬菜、水果、粗纤维食物及易消化的食物;多饮水,保持大便通畅。

(2)注意休息,避免重体力劳动。

(3)放疗患者出院后一个月内应注意保护照射野皮肤。

(4)定期复查。

(谭 娟)

第二节 鼻 咽 癌

鼻咽癌的发病有明显种族、地区和家族聚集现象,好发于黄种人。世界上有 80% 的鼻咽癌发生于我国南方各省及其邻近区域。广东是世界最高发的地区。鼻咽癌发病率占头颈部恶性肿瘤首位,男、女性之比为(2.5～4):1,随着年龄增长,发病率增高,20～40 岁开始上升,40～60 岁为发病高峰。

一、病因

鼻咽癌的病因尚不确定,目前较为确定的因素为病毒感染、遗传因素、化学因素等。

(一)病毒感染

在发病中起重要作用,有学者首先在鼻咽癌患者的血清中检测出 EB 病毒抗体,进一步的研究证明,EB 病毒与鼻咽癌密切相关。

(二)遗传因素

鼻咽癌患者有种族和家族聚集现象。有家族史的鼻咽癌患病率明显高于无家族史者,侨居国外的中国南方某些地区的华人,鼻咽癌患病率高于当地人。

(三)化学因素

可能与芳香烃、亚硝胺及某些微量元素有关。

(1)芳香烃:有学者报道湘西鼻咽癌高发区的 57 个家庭中,每克烟尘 3,4-苯并芘的含量明显高于低发区。

(2)亚硝胺:有报道食用咸鱼及腌制品食物是中国南方鼻咽癌高危因素,与食用咸鱼及腌制品食物中高浓度的亚硝胺化合物有关。

(3)微量元素:调查发现鼻咽癌高发区的大米和水中微量元素镍含量高于其他地区。镍能促进亚硝胺诱发鼻咽癌,提示镍可能是促癌因素。

二、病理分类

根据世界卫生组织的分类标准,将鼻咽癌分为 3 型。

(一)角化型鳞状细胞癌

依据分化程度可分为高、中、低分化,其中以高分化最常见。

(二)非角化型癌

可分为分化型和未分化型两型。

(三)基底细胞样鳞状细胞癌

此型发病率低。

三、临床表现

常见为以下七大症状、三大体征。

(一)症状

1.血涕和鼻出血

最常发生在早晨起床吸鼻后痰中带血或擤鼻后涕中带血。18%～30%的患者以此为首发症状,确诊时超过 70%的患者有此症状。癌灶表面呈溃疡或菜花型者这一症状更为常见,而黏膜下型的肿块则血涕较为少见。大出血是晚期鼻咽癌患者死亡的主要原因。

2.鼻塞

位于鼻咽顶部的肿瘤常向前方浸润生长,导致同侧后鼻孔与鼻腔后的堵塞。大多数呈单侧,日益加重。

3.耳部症状

单侧性耳鸣或听力减退、耳内闭塞感是早期鼻咽恶性肿瘤症状之一。原发癌灶在咽隐窝或鼓咽管枕区者肿瘤常更多的浸润、压迫鼓咽管,使鼓室形成负压,形成分泌性中耳炎的体征,如病灶较轻者行鼓咽管吹张法可获暂时缓解。

4.头痛

为常见初发症状,常为一侧偏头痛,位于额部、颞部或枕部。脑神经损害或颅底骨破坏是头痛原因之一。确诊时有70%的患者有头痛。

5.眼部症状

鼻咽癌晚期侵犯眼眶或眼球有关的神经,多为单侧眼球受累(与原发灶处于同一侧),以后再扩展至对侧。主要表现为视力障碍、复视、眼球活动受限、眼睑下垂等。

6.脑神经症状

面部皮肤麻木感,检查为痛觉和触觉减退或消失;舌肌萎缩和伸舌偏斜;迷走神经、舌咽神经受损,表现为声音嘶哑和吞咽困难。

7.颈部肿块

多位于上颈部,颈部肿块无痛、质硬,早期可活动,晚期因粘连而固定,此为首发症状的占40%,60%~80%患者初诊时可触及颈部肿块。

(二)体征

1.鼻咽部肿物

分为结节型、浸润型、菜花型、黏膜下型和溃疡型。

2.颈部淋巴结肿大

多为颈深上淋巴结肿大,为单侧或双侧。

3.脑神经损害

常见为三叉、外展、舌下、舌咽、动眼神经受损。

四、护理措施

(一)心理护理

多与患者交流,倾听患者的诉说,理解患者的心理感受。帮助患者解决实际问题,介绍疗效好的病例,与他们交谈,增强治疗信心。

(二)饮食护理

(1)进食温凉、低盐、清淡、高蛋白、低脂肪、富含维生素的无刺激性软食,可有效预防和减少口腔黏膜反应的发生,如肉泥、菜泥、果泥。忌烟酒,忌食煎、炸、辛辣、过硬、过热、过酸、过甜的刺激性食物,以保护口咽部黏膜。

(2)吞咽困难不能进食者给予静脉营养。

(3)部分患者在放疗期间因放射性口腔黏膜炎引起的疼痛、味蕾受损引起的味觉丧失而导致进食减少,体重下降。因此在患者因口腔黏膜炎疼痛而进食困难时,应指导患者用粗大的吸管吸食流质或半流质食物,确保营养供给。味觉丧失时,护士应鼓励患者进食,避免因进食减少而进一步影响患者的胃肠道功能,影响营养的消化吸收,而形成不能进食-胃肠道功能紊乱-营养吸收障碍的恶性循环。

(三)观察患者头痛情况

头痛严重时影响患者的精神状况、睡眠和进食,使患者全身状况下降,影响患者的治疗和预后。应根据患者的疼痛状况按三阶梯止痛原则进行处理,以减轻患者症状。

（四）放疗前清洁牙齿

治疗口腔炎症,要常规拔除深度龋齿和残根,除去金属冠齿等,待伤口愈合(10~14 d)后方可行放疗。

（五）放疗期间观察鼻咽

观察鼻咽是否有出血情况,一般情况下鼻咽放疗出血较少见,少量出血时,指导患者勿用手抠鼻,以免加重出血。大出血者应施行后鼻孔填塞压迫止血,并遵医嘱给予止血剂,必要时请耳鼻喉科医师会诊,行外科治疗。头侧向一边,保持呼吸道通畅。

（六）保持鼻咽腔清洁

鼻咽冲洗每天 1~2 次,冲洗瓶的高度距头顶 50 cm,水温为 36~40 ℃,冲洗液体为生理盐水或专用鼻腔冲洗剂,冲洗液体量为 500~1000 mL,冲洗器放入鼻腔 1~1.5 cm,水从鼻腔进入,从口腔或鼻腔出来,有出血时禁止冲洗。鼻咽冲洗的目的是清洁鼻腔和增强放射敏感性。护士应告知患者鼻腔冲洗的意义和重要性,防止因冲洗不彻底或未按时冲洗而导致鼻咽部感染或影响放疗效果。指导患者观察冲洗物的颜色及性质,有出血时及时告知医师,避免引起鼻咽部大出血。

（七）检查白细胞计数

放疗期间每周检查白细胞计数一次,白细胞计数$<3\times10^9$/L 时,应暂停放疗;白细胞计数$<1\times10^9$/L 时,予保护性隔离。放化疗期间患者免疫力低下,指导患者避免去公共场所,避免接触感冒或病毒感染者,以免并发严重的感染。

（八）放疗并发症的护理

1.口干

口干为最早出现的放疗反应之一。口腔涎腺包括腮腺、颌下腺、舌下腺和众多的小唾液腺,具有分泌功能的是浆液性和黏液性 2 种细胞。唾液的 99% 为水分,余下的为各种无机盐、消化性和免疫性蛋白,起着消化、冲洗、免疫、保护和润滑等多种功能。浆液性细胞对放疗高度敏感,在接受一定的照射剂量后(因个体差异不同,约放疗 10 次左右)会出现腺体的急性反应,随后腺泡变性,血管通透性增高,随着放疗照射体积和剂量的增加,腺泡会坏死,完全破坏,涎腺分泌功能大幅下降,其分泌量只有放疗前的 10%~30%。涎腺功能在放疗后 1 年才会有轻度恢复。唾液的生化成分也有所变化,无机盐及蛋白成分升高,pH 下降,唾液淀粉酶大幅下降。放疗到一定剂量,味觉减退反应出现,舌味蕾受损,舌乳头环状突起。从味觉产生机制看,不同部位的味蕾有不同的味觉感受器,如菌状乳头味蕾主要感觉甜,分布于舌尖,这一部位相对放射剂量较少,因而甜味受累最轻;轮廓乳头分布于舌根,受照射量最多,因而苦味就受累最重。口干的护理要点是刺激未纤维化的唾液腺分泌,缓解口腔干燥症状,当唾液腺未完全纤维化时,可通过催涎剂的作用使唾液得到一定代偿来改善口腔的内环境。放疗患者口干可用冷开水、茶或其他无糖无酸的冷饮、漱口液来湿润口腔。

2.放射性口腔黏膜炎

放射性口腔黏膜炎判断标准分为 4 度。①Ⅰ度:黏膜充血水肿,轻度疼痛。②Ⅱ度:黏膜充血水肿,中度疼痛,点状溃疡。③Ⅲ度:黏膜充血水肿,片状溃疡,疼痛加剧影响进食。④Ⅳ度:黏膜大面积溃疡,剧痛,不能进食。鼻咽癌放疗可以严重影响唾液腺分泌唾液,一些患者首次或第二次治疗后唾液腺由于一过性炎症反应可出现肿胀和不适,而且唾液腺分泌的减少更容易导致浆液成分的减少,唾液黏稠、pH 下降和功能降低,导致餐后唾液的润滑、冲洗作用不充分,pH 下降可引起龋齿,遵医嘱给予抗感染和止痛药物治疗。鼻咽癌常规对穿野放疗的患者由于口腔黏膜特别是腮腺受量高,反应重,甚至有些患者因为早期口腔黏膜和腮腺反应重而放弃治疗。鼻咽癌调强放疗的患者由于其口腔黏膜特别是腮腺受量低、反应轻,放疗期间多只需口腔局部用药就能继续放疗,多数患者不必全身用药,也没有出现因为早期口腔黏膜和腮腺反应重而放弃治疗者。放射性口腔黏膜炎已经成为鼻咽癌放疗中最为严重的制约因素,其发生率几乎是 100%。放疗使唾液分泌量及质量降低,口腔自洁及免疫能力下降。放疗开始后可使用康复新、维生素 B_{12}、利多卡因、庆大霉素等配制的漱口液和 2.5% 的碳酸氢钠漱口液交替漱口。如果为真菌感染,可使用制霉菌素或氟康唑胶囊配制漱口液含漱。口腔局部溃疡及感染时,可局部喷洒金因肽或涂抹碘甘油,以促进表皮黏膜生长和缓解疼痛。

3.放射性皮炎

按国际抗癌联盟的标准,急性放射性皮炎损伤程度分为 4 度。①Ⅰ度:滤泡、轻度红斑脱皮、干性皮炎、出汗减少。②Ⅱ度:明显红斑、斑状湿性皮炎、中度水肿。③Ⅲ度:融合性湿性皮炎、凹陷性水肿。④Ⅳ度:坏死溃疡。随着放疗剂量的增加,患者照射野皮肤可出现不同程度的放射性反应。其发病机制一方面是放射线造成 DNA 的破坏,导致可逆或不可逆的 DNA 合成及分化不平衡,使皮肤基底细胞不能产生新的细胞,成熟的上皮细胞持续丢失,若不能及时增殖补充脱落的表层细胞,即引起皮肤损伤;另一方面是射线引起的小血管管腔狭窄或血栓形成,从而导致组织缺血、缺氧,导致皮肤损伤程度。放射性皮炎是放疗中常见的放射损伤,发生的程度与放射线的性质和放射野的面积、放疗剂量及患者的个体差异有关。研究表明,皮肤受照射 5 Gy 就可能形成红斑,20～40 Gy 就可能形成脱皮及溃疡,严重者甚至出现经久不愈的溃疡。治疗和预防放射线皮肤损伤以往无有效药物和治疗方法,出现后多采用停止放疗、休息及抗感染治疗等对症处理,使治疗中断,放疗的生物效应减低,从而导致肿瘤局部控制疗效下降。经过临床实践,以下方法可预防和治疗放射性皮肤反应。

(1)涂抹比亚芬软膏保护照射区皮肤:比亚芬软膏的成分为三乙醇胺,为水包油型白色乳膏,对皮肤有深部保湿的作用。三乙醇胺中的水分能迅速被损伤皮肤吸收,预防和减轻照射野皮肤的干燥,改善患者的不适度。通过渗透和毛细作用原理,起到清洁和引流的双重作用,能提供良好的皮肤自我修复环境,可增加皮肤血流速度,帮助排除渗出物,促进皮肤的新陈代谢,补充丢失脱落的表皮细胞,促进受损的细胞再生修复。还通过舒张局部血管,加快血流速度,改善放疗后的血液循环障碍,减轻水肿,加快渗出物的排出,促进损伤组织的愈合。还可升高白细胞介素-1 的浓度和降低白细胞介素 6 的浓度,刺激成纤维细胞的增生,增加胶原的合成。将三乙醇胺乳膏涂抹在照射野皮肤,轻轻按摩使药物渗入皮肤,每天 2 次,从放疗第一天开始使用直至放疗结束。需注意的是:在放疗前 4 h 停用三乙醇胺乳膏,清洗掉药物之后再行放疗。

(2)防止局部皮肤损伤:穿棉质低领宽松衣服,禁止用肥皂水擦洗照射区皮肤,清洁皮肤时只需用清水轻轻擦洗即可。并注意防晒。

(3)暂停放疗:随着放疗剂量的增加,局部皮肤发生感染或破溃时,遵医嘱酌情暂停放疗,可给予"烧伤三号"(含有冰片、明矾)纱布湿敷、涂抹美宝湿润烧伤膏或在创面喷洒金因肽。金因肽的主要成分为重组人表皮生长因子衍生物,其分子结构和生物学活性与人体内源性表皮生长因子高度一致,可以提供组织再生和修复的基础,促进鳞状上皮细胞、血管内皮细胞等多种细胞的生长,加速创面愈合的速度。同时它还能促进上皮细胞、中性粒细胞、成纤维细胞等多种细胞向创面迁移,预防感染,提高上皮细胞再生度和连续性,预防和减少瘢痕形成,提高创面修复质量。

4.放射性龋齿和放射性骨髓炎

放射性龋齿和放射性骨髓炎属于迟发放疗反应。上、下颌骨骨组织受照射后,其组织血管发生无菌性血管炎,其后数月或数年发生血栓栓塞,骨组织血供减少。此时若发生牙组织感染和拔牙性损伤,局部伤口长期不愈,可导致放射性骨髓炎发生。骨坏死多发生在高剂量、大分割外照射,口底插植治疗的区域,特别是原有肿瘤侵犯的部位;也见于全身情况差、拔牙或下颌无牙的患者。由于血供的不同,下颌骨的坏死先于上颌骨。放射性骨髓炎临床表现为颌骨深部的间歇性钝痛或针刺样剧痛,软组织红肿,瘘管形成,伴有张口困难、口臭、牙龈出血、口干等,严重的死骨外露伴颌面畸形还会引起继发感染,危及患者生命。因此放疗前应常规洁牙,拔除或填补龋齿、残根,去除金属齿冠及清洁牙齿,活动义齿需在放疗终止一段时间后再使用,以免损伤牙黏膜。放疗后指导患者用含氟牙膏刷牙,坚持用竖刷或横竖相结合的方法刷牙,每次刷牙应持续 3 min以上。少进甜食或进食甜食后及时漱口。放疗后定期到口腔科检查,尽量不做拔牙的处理,如必须进行时,至少在 2 年后或更长时间,以免引起炎症感染和骨髓炎。鼓励患者每天坚持做鼓水运动及舌头舔牙龈运动,以防牙龈萎缩。

5.颈部活动受限和张口困难

当颈部、咀嚼肌或其他颞下颌关节周围软组织位于放射野时,放射线造成局部组织水肿,细胞破坏及纤维化,出现颈部活动受限和张口困难。在患者做张口锻炼的过程中,如发生放射性口腔黏膜炎,患者可能因为疼痛而不愿意坚持张口锻炼,护士在此期间要关心患者,遵医嘱指导患者含漱利多卡因漱口液后再行张口训练。如张口困难,可用暖水瓶的软木塞支撑在患者的门齿间,以达到张口锻炼的目的。为预防颈部肌肉纤维化,可做颈前后左右的缓慢旋转运动,按摩颞颌关节和颈部。放疗前应记录患者最大张口后上下门齿间的距离,放疗开始后每周测量门齿距一次,并指导患者行张口训练,每天 200~300 次,以保持最大张口度和颞颌关节的灵活度。

(九)化疗的护理

化疗药物的观察护理:为预防顺铂的肾脏毒性,需充分水化。使用顺铂前 12 h 静脉滴注等渗葡萄糖液 2000 mL,使用当日输入等渗盐水或葡萄糖液 3000~3500 mL,同时给予氯化钾、甘露醇及呋塞米,鼓励患者多饮水,观察电解质的变化,每天尿量不少于 2000 mL。静脉滴注时药品需避光。化疗前进行健康宣教,为保护肾功能输入大量的液体及利尿剂,会使尿量增加,小便次数频繁。紫杉醇类药物有 39% 的患者在用药后最初的 10 min 内发生变态反应,表现为支气管痉挛性呼吸困难、荨麻疹和低血压。为了预防发生变态反应,治疗前 12 h、6 h 分别给予地塞米松 10 mg 口服,治疗前 30 min 予苯海拉明 20 mg 肌内注射,静脉滴注西咪替丁 300 mg。紫杉醇类药物还可导致脱发,发生率为 80%,治疗前可告知患者,让其有心理准备,并指导患者购买假发。

五、健康教育

(1)放疗前要常规拔除深度龋齿和残根,待伤口愈合 10~14 d 方可行放疗。

(2)指导患者放疗后 3 年内禁止拔牙,如确需拔牙应加强抗感染治疗,以防放射性骨髓炎的发生。

(3)指导患者坚持终身行鼻腔冲洗。

(4)指导患者在放疗期间和放疗结束后 3~6 个月,仍应坚持做颈部旋转运动和张口运动训练,防止颞颌关节功能障碍。

(5)加强口腔卫生,每天漱口4~5次,推荐使用含氟牙膏,建议每年清洁牙齿1次。放疗后造成多数患者永久性口干,嘱多饮水,保持口腔湿润。

(6)定期复查,建议随诊时间为第1年每2~3个月1次,第2年每3~4个月1次,第3年每6个月1次,以后每年1次。

鼻咽癌的预后与年龄、临床分期、病理类型、治疗方式等有关。青少年及儿童患者一般预后较好,5年生存率在60%左右,妊娠哺乳期妇女预后极差。分期愈早,疗效愈好。

(谭 娟)

第三节 甲 状 腺 癌

甲状腺癌是头颈部肿瘤中常见的恶性肿瘤,是最常见的内分泌恶性肿瘤,占全身肿瘤的1%。发病率按国家或地区而异。甲状腺癌可发生于任何年龄阶段,女性多于男性,男、女性比例为1:3,20~40岁为发病高峰期,50岁后明显下降。

一、病因

发生的原因不明,相关因素如下。

(一)电离辐射

电离辐射是唯一一个已经确定的致癌因素。放射线对人体有明显的致癌作用,尤其是儿童及青少年,被照射的小儿年龄越小、发生癌的危险度越高。

(二)碘摄入异常

摄碘过量或缺碘均可使甲状腺的结构和功能发生改变,高碘或缺碘地区甲状腺癌发病率升高。

(三)性别和激素因素

甲状腺的生长主要受促甲状腺激素支配,神经垂体释放的促甲状腺激素是甲状腺癌发生的促进因子。有实验表明,甲状腺乳头状癌组织中女性激素受体含量较高。

(四)遗传因素

5%~10%的甲状腺髓样癌患者、3.5%~6.25%的乳头状癌患者有明显的家族史,推测这类癌的发生可能与染色体遗传因素有关。

(五)甲状腺良性病变

如腺瘤样甲状腺肿和功能亢进性甲状腺肿等一些甲状腺增生性疾病偶尔发生癌变。

二、病理分型

目前原发性甲状腺癌分为分化型甲状腺癌(乳头状癌、滤泡状癌)、髓样癌、未分化癌等。

(一)分化型甲状腺癌

1.乳头状癌

此类癌是甲状腺癌中最常见的类型,约占甲状腺癌的80%以上。分化良好,恶性程度低,病情发展缓慢、病程长、预后好。一般以颈淋巴结转移最为多,血行转移较少见,血行转移中以肺转移为多见。

2.滤泡状癌

此类癌较乳头状癌少见,世界卫生组织将嗜酸性细胞癌纳入滤泡状癌中。滤泡状癌占甲状腺癌的10.6%～15%,居第二位,发展缓慢、病程长、预后较好,以滤泡状结构为主要组织学特征。患病年龄比乳头状癌患者大。播散途径主要是通过血液转移到肺、骨和肝,淋巴转移相对较少。在分化型甲状腺癌中,其预后不及乳头状癌好,以嗜酸性细胞癌的预后最差。

(二)髓样癌

髓样癌较少见,发生在甲状腺滤泡旁细胞,亦称为C细胞的恶性肿瘤。C细胞的特征主要为分泌甲状腺降钙素以及多种物质,并产生淀粉样物等。发病主要为散发性,少数为家族性。女性较多,以颈淋巴结转移较为多见。

(三)未分化癌

此类甲状腺癌,较少见,约占甲状腺癌的1%,恶性程度较高,发展快,预后极差。以中年以上男性多见。未分化癌生长迅速,往往早期侵犯周围组织,常发生颈淋巴结转移,血行转移亦较多见。

三、临床表现

(一)症状

1.颈前肿物

早期缺乏特征性临床表现,但95%以上的患者均有颈前肿块,质地硬而固定,表面不平。乳头状癌、滤泡状癌、髓样癌等类型颈前肿物生长缓慢,而未分化癌颈前肿物发展迅速。

2.周围结构受侵的表现

晚期常压迫喉返神经、气管、食管而产生声音嘶哑、呼吸困难或吞咽困难等症状。

3.其他脏器转移的表现

耳、枕、肩、等处疼痛。

4.内分泌表现

可伴有腹泻或阵发性高血压,甲状腺髓样癌可出现与内分泌有关的症状,如顽固性腹泻(多为水样便)和阵发性高血压。

(二)体征

1.甲状腺结节

多呈单发,活动受限或固定,质地偏硬且不光滑。

2.颈淋巴结肿大

乳头状癌、未分化癌、髓样癌等类型颈淋巴结转移率高,多为单侧颈淋巴结肿大。滤泡状癌以血行转移为多见。

四、护理措施

(一)饮食护理

饮食营养应均衡,宜进食高蛋白、低脂肪、低糖、高维生素无刺激性软食,除各种肉、鱼、蛋、奶外,多吃新鲜蔬菜、水果等。戒烟禁酒,少食多餐。如果出现进食时咳嗽、声音嘶哑者,应减少流质饮食,细嚼慢咽,量宜少,并注意防止食物进入气管。忌食肥腻黏滞食物,油炸、烧烤等热性食物和坚硬不易消化食物。

(二)保持呼吸道通畅

指导患者做深呼吸及咳嗽运动,有痰液及时咳出。对声嘶患者多给予生活上的照顾及精神安慰。

(三)放疗的护理

(1)^{131}I 内放疗护理:放射性核素^{131}I 是治疗分化型甲状腺癌转移的有效方法,其疗效依赖于肿瘤能否吸收碘。已有报道,^{131}I 对分化型甲状腺癌肺转移及淋巴结转移治疗效果较好。给药前至少 2 周给予低碘饮食(日摄碘量在 20～30 μg),避免食用含碘高的食物如海带、紫菜、海鱼、海参、山药等,碘盐可先在热油中炸烧使碘挥发后食用,同时鼓励患者多吃新鲜蔬菜、水果、蛋、奶、豆制品及瘦肉。并防止从其他途径进入人体的碘剂,如含碘药物摄入、皮肤碘酒消毒、碘油造影等。患者空腹口服^{131}I 2 h 后方可进食,以免影响药物吸收。口服^{131}I 后应注意以下几点。①2 h 后嘱患者口含维生素 C 含片,或经常咀嚼口香糖,促进唾液分泌,以预防放射性唾液腺炎,并多饮水,及时排空小便,加速放射性药物的排泄,以减少膀胱和全身照射。②注意休息,加强口腔卫生。避免剧烈运动和精神刺激,并预防感染、加强营养。③建立专用粪便处理室,勿随地吐痰和呕吐物,大小便应该使用专用厕所,便后多冲水,严禁与其他非核素治疗的患者共用卫生间,以免引起放射性污染。建立核素治疗患者专用病房。④服药后勿揉压甲状腺,以免加重病情。⑤2 个月内禁止用碘剂、溴剂,以免影响^{131}I 的重吸收而降低治疗效果。⑥服药后应住^{131}I 治疗专科专用隔离病房或住单间 7～14 d,以减少对周围人群不必要的辐射;指导患者正确处理排泄物和污染物,衣裤、被褥进行放置衰变处理且单独清洗。⑦女性患者 1 年内避免妊娠。^{131}I 治疗后3～6 个月定期随访,不适随诊,以便及时预测疗效。

(2)放疗时加强口腔护理,嘱患者多饮水,常含话梅或维生素 C,促进唾液分泌,预防或减轻唾液腺的损伤。饭前、饭后及临睡时用复方硼砂溶液漱口。黏膜溃疡者进食感疼痛,可用 2% 利多卡因漱口或局部喷洒金因肽。

(3)观察放疗期间的咽喉部情况,对放疗引起的咽部充血、喉头水肿应行雾化吸入,根据病情需要在雾化器内可加入糜蛋白酶、地塞米松、庆大霉素等药物,雾化液现配现用,防止污染。每天1 次,严重时每天可行 2～3 次。出现呼吸不畅甚至窒息时,应立即通知医师,并做好气管切开的准备。

五、健康教育

(一)服药指导

甲状腺癌行次全或全切除者,指导患者应遵医嘱终身服用甲状腺素片,勿擅自停药或增减剂量,目的在于抑制促甲状腺激素的分泌,使血中的促甲状腺激素水平下降,使残存的微小癌减缓生长,甚至消失,防止甲状腺功能减退和抑制促甲状腺激素增高。所有的甲状腺癌术后患者服用适量的甲状腺素片可在一定程度上预防肿瘤的复发。

(二)功能锻炼

卧床期间鼓励患者床上活动,促进血液循环和切口愈合。头颈部在制动一段时间后,可开始逐步练习活动,促进颈部的功能恢复。颈淋巴结清扫术者,斜方肌可能受到不同程度损伤,因此,切口愈合后应开始肩关节和颈部的功能锻炼,随时注意保持患肢高于健侧,以纠正肩下垂的趋势。特别注意加强双上肢的活动,应至少持续至出院后 3 个月。

(三)定期复查

第 1 年应为每 1～3 个月复查 1 次;第 2 年可适当延长,每 6～12 个月复查 1 次;5 年以后可每 2～3 年随诊 1 次。指导患者在日常生活中可间断性用双手轻柔触摸双侧颈部及锁骨窝内有无小硬结出现,有无咳嗽、骨痛等异常症状,一旦出现,随时复查及时就医。

(谭 娟)

第四节 喉 癌

喉的恶性肿瘤较良性肿瘤多见。恶性肿瘤中以上皮组织变来源的恶性肿瘤多见,90%～95%为鳞状细胞癌。喉癌为仅次于肺癌的呼吸道第二高发癌。在头颈部恶性肿瘤中其发病率仅次于鼻咽癌。喉癌早期病例的 5 年生存率可达 80%;晚期采取综合治疗,5 年生存率可达 50%。

一、病因

喉癌的致病原因至今尚不明,可能与以下因素有关。

(一)烟、酒刺激

烟、酒刺激与喉癌发生有密切关系。临床上可见 90%以上的喉癌患者有长期吸烟或饮酒史。吸烟可产生烟草焦油,其中苯并芘可致癌。酒精长期刺激黏膜可使其变性而致癌。

(二)空气污染

空气污染严重的城市,喉癌发病率高。长期吸入有害气体如二氧化硫和生产性工业粉尘、二氧化硫铬、砷等吸入呼吸道易致喉癌。

(三)癌前病变

慢性喉或呼吸道炎症刺激、喉部角化症如白斑病和喉厚皮病、喉部良性肿瘤如喉乳头状瘤反复发作可发生癌变。

(四)病毒感染

可能与人类乳头状瘤病毒(human papilloma virus,HPV)感染有关。

(五)其他因素

如职业因素,有报道喉癌和接触石棉、芥子气、镍等可能有关;遗传因素,芳烃羟化酶的诱导力受遗传因素控制,故喉癌致癌和遗传因素有关;性激素及其受体,喉癌患者雄激素相对升高,雌激素降低,男性显著高于女性。

二、病理分类

(一)组织学分型

喉癌中鳞状细胞癌最为常见,占喉癌的 90%以上,根据组织学分级标准分为高、中、低分化三级,以高、中分化多见。少见肿瘤包括小涎腺来源的肿瘤,其他少见肿瘤包括软组织肉瘤、淋巴瘤、小细胞内分泌癌、浆细胞瘤等。

(二)根据肿瘤形态分型

根据肿瘤形态分型分为浸润型、菜花型、包块型、结节型。

(三)按原发部位分型

1.声门上型

约占 30%,一般分化较差,早期易发生淋巴结转移,预后差。

2.声门型

最为多见,约占 60%,一般分化较好,转移较少,晚期声门癌可发生淋巴结转移。

3.声门下型

最少见,约占 6%,易发生淋巴结转移,预后较差。

三、临床表现

(一)症状

1.声音嘶哑

最常见症状,为声门癌的首发症状,声嘶呈持续性且进行性加重。声门上型癌晚期因肿瘤增大压迫声带或肿瘤侵入声门时也会出现声音嘶哑的症状。

2.咽喉疼痛

多是声门上型癌的症状。肿瘤合并炎症或溃疡时,可有疼痛感及痰中带血。起初仅在吞咽时,特别是在进食初期时有一种"刮"的感觉,多吃几口以后症状消失。肿瘤进展,喉痛可变为持续性,且可向同侧耳部扩散。

3.咽喉异物感

咽喉部常有吞咽不适及紧迫感,是声门上型癌的首发症状,但常被忽视,而不及时就医容易延误诊断。若出现吞咽障碍,则为肿瘤的晚期症状。

4.呼吸困难

为恶性肿瘤晚期症状,表现为吸气性呼吸困难,并呈进行性加重。声门下型癌因病变部位比较隐蔽,早期症状不明显,直至肿瘤发展到相当程度或阻塞声门下腔而出现呼吸困难,声门下型癌患者较常以呼吸困难为首发症状而来诊。

5.颈部肿块

多为同侧或双侧颈部淋巴结转移,肿块长在喉结的两旁,无痛感,且呈进行性增大。

(二)体征

1.喉新生物

喉镜检查见喉新生物。

2.声带运动受限或固定

肿瘤增大,导致声带固定或堵塞声门,可引起吞咽障碍和呼吸困难,为肿瘤的晚期症状。

3.颈部淋巴结肿大

声门上型癌的区域淋巴结转移率高,可因颈部淋巴结肿大来就诊。

四、护理措施

(一)心理护理

由于喉部手术后,患者不能进行正常的语言交流,给患者的心理和形象上造成了双重的恶性刺激。应做好解释工作,多关心和体贴患者,鼓励家属多陪伴,给予情感支持。治疗期间注意加强沟通工作,和患者使用纸笔进行交流,及时了解患者的需要,给予帮助,并告知其成功病例,树立战胜疾病的信心。

(二)饮食护理

注意饮食,进食高蛋白质、高维生素、清淡、易消化的流质或半流质食,禁烟、酒,多喝水。鼓励患者取坐位或半坐位进食,进食后休息15～30 min再活动,应少食多餐。放疗期间患者感觉精神倦怠、喉干口燥,饮食则以清热解毒、生津润肺为主,出现咽喉疼痛、吞咽疼痛、胸骨后疼痛时进食温凉容易吞咽的流质或半流质饮食,如鱼肉、梨汁、萝卜汁、绿豆汤、西瓜等。汤水宜以清热利咽、润肺生津为原则,如胡萝卜马蹄汤、冬瓜老鸭汤、银耳莲子百合汤等。放疗期间忌食热性食物和热性水果,如羊肉、狗肉、兔肉及橘子、荔枝、龙眼等。特别是放化疗期间,由于口腔黏膜反应及喉头水肿严重导致进食困难时,可给予静脉营养支持。

(三)口腔护理

嘱患者多饮水,常含话梅或维生素C,促进唾液分泌。

(四)放疗的护理

(1)喉癌患者术后如果身体恢复良好,2周内可行放疗。放疗前必须将金属气管套管更换为塑料套管,佩带金属气管套管不能进行放疗,防止金属套管影响疗效及可能发生次波射线对局部造成损伤。

(2)气管套管护理:根据患者咳痰量每天清洗内套管1～3次。方法为套管取出后用温开水或生理盐水浸泡(塑料制品的套管如用开水或热水浸泡清洗,可发生变形),清除痰痂后用75%酒精浸泡消毒15 min后再用温开水或生理盐水冲洗干净。定期更换固定的纱带及气管套纱块,保持气管造口周围皮肤清洁、干燥,气管造口最好用大纱块遮挡,预防感染,污染时及时更换。放疗期间注意观察套管内的痰量、颜色、性质,痰中带血时应多饮水并加强气道湿化。

(3)放疗处皮肤的护理:气管造口处皮肤受射线损伤,易被痰液污染感染,可每天给予生理盐水清洗造口周围皮肤,避免使用酒精及活力碘。

(4)放疗并发症的防护:主要表现为声音嘶哑、咽下疼痛、吞咽困难、口干、味觉改变、体重减轻等症状,喉癌晚期放疗最常见的并发症是喉头水肿、喉软骨炎和喉软骨坏死。护士应密切观察病情变化,指导患者多饮水,禁烟酒,进食清淡温凉饮食。避免用声,尽量减少与患者的语言交流,改用纸笔交流。并注意观察呼吸情况,指导患者有效咳痰,保持呼吸道通畅,床边备好吸痰装置。放疗期间易引起咽部疼痛充血、喉头水肿或痰液黏稠时,可用生理盐水3～5 mL加庆大霉素1支、α-糜蛋白酶或沐舒坦1支行雾化吸入,每天1次,严重时可行2～3次。必要时可加用抗感染、消肿和激素药物。喉头水肿多于放疗后3个月内消退,对超过半年仍不消退或逐渐加重者应注意有无局部残存、复发或早期喉软骨坏死的发生。

(五)语言康复护理

语言康复护理是全喉切除术后患者的重要康复内容。由于喉部手术后失去发音器官,又因呼吸气道的改变,使患者难以适应。可帮助患者进行食管语言训练、安装人工发音装置和进行发声重建手术,帮助患者重建发音功能。第一食管语言训练,全喉切除术后的患者,由于解剖部位的差异,可出现口腔音、咽音和食管音三种语言声音类型。而食管音则是全喉切除术后患者能发出的最好声音,发食管音的生理过程为两个阶段。一是空气进入食管阶段。二是食管壁肌肉收缩,使空气振动形成排气发生。训练食管音是全喉切除术后患者最方便、最自然、最好的语言康复方法,经济适用,但并不是每个患者都能训练成功。第二安装人工发音装置,即人工喉是一种人造的发音装置,代替声带的振动发出声音,再通过构语器官形成语言。根据声音传送形式分为经口传声和颈部传声两种。经口人工喉已经由气动人工喉发展为电子人工喉,可获得 3 m 以上距离的清晰的发音效果。第三发声重建手术,近年来国内外进行了多种气管食管造瘘发声重建术和气管食管造瘘口安装单向阀门发音管。既可与全喉切除术一期完成,也可施行二期手术,使语言功能得以康复,提高生活质量。对全喉切除术后的患者,应及时进行鼓励、诱导,使他们树立信心和勇气,将心理治疗和语言康复相结合,使患者积极配合治疗和训练,可指导患者去专业机构加强语言康复功能训练。

五、健康教育

(1)指导患者注意保护喉咙,避免说话过多,产生疲劳,多采用其他方式进行交流。

(2)指导患者或家属学会清洗、消毒和更换气管内套管的方法。保持造瘘口清洁干燥,及时清理分泌物。外出或淋浴时注意保护造瘘口,防止异物吸入。室内保持一定的湿度。

(3)由于长期戴有气管套管者喉反射功能降低,应嘱患者将痰液及脱落坏死组织及时吐出,以防止吸入性肺炎发生。

(4)湿化气道,预防痂皮。根据情况定时向气道内滴入抗生素湿化液,嘱多饮水,以稀释痰液防止痰液干燥结痂。

(5)帮助患者适应自己的形象改变,鼓励其面对现实,照镜子观察自己的造口。教患者一些遮盖缺陷的技巧如自制围巾、饰品,保持自我形象整洁等。为了保持呼吸道通畅,勿穿高领毛衫。

(6)加强锻炼,增强抵抗力,注意保暖,避免到公共场所,防止上呼吸道感染。禁止游泳、淋浴,防止污物进入气管造口,引起吸入性肺炎。

(7)禁烟酒和刺激性食物,保持大便通畅,气管切开后患者不能屏气,影响肠蠕动,应多吃新鲜蔬菜、水果等,预防便秘。

(8)发现出血、呼吸困难、造瘘口有新生物或颈部扪及肿块,应及时到医院就诊。定期随诊,治疗结束后第 1～2 年间每 3 个月复查 1 次。

喉癌的预后与原发肿瘤的部位、肿瘤的大小、有无淋巴结转移、病理类型等相关。声门上型与声门下型分化较差,发展较快,预后较差;声门型分化较好,发展较慢,预后较好。早期喉癌单独使用放疗和手术切除,可以获得 80% 以上的 5 年生存率。

(谭　娟)

第五节　乳　腺　癌

乳腺癌是女性最常见的恶性肿瘤之一,发病率逐年上升,部分大城市乳腺癌已占女性恶性肿瘤之首位。

一、病因

乳腺癌的病因尚未完全明确,研究发现乳腺癌的发病存在一定的规律性,具有高危因素的女性容易患乳腺癌。

(一)激素作用

雌酮及雌二醇对乳腺癌的发病有直接关系。

(二)家族史

一级亲属患有乳腺癌病史者的发病率是普通人群的2～3倍。

(三)月经婚育史

月经初潮早、绝经年龄晚、不孕及初次足月产年龄较大者,发病率会增高。

(四)乳腺良性疾病

乳腺小叶有上皮增生或不典型增生,可能与本病有关。

(五)饮食与营养因素

营养过剩、肥胖等,都会增加发病机会。

(六)环境和生活方式

北美等发达国家发病率约为发展中国家的4倍。

二、临床表现

早期乳腺癌往往不具备典型的症状和体征,不易引起重视,常通过体检或乳腺癌筛查发现。以下为乳腺癌的典型体征。

(一)乳腺肿块

80%的乳腺癌患者以乳腺肿块首诊。

1.早期

肿块多位于乳房外上象限,典型的乳腺癌多为无痛性肿块,质地硬,表面不光滑,与周围分界不清。

2.晚期

肿块固定;卫星结节;皮肤破溃。

(二)乳头溢液

非妊娠期从乳头流出血液、浆液、乳汁、脓液,或停止哺乳半年以上仍有乳汁流出者。

(三)皮肤改变

皮肤出现酒窝征、橘皮样改变或皮肤卫星结节。

(四)乳头、乳晕异常

乳头、乳晕异常,表现为乳头皮肤瘙痒、糜烂、破溃、结痂、脱屑、伴灼痛,以致乳头回缩。

(五)腋窝淋巴结肿

1.早期

早期可出现同侧腋窝淋巴结肿大,肿大的淋巴结质硬、可推动。

2.晚期

晚期可在锁骨上和对侧腋窝摸到转移的淋巴结。

三、护理评估

(一)健康史

(1)询问与本病相关的病因、诱因或促成因素。

(2)主要评估的一般表现及伴随症状与体征。

(3)了解患者的既往史、家族史。

(二)身体状况

(1)观察患者的生命体征,有无发热。

(2)有无皮肤瘙痒。

(3)有无乏力、盗汗与消瘦等。

(三)心理-社会评估

(1)评估时应注意患者对自己所患疾病的了解程度及其心理承受能力,以往的住院经验,所获得的心理支持。

(2)家庭成员及亲友对疾病的认识、对患者的态度。

(3)家庭应对能力,以及家庭经济情况,有无医疗保障等。

四、护理措施

(一)心理护理

(1)做好患者及其家属的思想工作,减轻焦虑。

(2)向患者解释待治疗结束后可以佩戴假乳或乳房重建术来矫正。

(3)向患者解释脱发只是应用化疗药物暂时出现的一个不良反应,化疗后头发会重新生长出来。

(4)指导患者使用温和的洗发液及软梳子,如果脱发严重,可以将头发剃光,然后佩戴假发或者戴帽子。

(5)坚持患肢的功能锻炼,使患肢尽可能地恢复正常功能,减轻患者的水肿,以免影响美观。

(二)肢体功能锻炼的护理

术后 24 h 内,活动腕关节,练习伸指、握拳、屈腕运动;术后 1~3 d,进行前臂运动,屈肘伸臂,注意肩关节夹紧;术后 4~7 d,可进行肘部运动,用患侧手刷牙、吃饭等,用患侧手触摸对侧肩及同侧耳;术后 1 周,进行摆臂运动,肩关节不能外展;术后 10 d,可进行托肘运动及爬墙运动(每天标记高度,直至患肢高举过头)。功能锻炼一般每天锻炼 3~4 次,每次 20~30 min 为宜。

(三)饮食护理

指导患者加强营养支持,为患者提供高蛋白,高维生素,高热量,无刺激性,易消化的食物,如瘦肉、蛋、奶、鱼、橘皮、海带、紫菜、山楂、鱼、各种瓜果等,禁服用含有雌激素的保健品。鼓励患者多饮水,每天饮水量≥2000 mL。

(四)化疗的皮肤护理

乳腺癌的化疗方案中大多数都是发泡性药物,化学性静脉炎的发病率很高,静脉保护尤为重要,护士在进行静脉穿刺过程中应选择粗直、弹性良好的血管,有计划地更换使用血管,并在化疗后指导患者局部涂擦多磺酸黏多糖,以恢复血管的弹性。

(五)放疗的皮肤护理

选择宽大柔软的全棉内衣。照射野可用温水和柔软毛巾轻轻蘸洗,禁止用肥皂和沐浴液擦洗或热水浸浴。局部放疗的皮肤禁用碘酒、乙醇等刺激性药物,不可随意涂抹药物和护肤品。局部皮肤避免粗糙毛巾、硬衣领、首饰的摩擦;避免冷热刺激,如热敷、冰袋等。外出时,局部放疗的皮肤应防止日光照射,如头部放疗的患者外出时要戴帽子,颈部放疗的患者外出时要戴围巾。放射野位于腋下、腹股沟、颈部等多汗、皱褶处时,要保持清洁干燥,并可在室内适当暴露通风。局部皮肤切忌用手指抓挠、勤修剪指甲、勤洗手。护士应严密观察患者静脉滴注化疗药物时的用药反应,如静脉滴注紫杉醇类药物时,用药前遵医嘱应用地塞米松,用药前半小时肌内注射异丙嗪及苯海拉明等抗过敏药物;用药时给予血压监测,注意观察患者的血压变化,如果出现过敏症状,应立即停药,并遵医嘱给予对症处置。

五、健康教育

(1)向患者讲解肢体水肿的原因,要避免患肢提重物,避免在患肢静脉输液、测血压等。注意术后患肢的功能锻炼,保持血液通畅。穿衣先穿患侧,脱衣先脱健侧。

(2)护士应做好随访工作,定期检查患者功能锻炼的情况,及时给予指导。

(3)指导患者术后5年内避免妊娠,防止乳腺癌复发。

(4)患者在治疗过程中应配合医师监测血常规变化,每周化验血常规一次,定期复查。

(5)内分泌治疗的患者应定期复查子宫内膜,预防子宫内膜癌的发生。

(谭 娟)

第六节 肺 癌

肺癌大多数起源于支气管黏膜上皮,因此也称支气管肺癌,是肺部最常见的恶性肿瘤。肺癌的发生与环境的污染及吸烟密切相关,肺部慢性疾病、人体免疫功能低下、遗传因素等对肺癌的发生也有一定影响。根据肺癌的生物学行为及治疗特点,将肺癌分为小细胞肺癌、鳞癌、腺癌、大细胞癌。根据肿瘤的位置分为中心型肺癌及周边型肺癌。肺癌转移途径有直接蔓延、淋巴结转移、血行转移及种植性转移。

一、护理措施

(一)心理护理

当患者得知自己患肺癌时,会面临巨大的身心应激,而心理应对结果会对疾病产生明显的积极或消极影响,护士通过多种途径给患者及其家属提供心理与社会支持。根据患者的性别、年龄、职业、文化程度、性格等,多与其交谈,耐心倾听患者诉说,尽量解答患者提出的问题和提供有益的信息,帮助患者正确估计所面临的情况,让其了解肺癌的有关知识,以及将接受的治疗、患者和家属应如何配合、在治疗过程中的注意事项,请治愈患者现身说法,增强患者对治疗的信心,积极应对癌症的挑战,与疾病做斗争。

(二)保持呼吸道通畅

分析患者病情,判断引起呼吸困难的原因,根据不同病因,采取不同的护理措施。

(1)若肿瘤转移至胸膜,可产生大量胸腔积液,导致气体交换面积减少,引起呼吸困难,要配合医师及时行胸腔穿刺置管引流术。

(2)若患者肺部感染痰液过多、纤毛功能受损、机体活动减少,或放疗、化疗导致肺纤维化,痰液黏稠,无力咳出而出现呼吸困难,应密切观察咳嗽、咳痰情况,详细记录痰液的色、量、质,正确收集痰标本,及时送检,为诊断和治疗提供可靠的依据,并采取以下护理措施。①提供整洁、舒适的环境,减少不良刺激,病室内维持适宜的温度(18~20 ℃)和相对湿度(50%~60%),以充分发挥呼吸道的自然防御功能;避免尘埃与烟雾等刺激,对吸烟的患者与其共同制订有效的戒烟计划;注意患者的饮食习惯,保持口腔清洁,避免油腻、辛辣等刺激性食物,一般每天饮水 1500 mL以上,可保证呼吸道黏膜的湿润和病变黏膜的修复,利于痰液稀释和排除。②促进有效排痰:指导患者掌握有效咳嗽的正确方法,患者坐位,双脚着地,身体稍前倾,双手环抱一个枕头。进行数次深而缓慢的腹式呼吸,深吸气末屏气,然后缩唇,缓慢地通过口腔尽可能呼气(降低肋弓、使腹部往下沉)。在深吸一口气后屏气 3~5 s,身体前倾,从胸腔进行 2~3 次短促有力的咳嗽,张口咳出痰液,咳嗽时收缩腹肌,或用自己的手按压上腹部,帮助咳嗽,有效咳出痰液。湿化和雾化疗法,湿化疗法可达到湿化气道、稀释痰液的目的,适用于痰液黏稠和排痰困难者。常用湿化液有蒸馏水、生理盐水、低渗盐水。临床上常在湿化的同时加入药物以雾化方式吸入。可在雾化液中加入痰溶解剂、抗生素、平喘药等,达到祛痰、消炎、止咳、平喘的作用。胸部叩击与胸壁震荡,适用于肺癌晚期长期卧床、体弱、排痰无力者,禁用于肺癌伴肋骨转移、咯血、低血压、肺水肿等患者。操作前让患者了解操作的意义、过程、注意事项,以配合治疗,肺部听诊,明确病变部位。叩击时避开乳房、心脏和骨突出部位及拉链、纽扣部位。患者侧卧,叩击者两手手指并拢,使掌侧呈杯状,以手腕力量,从肺底自下而上、由外向内、迅速而有节律地叩击胸壁,震动气道,每一肺叶叩击1~3 min,120~180 次/分钟,叩击时发出一种空而深的拍击音则表明手法正确。胸壁震荡法时,操作者双手掌重叠置于欲引流的胸壁部位,吸气时手掌随胸廓扩张慢慢抬起,不施加压力,从吸气最高点开始,在整个呼气期手掌紧贴胸壁,施加一定的压力并做轻柔的上下抖动,即快速收缩和松弛手臂和肩膀,震荡胸壁 5~7 次,每一部位重复 6~7 个呼吸周期,震荡法在呼气期进行,且紧跟叩击后进行。叩击力量以患者不感到疼痛为宜,每次操作时间 5~15 min,应在餐后2 h至餐前30 min完成,避免治疗中呕吐。操作后做好口腔护理,除去痰液气味,观察痰液情况,复查肺部呼吸音及啰音变化。③机械吸痰:适用于意识不清、痰液黏稠无力咳出、排痰困难者。可经患者的口、鼻腔、气管插管或气管切开处进行负压吸痰,也可配合医师用纤维支气管镜吸出痰液。

(三)咯血的护理

应予以耐心解释,消除其紧张情绪,嘱患者轻轻将气管内存留的积血咯出,以保持呼吸道通畅,咯血时不能屏气,以免诱发喉头痉挛,血液引流不畅导致窒息。小量咯血者宜进少量凉或温的流质饮食,多饮水,多食富含纤维素食物,以保持大便通畅,避免排便时腹压增加而咯血加重;密切观察咯血的量、色,大咯血时,护理方法见应急措施。大量咯血不止者,可采用丝线固定双腔球囊漂浮导管经纤支镜气道内置入治疗大咯血的方法;同时做好应用垂体后叶素的护理,静脉滴注速度勿过快,以免引起恶心、便意、心悸、面色苍白等不良反应,监测血压、血氧饱和度;冠心病患者、高血压病患者及孕妇忌用;配血备用,可酌情适量输血。

（四）疼痛的护理

（1）采取各种护理措施减轻疼痛。提供安静的环境，调整舒适的体位，小心搬动患者，避免拖、拉、拽动作，滚动式平缓地给患者变换体位，必要时支撑患者各肢体，指导、协助胸痛患者用手或枕头护住胸部，以减轻深呼吸、咳嗽或变换体位所引起的胸痛；胸腔积液引起的疼痛，可嘱患者患侧卧位，必要时用宽胶布固定胸壁，以减少胸部活动幅度，减轻疼痛；采用按摩、针灸、经皮肤电刺激止痛穴位或局部冷敷等，以降低疼痛的敏感性。

（2）药物止痛：按医嘱用药，根据患者疼痛再发时间，提前按时用药，在应用镇痛药期间，注意预防药物的不良反应，如便秘、恶心、呕吐、镇静和精神紊乱等，嘱患者多进食富含纤维素的蔬菜和水果，缓解和预防便秘。

（3）患者自控镇痛：可自行间歇性给药，做到个体化给药，增加了患者自我照顾和对疼痛的自主控制能力。

（五）饮食护理

根据患者的饮食习惯，给予高蛋白、高热量、高维生素、易消化饮食，调配好食物的色、香、味，以刺激食欲，创造清洁舒适、愉快的进餐环境，促进食欲。病情危重者应采取喂食、鼻饲或静脉输入脂肪乳、复方氨基酸和含电解质的液体。对于有大量胸腔积液的患者，应酌情输血、血浆或白蛋白，以减少胸腔积液的产生，补充癌肿或大量抽取胸腔积液等因素所引起的蛋白丢失，增强机体抗病能力。有吞咽困难者应给予流质饮食，进食宜慢，取半卧位以免发生吸入性肺炎或呛咳，甚至窒息。

（六）口腔护理

向患者讲解放疗、化疗后口腔唾液腺分泌减少，pH下降，易发生口腔真菌感染和牙周病，使其理解保持口腔卫生的重要性，以便主动配合。患者睡前及三餐后进行口腔护理；戒烟酒，以防刺激黏膜；忌食辛辣及可能引起黏膜创伤的食物，如带刺或碎骨头的食物，用软牙刷刷牙，勿用牙签剔牙，并延期牙科治疗，防止黏膜受损；进食后，用盐水或复方硼砂溶液漱口，控制真菌感染；口唇涂润滑剂，保持黏膜湿润，黏膜口腔溃疡，按医嘱应用表面麻醉剂止痛。

（七）化疗不良反应的护理

1.骨髓抑制反应的护理

化疗后机体免疫力下降，发生感染、出血。护士接触患者之前要认真洗手，严格执行无菌操作，避免留置尿管或肛门指检，预防感染；告知患者不可到公共场所或接触感冒患者；在做全身卫生处置时，要特别注意易感染部位，如鼻腔、口腔、肛门、会阴等，各部位使用毛巾要分开，以免交叉感染；监测体温，观察皮肤温度、色泽、气味，早期发现感染征象；当白细胞总数降至 $1 \times 10^9/L$ 时，做好保护性隔离。对血小板计数 $< 50 \times 10^9/L$ 时，密切观察有无出血倾向，采取预防出血的措施，避免患者外出活动，防止身体受挤压或外伤，保持口腔、鼻腔清洁湿润，勿用手抠鼻痂，牙签剔牙，尽量减少穿刺次数，穿刺后应实施局部较长时间按压，必要时，遵医嘱输血小板控制出血。

2.恶心、呕吐的护理

化疗期间如患者出现恶心、呕吐，按医嘱给予止吐药，嘱患者深呼吸，勿大动作转动身体，给予高营养清淡易消化的饮食，少食多餐，不催促患者进食，忌食辛辣等刺激性食物，戒烟酒，不要摄入加香料、肉汁和油腻的食物，建议平时咀嚼口香糖或含糖果，加强口腔护理去除口腔异味。对已有呕吐患者灵活掌握进食时间，可在其间歇期进食，多饮清水，多食薄荷类食物及冷食等。

二、健康教育

(1)宣传吸烟对健康的危害,提倡不吸烟或戒烟,并注意避免被动吸烟。

(2)对肺癌高危人群要定期进行体检,早期发现肿瘤,早期治疗。

(3)改善工作和生活环境,防止空气污染。

(4)给予患者和家属心理上的支持,使之正确认识肺癌,增强治疗信心,维持生命质量。

(5)督促患者坚持化疗或放疗,告诉患者出现呼吸困难、咯血或疼痛加重时,应立即到医院就诊。

(6)指导患者加强营养支持,合理安排休息,适当活动,保持良好精神状态,避免呼吸道感染以调整机体免疫力,增强抗病能力。

(7)对晚期癌肿转移患者,要指导家属做好患者临终前的护理,告知患者及其家属对症处理的措施,使患者平静地走完人生最后一程。

(谭 娟)

第七节 胃 癌

胃癌是源自胃黏膜上皮细胞的恶性肿瘤,是常见的消化道癌肿之一。临床有进行性上腹疼痛、体重下降,伴有恶心、呕吐、呕血、黑便、贫血等表现。胃癌是人类常见的恶性肿瘤,占全部恶性肿瘤20%左右,居全球肿瘤发病和癌症病死率的第二位。其发病率和病死率与国家、种族及地区有很大的关系。日本、中国、智利、俄罗斯和冰岛为高发国家;我国西北地区发病率最高。胃癌可发生在任何年龄,高发年龄为40~60岁,男、女性之比为(2~3):1。发病率和病死率随年龄增长而上升。全国平均年病死率为16/10万。近年来,发病有下降趋势,与诊断手段提高、其他消化道癌症增加和环境改变有关。早诊断、早治疗为本病的关键,手术治疗为首选措施。若治疗护理得当,可延长患者的生命和提高患者的生活质量。

一、病因

胃癌的病因尚未明确,一般认为与下列因素有关。

(一)饮食与环境因素

食物品种和饮食习惯是影响胃癌发生的重要因素,流行病学研究表明,长期食用霉变食品、咸菜、高盐食物、烟熏及腌制品,均可增加发生胃癌的危险性。腌制食品中含有高浓度的硝酸盐,能在胃内被细菌还原酶转变成亚硝酸盐,与胺结合成为致癌的亚硝酸胺,长期作用可致胃黏膜发生癌变。环境因素也起到重要的作用,近期研究发现本病高发区与火山来源的土壤有关。

(二)幽门螺杆菌感染

大量研究表明,幽门螺杆菌是胃癌发病的危险因素。幽门螺杆菌所分泌的毒素能使胃黏膜病变,从而发生癌变。

(三)癌前病变

所谓癌前病变是指易恶变的全身性或局部疾病或状态。胃癌的癌前病变:①慢性萎缩性胃炎伴有肠上皮化生和重度不典型增生者;②腺瘤型或绒毛型胃息肉,息肉直径>2 cm,癌变率为15%～40%;③残胃炎,毕氏Ⅱ式术后残胃癌较多见,其发生率为5%～16%;④恶性贫血胃体黏膜有严重萎缩者,其发生率是正常人群的5～10倍;⑤胃溃疡患者约占5%。

(四)遗传因素

胃癌的发病具有家族聚集倾向,可发生于同卵同胞,胃癌发病率较无家族史人群高2～3倍。据报道,致癌物质对遗传易感者作用更大。

胃癌好发于胃窦部,其次为胃贲门与胃体。早期癌细胞浸润范围局限黏膜层,无局部淋巴转移;进展期癌细胞浸润黏膜下层及肌层;晚期癌细胞浸润浆膜层或其以外。胃癌的转移有直接扩散、淋巴转移、血行播散和种植性转移。

二、临床表现

(一)症状

1.早期胃癌

多无症状,有时出现上腹隐痛不适、嗳气、反酸、食欲减退等非特异性上消化道症状,容易被忽视。

2.进展期胃癌

最早出现的症状为上腹痛,伴食欲缺乏、体重下降,贫血等。开始仅为上腹饱胀不适,继之呈现持续性隐痛,进食后加重,解痉及抗酸剂无效。胃壁受累可有易饱感;胃窦部癌,因幽门梗阻而发生严重的恶心、呕吐;贲门癌和高位小弯癌累及食管下端,出现进食梗阻感、吞咽困难;溃疡型胃癌,因癌肿侵蚀血管,造成上消化道出血,常见呕血及黑便;癌肿破溃致胃黏膜急性穿孔,常见有剧烈腹痛。

3.晚期胃癌

癌肿浸润胃血管壁可有消化道出血,幽门梗阻时出现呕吐,贲门癌累及食管下段可出现吞咽困难,癌肿溃疡可导致胃穿孔。此外,当癌转移至肝出现腹水、肝大、黄疸,转移至骨骼可出现全身骨骼剧痛。

(二)体征

1.早期胃癌

早期胃癌无明显体征。

2.进展期胃癌

患者进展期可有消瘦、精神状态差。

3.晚期胃癌

晚期出现上腹部肿块和其他转移表现:呈恶病质,上腹部可触及坚实、可移动结节状肿块,有压痛;发生肝转移时有肝大,并触及坚硬结节,常伴黄疸;发生腹膜转移时有腹水,表现为移动性浊音;远处淋巴结转移时在左锁骨上内侧触到质硬、固定的淋巴结等。

三、辅助检查

(一)X线钡餐检查

早期呈局限性表浅的充盈缺损,边缘不规则的龛影,或黏膜有灶性积钡,胃小区模糊不清等;进展期为较大而不规则的充盈缺损,溃疡型为龛影位于胃轮廓内,边缘不整齐,周围黏膜有中断的皱襞,浸润型为胃壁僵硬、蠕动消失、胃腔狭窄。

(二)胃镜检查

观察病变部位、性质,取活组织检查。其准确率达 95%~99%,是诊断早期胃癌的最佳方法。

(三)CT 检查

了解胃肿瘤侵犯情况,与周围脏器关系,有无切除可能。

(四)实验室检查

长期失血或营养缺乏患者的红细胞数减少、血红蛋白下降;粪便隐血实验对持续阳性、药物治疗不转阴,有诊断意义。

四、护理诊断

(一)营养失调

低于机体需要量,与疾病消耗、吞咽困难和手术化疗有关。

(二)疼痛

与肿瘤细胞浸润有关。

(三)活动无耐力

与食欲缺乏、疾病消耗、疼痛有关。

(四)有感染的危险

与化疗致机体免疫功能低下及营养不良有关。

五、护理措施

(一)饮食护理

鼓励能进食的患者进食易消化、营养丰富的流质或半流质饮食;不能进食或进食不足者,如吞咽困难者或中、晚期患者,遵医嘱静脉输注高营养物质;幽门梗阻时,行胃肠减压,遵医嘱静脉补充液体,必要时输白蛋白、全血或血浆等。提高患者对手术的耐受力,择期手术患者采取少量多餐的饮食原则。

(二)预防感染

患者因抵抗力低,易发生感染,每天给患者温水擦浴,保持皮肤清洁、干燥;长期卧床患者,定时更换卧位;床铺保持清洁、干燥、平整,避免潮湿、摩擦以及排泄物的刺激,防止患者发生压疮;鼓励和帮助患者做床上肢体运动,防止血栓性静脉炎;做好口腔护理,餐后及晚睡前或呕吐后,立即做口腔清洗。保持良好舒适的环境,适宜的温度、湿度,让患者在安静的环境下休养。

(三)病情观察

注意观察腹痛的部位、性质、持续时间,进食是否缓解;对呕血和黑便、突发性腹部剧痛,应注意有无消化道出血和穿孔的发生;对出现咳嗽、咯血、胸痛、腰酸、血尿、头痛、头晕、智力障碍、皮肤破溃、结节、黄疸、腹水等表现,提示有癌肿转移。

六、健康教育

(一)疾病知识指导

向患者介绍疾病知识,使其了解疾病发生的原因及诱发因素;指导患者保持情绪稳定,学会放松、宣泄及缓解压力的技巧,以乐观态度面对人生。

（二）生活指导

养成良好的饮食习惯，多食营养丰富、富含维生素 C、维生素 A 等食物；少进咸菜、高盐食物、烟熏及腌制品；避免生、冷、硬、辛辣等刺激性食物；合理科学的贮存粮食；遵循少量多餐的饮食原则，烹调方式忌煎、炸。合理安排休息时间，尽可能做一些运动量较低的活动，如外出散步，做广播体操，以不感到疲劳为度。鼓励患者坚持做好个人卫生，保持室内空气流通，注意季节变化，外出加防护措施，尽量减少到人群集中的地方。

（三）用药指导

嘱患者按医嘱用药，保证疗程，学习观察药物疗效和不良反应，学会减轻不良反应的办法，不要随意停药，避免影响疗效。

（四）自我监测指导

大力推广普及防癌知识，提高防癌意识，监测易感人群，如 40 岁以上成人，近期发生上腹部不适，或有溃疡病史者，近期出现疼痛规律变化、大便潜血试验持续阳性等，及时到医院进行相关检查；癌前病变者，如胃溃疡、萎缩性胃炎、胃息肉等，定期检查，做到早期发现、早期诊断、早期根治。坚持定期复诊，发现异常，及时治疗。

（谭　娟）

第八节　原发性肝癌

原发性肝癌是指由肝细胞或肝内胆管上皮细胞发生的恶性肿瘤，是我国常见的恶性肿瘤之一，病死率较高，在恶性肿瘤死亡排位中占第 2 位。近年来发病率有上升趋势，肝癌的 5 年生存率很低，预后凶险。原发性肝癌的发病率有较高的地区分布性，本病多见于中年男性，男、女性别之比在肝癌高发中 3：1～4：1，低发区则为 1：1～2：1。高发区的发病年龄高峰为 40～49 岁。

一、病因与发病机制

病因与发病机制尚不清楚，根据高发区的流行病学调查结果表明，下列因素与肝癌的发病关系密切。

（一）病毒性肝炎

在我国，乙型肝炎是原发性肝癌发生的最重要病因，原发性肝癌患者中 1/3 曾有慢性肝炎病史。肝癌患者血清中乙型肝炎标志物高达 90%，近年来丙型肝炎与肝癌关系也逐渐引起关注。

（二）肝硬化

原发性肝癌合并肝硬化者占 50%～90%，乙肝病毒持续感染与肝细胞癌有密切关系。其过程可能是乙型肝炎病毒引起肝细胞损害继而发生增生或不典型增生，从而对致癌物质敏感。在多病因参与的发病过程中可能有多种基因发生改变，最后导致癌变。

（三）黄曲霉毒素

在肝癌高发区，尤其南方以玉米为主粮的地方调查提示，肝癌流行可能与黄曲霉毒素对粮食的污染有关，其代谢产物黄曲霉毒素 B_1 有强烈致癌作用。

(四)饮水污染

某些地区的流行病学调查结果发现,饮用池塘水者与饮用井水者的肝癌发病率和病死率有明显差异,可能与池塘水的蓝绿藻产生的微囊藻毒素污染饮用水源有关。

(五)遗传因素

在高发区肝癌有时出现家族聚集现象,尤以共同生活并有血缘关系者的肝癌罹患率高。可能与肝炎病毒垂直传播有关。

(六)其他因素

饮酒、亚硝胺、农药、某些微量元素含量异常,如铜、锌、钼等及肝吸虫等因素,也被认为与肝癌有关。吸烟和肝癌的关系还有待进一步明确。

二、临床表现

(一)症状

肝癌起病隐匿,早期缺乏典型症状,多在肝病随访中或体检普查中,应用血清甲胎蛋白及 B 超检查偶然发现肝癌,此时患者既无症状,体格检查亦缺乏肿瘤本身的体征,此期称为亚临床肝癌。一旦出现症状而来就诊者,其病程大多已进入中、晚期。不同阶段的肝癌,其临床表现有明显差异。

1.肝区疼痛

肝区疼痛最常见,半数以上患者呈间歇性或持续性的钝痛或胀痛,是由于肿块生长迅速、使肝包膜绷紧牵拉所致。当肿瘤侵犯膈肌时,疼痛可向右肩或右背部放射。向右后生长的肿瘤可致右腰疼痛,突然出现剧烈腹痛和腹膜刺激征时,提示癌结节包膜下出血或向腹腔破溃。

2.消化道症状

食欲缺乏、恶心、呕吐、腹泻、消化不良等,缺乏特异性。

3.全身症状

低热、发热与癌肿坏死物质吸收有关。此外还有乏力、消瘦、贫血、全身衰弱等,少数患者晚期呈恶病质。这是由癌症所致的能量消耗和代谢障碍导致。

4.转移灶症状

如肺转移,可出现咳嗽、咯血;胸膜转移,可引起胸痛和血性胸腔积液;癌栓栓塞肺动脉,可引起肺梗死,可突然出现严重呼吸困难和胸痛;癌栓栓塞下肢静脉,可出现下肢严重水肿;骨转移和脊柱转移,可引起局部压痛或神经受压症状;颅内转移,可出现相应的神经定位症状和体征。

5.伴癌综合征

癌肿本身代谢异常,癌组织对机体发生影响而引起的内分泌或代谢异常的一组综合征,称为伴癌综合征。如自发性低血糖症、红细胞增多症,其他罕见的有高脂血症、高钙血症、类癌综合征等。

(二)体征

1.肝大

进行性肝大是常见的特征性体征之一。肝质地坚硬,表面及边缘不光滑,有大小不等结节,伴不同程度的压痛。如果癌肿突出于右肋弓下或剑突下,上腹可出现局部隆起或饱满。

2.脾大

脾大多见于合并肝硬化门静脉高压患者。因门静脉或脾静脉有癌栓或癌肿压迫门静脉引起。

3.腹水

腹水因合并肝硬化门静脉高压、门静脉或肝静脉癌栓所致。当癌肿表面破溃时,可引起血性腹水。

4.黄疸

当癌肿浸润、破坏肝细胞时,可引起肝细胞性黄疸;当癌肿侵犯肝内胆管或压迫胆管时,可出现阻塞性黄疸。

5.转移灶相应体征

锁骨上淋巴结肿大、胸腔积液的体征,截瘫、偏瘫等。

三、辅助检查

(一)血清甲胎蛋白测定

甲胎蛋白是目前诊断肝细胞肝癌最特异性的标志物,是体检普查的项目之一。肝癌患者甲胎蛋白阳性率为70%～90%,诊断标准为:①甲胎蛋白＞500 $\mu g/L$,持续4周;②甲胎蛋白在＞200 $\mu g/L$ 的中等水平,持续8周;③甲胎蛋白由低浓度升高后不下降。

(二)影像学检查

(1)超声检查:是目前肝癌筛查的首选检查之一,有助于了解占位性病变的血供。

(2)CT检查:在反映肝癌的大小、形态、部位、数目等方面有突出的优点,被认为是补充超声显像检查的、非侵入性诊断的首选方法。

(3)肝动脉造影:是肝癌诊断的重要补充方法,对直径为2 cm以下的小肝癌的诊断较有价值。

(4)MRI检查:优点是除显示如CT检查那样的横截面外,还能显示矢状位、冠状位及任意切面。

(三)组织细胞学检查

在超声或CT引导下活检或细针穿刺行组织学或细胞学检查,是目前确诊直径在2 cm以下的小肝癌的有效方法。缺点是易引起近边缘的肝癌破裂,有促进转移的危险。在非侵入性操作未能确诊时考虑使用。

四、护理诊断

(一)疼痛

疼痛与肿瘤迅速增大、牵拉肝包膜有关。

(二)预感性悲哀

预感性悲哀与获知疾病预后有关。

(三)营养失调

营养失调与肝功能严重损害、摄入量不足有关。

五、护理措施

(一)休息与体位护理

给患者创造安静舒适的休息环境,减少各种不良刺激。协助并指导患者取舒适卧位。为患者创造安静、舒适环境,提高患者对疼痛的耐受性。

(二)饮食护理

鼓励进食,给予高蛋白、适量热量、高维生素、易消化饮食,如出现肝性昏迷,禁食蛋白质。伴腹水患者,限制水钠摄入。如果出现恶心、呕吐现象,做好口腔护理。在化疗过程中患者往往胃肠道反应明显,可根据其口味适当调整饮食。

(三)皮肤护理

晚期肝癌患者极度消瘦,严重营养不良,因为疼痛影响,常拒绝体位变动。因此要加强翻身、皮肤按摩,如出现压疮,做好相应处理。

(四)病情观察

监测生命体征,观察有无肝区疼痛、发热、腹水、黄疸、呕血、便血、24 h 尿量等,以及实验室各项血液生化和免疫学指标。观察有无转移征象。

(五)疼痛护理

晚期癌症患者大部分有中度至重度的疼痛,多为顽固性的剧痛,严重影响生存质量。通过询问病史、观察或运用评估工具来判断疼痛的部位、性质、程度。

1.三阶梯疗法

目前临床普遍推行世界卫生组织推荐的三阶梯疗法,其原则为按阶梯给药,依药效的强弱顺序递增使用;无创性给药,可选择口服给药,直肠栓剂或透皮贴剂给药等方式;按时给药,而不是按需给药;剂量个体化。按此疗法多数患者能满意止痛。

(1)第一阶梯:轻度癌痛,可用非阿片类镇痛药,如阿司匹林。

(2)第二阶梯:中度癌痛及第一阶梯治疗效果不理想时,可选用弱阿片类药,如可卡因。

(3)第三阶梯:重度癌痛及第二阶梯治疗效果不理想者,选用强阿片类药,如吗啡。

向患者说明接受治疗的效果及帮助患者正确用药,对于已掌握的规律性疼痛,在疼痛发生前使用镇痛剂。疼痛减轻或停止时,应及时停药。观察止痛疗效及不良反应。

2.其他方法

(1)放松止痛法:通过全身松弛,可以阻断或减轻疼痛反应。

(2)心理暗示疗法:可结合各种癌症的治疗方法,暗示患者进行自身调节,告诉患者只要配合治疗,就一定能战胜疾病。

(3)物理止痛法:可通过刺激疼痛周围皮肤或相对应的健侧来达到止痛目的。

(4)转移止痛法:让患者取舒适体位,通过回忆、冥想、听音乐、看书报等方法转移注意力,减轻疼痛反应。

(六)肝动脉栓塞化疗护理

肝动脉栓塞化疗护理是肝癌非手术治疗的首选方法,已在临床上广泛应用,是一种创伤性的非手术治疗。

1.化疗前护理

(1)向患者和家属解释治疗的必要性、方法、效果。

(2)评估患者的身体状况,必要时先给予支持治疗。

(3)做好各种检查,如血常规、出凝血时间、肝肾功能、心电图、影像学检查等;检查股动脉和足背动脉搏动的强度。

(4)做好碘过敏试验和普鲁卡因过敏试验,如碘过敏试验阳性,可用非离子型造影剂。

(5)术前 6 h 禁食禁饮。

(6)术前 0.5 h 可给予镇静剂,并测量血压。

2.化疗中护理

(1)准备好各种抢救用品和药物。

(2)护士应尽量陪伴在患者的身边,安慰及观察患者。

(3)注射造影剂时,应严格控制注射速度,注射完毕后应密切观察患者有无恶心、心悸、胸闷、皮疹等过敏症状,观察血压的变化。

(4)注射化疗药物后应观察患者有无恶心、呕吐;一旦出现,应帮助患者头偏向一侧,并备污物盘,指导患者做深呼吸;如果使用的化疗药物胃肠道反应很明显,可在注入化疗药物前给予止吐药。

(5)观察患者有无腹痛,如出现轻微腹痛,可向患者解释腹痛的原因,安慰患者,转移注意力;如疼痛较剧,患者不能耐受,可给予止痛药。

3.化疗后护理

(1)预防穿刺部位出血:拔管后应压迫股动脉穿刺点 15 min,绷带包扎后,用沙袋(1~2 kg)压迫6~8 h;保持穿刺侧肢体平伸 24 h;术后 8 h 内,应每隔 1 h 观察穿刺部位有无出血和渗血,保持敷料的清洁干燥;一旦发现出血,应立即压迫止血,重新包扎,沙袋压迫;如为穿刺点大血肿,可用无菌注射器抽吸,24 h 后可热敷,促进其吸收。

(2)观察有无血栓形成:应检查两侧足背动脉的搏动是否对称,患者有无肢体麻木、胀痛、皮肤温度降低等,出现上述症状与体征,应立即报告医师及时采取溶栓措施。

(3)观察有无栓塞后综合征:发热、恶心、呕吐、腹痛。若体温超过 39 ℃,可给予物理降温,必要时应用退热药。术中或术后用止吐药,可有效地预防和减轻恶心、呕吐的症状,鼓励患者进食,尽可能满足患者对食物的要求。腹痛是因肿瘤组织坏死、局部组织水肿而引起的,可逐渐缓解;若疼痛剧烈,可使用药物止痛。

(4)密切观察化疗后反应,及时检查肝、肾功能和血常规,及时治疗和抢救。补充足够的液体,鼓励患者多饮水、多排尿,必要时应用利尿剂。

(七)心理护理

肝癌患者的 5 个阶段的心理反应往往比其他癌症患者更为明显。要充分认识患者的心理反应,对部分出现过激行为,如绝望甚至自杀的患者,要给予正确的心理疏导;同时建立良好的护患关系,减轻患者恐惧。对于晚期患者,特别要维护其尊严,并做好临终护理。

六、健康教育

(一)疾病知识指导

原发性肝癌应以预防为主。临床证明,肝炎-肝硬化-肝癌的关系密切。因此,患病毒性肝炎的患者,应及时正确治疗,防止转变为肝硬化;非乙型肝炎病毒携带者,应注射乙型肝炎疫苗。加强锻炼,增强体质,注意保暖。

(二)生活指导

禁食含有黄曲霉素的霉变食物,特别是发霉的花生和玉米,禁饮酒。肝癌伴有肝硬化者,特别是伴食管-胃底静脉曲张的患者,应避免粗糙饮食。

(三)用药指导

在化疗过程中,应向患者做好解释工作,消除紧张心理,并介绍药物性质、不良反应。①药物反应较重者,宜安排在睡前或饭后用药,以免影响进食。呕吐严重者应少食多餐,辅以针刺足三里、合谷、曲池等穴,对减轻胃肠道反应有一定作用。②注意防止皮肤破损,观察皮肤有无瘀斑、出血点,有无牙龈出血、鼻出血、血尿及便血等症状。③鼓励患者多饮水或强迫排尿,使尿液稀释。遵医嘱适量地服用碳酸氢钠以碱化尿液。④常选用 1 : 5000 高锰酸钾溶液坐浴,预防会阴部感染。

(四)自我监测指导

出现右上腹不适、疼痛或包块者,应尽早到医院检查。肝癌的疗效取决于早发现、早治疗,一旦确诊,应尽早治疗,以手术为主的综合治疗可明显延长患者生命。观察肿瘤有无并发症和有无远处转移的表现,应警惕肝癌结节破裂、肝性脑病、消化道出血和感染等。手术后的癌肿患者,应观察其有无复发,定期复诊。化疗患者应定期检查肝肾功能、心电图、血常规、血浆药物浓度等,及时了解脏器功能和有无药物蓄积。

(谭 娟)

第九节 大 肠 癌

大肠癌是常见的恶性肿瘤,包括结肠癌和直肠癌。

一、病因

大肠癌和其他恶性肿瘤一样,病因尚未明确,可能与下列因素有关。

(一)环境因素

经研究证明,在各种环境因素中,以饮食因素最为重要。大肠癌的发病率与食物中的高脂肪消耗量有正相关关系。另外,也可能与微量元素缺乏、生活习惯改变有关。

(二)遗传因素

国内外均有"大肠癌家庭性"的报道。有些大肠腺瘤,如多发性家庭性腺瘤病,是一种常染色体显性遗传性疾病,家族中患病率可达 50%,如不治疗,10 岁以后均有患大肠癌的可能。最近有学者对肿瘤抑制基因与大肠癌发生关系进行研究发现:大肠癌的易感性与发病机制均与遗传因素有关。

(三)大肠腺瘤

根据各地的尸检材料研究发现,大肠腺瘤的发病情况与大肠癌颇为一致。有人统计,具有 1 个腺瘤的患者,其大肠癌的发生率比无腺瘤者高 5 倍,多个腺瘤者比单个腺瘤患者高 1 倍。

(四)慢性大肠炎症

据报道,肠癌流行与血吸虫病的流行区域呈正相关关系,一般认为,血吸虫可导致肠道炎性改变,其中一部分会发生癌变。肠道的其他慢性炎症也有癌变的可能,3%～5% 的溃疡性结肠炎可发生癌变。

二、临床表现

(一)早期大肠癌

早期多无症状。随着肿瘤的增大和病情的继续进展,才显露出症状。实际在临床上已出现症状的患者,其局部病变已往往很严重,甚至到了晚期。

(二)晚期大肠癌

大肠癌一旦进入晚期,可出现较明显的症状,但有些症状并非特异,且与癌肿所在的部位有关。

1.右侧结肠癌

主要表现为消化不良,乏力,食欲缺乏,腹泻,便秘,或便秘、腹泻交替出现,腹胀,腹痛,腹部压痛,腹部包块,进行性贫血。包块位置随病变位置而异。盲肠癌包块位于右下腹,升结肠包块位于右侧腹部,结肠肝曲包块位于右上腹,横结肠包块位于脐部附近。此外,可有发热、消瘦,并有穿孔及局限性脓肿等并发症,此时病变已进入最晚期。

2.左侧结肠癌

由于乙状结肠肠腔狭小,且与直肠形成锐角,因而易发生狭窄和进行性肠梗阻,多有顽固性便秘,也可间以排便次数增多。由于梗阻多在乙状结肠下段,所以呕吐较轻或缺如,而腹胀、腹痛、肠鸣及其肠型明显。癌肿破溃时,可使粪便外染有鲜血或黏液。梗阻近端肠管可因持久性膨胀、缺血、缺氧而形成溃疡,甚至引起穿孔,也可发生大出血及腹腔脓肿。

3.直肠癌

主要表现为大便次数增多,粪便变细,带有血液或黏液,伴有里急后重。由于癌肿可侵犯骶丛神经,可出现剧痛。如果累及膀胱,可出现尿频、尿痛、尿急、尿血等症状。癌肿侵犯膀胱,可形成膀胱直肠瘘。直肠癌也可引起肠梗阻。

4.肛管癌

主要表现为便血及疼痛。疼痛于排便时加剧。当癌肿侵犯肛门括约肌时,可有大便失禁。肛管癌可转移至腹股沟淋巴结,故可于腹股沟触及肿大而坚硬的淋巴结。

三、辅助检查

(一)粪便检查

粪便隐血试验对本病的诊断虽无特异性,但方法简便易行,可作为普查筛选手段,或可提供早期诊断的线索。

(二)直肠指诊

我国下段直肠癌远比国外多见,占直肠癌的 77.5%,因此绝大部分直肠癌可在直肠指诊时触及。

(三)乙状结肠镜检查

国内 77.7% 的大肠癌发生在直肠和乙状结肠,常用的乙状结肠镜管长为 30 cm,可直接发现肛管、直肠和乙状结肠中段以下的肿瘤。

(四)X 线钡剂灌肠检查

病变在乙状结肠上段或更高位置者,须进行 X 线钡剂灌肠检查。气钡双重造影,可提高放射学诊断的正确率,并显示癌肿的部位与范围。

(五)纤维结肠镜检查

可清晰地观察全部结肠,并可在直视下钳取可疑病变进行病理学检查,有利于早期及微小结肠癌的发现与癌的确诊,进一步提高了本病的诊断正确率,是大肠癌最重要的检查手段。

(六)血清癌胚抗原测定

在大肠癌患者血清中,可以检测到癌胚抗原,血清癌胚抗原测定对本病的诊断不具有特异性。但用放射免疫法检测癌胚抗原,作定量动态观察,对判断大肠癌的手术效果与监测术后复发有一定意义。如果大肠癌经手术将肿瘤完全切除后,则血清癌胚抗原逐渐下降;若复发,又可再度升高。

(七)超声检查

超声检查可清晰显示直肠肿块的范围、大小、深度及周围组织情况,并可分辨直肠壁各层的微细结构,检查方法简单,可迅速提供图像,对手术方式选择、术后随访有一定帮助。

(八)CT检查

CT检查对了解肿瘤肠管外浸润程度以及有无淋巴结或肝脏转移有重要意义,对直肠癌复发的诊断较为准确。

四、放疗护理

放疗是乳腺癌患者手术前后重要的辅助治疗手段之一,可有效提高治愈率,预防术后局部复发,提高患者的生存质量。但在放疗的过程中,患者很可能会出现一些心理、生理上的反应,因此,护士要针对不同时期可能出现的问题,及时进行护理干预,避免或减轻一些不良反应的发生,并使患者积极配合,顺利完成治疗。

(一)放疗前护理

1.一般护理

患者入院后,在做好常规入院宣教及检查的同时,根据患者术后恢复情况,生活自理能力的程度,给予相应的协助;了解患侧肢体有无肿胀、疼痛,活动程度,患肢功能锻炼情况,告知继续功能锻炼的必要性与方法;了解患者对形体改变的认知程度,给予知识宣教及心理支持;观察保乳患者乳头有无溢液,腋下区域淋巴结及锁骨上淋巴结有无肿大情况,教会乳腺自检方法,观察家属对患者的支持程度及维持健康的知识水平,告知家属,尤其配偶的理解与支持,对患者的康复将起到不可估量的作用。

2.心理护理

患者对将进行的放疗可能会产生焦虑甚至恐惧心理,她们会担心是否病情较重、病程较晚;经过手术和(或)化疗后,身体能否耐受放疗等。护士应耐心讲解放疗在乳腺癌治疗中的作用与意义,告知保持开朗乐观情绪与疾病治愈的相关性,帮助疏导不良心理,树立战胜疾病的信心。

3.放疗知识的宣教

放疗前向患者讲解放疗的基本原理,可能出现的反应及预防与处理方法。协助做好放疗前的准备,告知定位与放疗时的配合要点,如定位、照射时充分暴露照射野部位;记住定位时的体位,尽可能做到每次照射时头、手、身体保持同样的位置;每次治疗过程中不可随意变动体位。

(二)放疗中护理

1.一般护理

首次放疗时告知患者每天要照射的部位与每个野的配合要点,特别是用乳腺切线托架的正确卧位,在照内、外切线野打机架时,不必紧张;如有不适挥手,即有技术员协助处理。在整个放疗过程中,护士要随时观察患者的心理活动,对治疗的适应状况,全身营养情况,出现反应的时间与程度,对产生反应的认知情况等。及时给予相应的护理与指导,并做好详细的护理记录。

2.放疗反应护理

(1)全身反应的护理。全身反应多在放疗初期和末期发生,有头晕、目眩、失眠、疲乏、烦躁不安、食欲缺乏、血细胞减少等骨髓抑制反应。护士应及时做好解释工作。予以适当的心理疏导,消除患者紧张情绪,指导其合理饮食,加强营养,充分休息,适当活动。轻微者可不予以特别处理,重者应配合医师及时治疗。①疲乏:患者常最先感觉到的不良反应是疲乏。应增加患者睡眠时间,夜间睡眠时间不少于 8 h,日间适当午睡,轻度活动与锻炼。②骨髓抑制:尤其是在放疗前接受不同剂量化疗的患者,出现骨髓抑制的概率更高。通常表现为白细胞、血小板计数的减少。每周检查血常规,动态观察白细胞、血小板的变化,白细胞$<3\times10^9/L$ 时要给予适当治疗,严重时遵医嘱停止放疗;每天对病室进行紫外线消毒,定时开窗通风;减少探视与陪客,尽可能少去或不去公共场所;注意个人卫生,加强营养,提高抵抗力;严格无菌操作,预防感染。血小板减少时密切观察出血倾向,减少或避免创伤性操作。③食欲减退:因放射线的电离辐射作用及机体抵抗力的下降,患者会食欲减退,应适时宣教营养的重要性,宜进食高维生素、高蛋白、高热量、低脂肪饮食,少吃多餐。注意美化就餐环境。鼓励家人或朋友陪同进餐,进餐时可放一些愉快、轻松的音乐,以增加食欲。

(2)照射野皮肤护理。放射治疗后皮肤反应比较常见,尤其乳腺癌根治术后放疗的患者,因胸壁皮瓣薄,局部血供和淋巴回流都较差,照射野内皮肤的耐受性差,极易产生不同程度的皮肤反应。放射性皮肤反应如下。①Ⅰ度:皮肤红斑,色素沉着。②Ⅱ度:干性脱皮。当皮肤剂量达 30 Gy 时,皮肤发黑呈片状脱屑。③Ⅲ度:皮肤湿性脱皮。当皮肤剂量达 40 Gy,局部皮肤水肿,水疱形成,继之糜烂、渗液,表皮脱落。④Ⅳ度:皮肤溃疡。所以照射野皮肤的保护与预防反应很重要,要避免机械、理化因素刺激,如忌搔抓,洗澡禁用粗毛巾搓擦,局部用软毛巾吸干;不穿胸罩,内衣要纯棉、宽松而柔软;保持乳房腋窝处皮肤干燥、注意通风;照射野内不贴胶布、不涂碘酊、酒精等刺激性药物。当出现干性皮肤反应时,忌撕掉脱皮,一般不做特别处理;若伴明显瘙痒,可用比亚芬、维斯克、金因肽等涂患处。湿性皮肤反应时,可采用暴露疗法,局部涂多磺酸黏多糖乳膏或冰蚌油或用比亚芬、维斯克、康复新、金因肽等。出现溃疡坏死,应暂停放疗,局部换药,行抗感染治疗并外涂上述药物,减轻疼痛并控制感染。若溃疡经久不愈且较深,可考虑手术治疗,也可试用高压氧治疗。

(3)放射性肺损伤的预防与护理:胸部放疗均可能造成不同程度的肺损伤,应加强预防。指导患者戒烟、戒酒。避免过度疲劳,少去公共场所;为其提供安静舒适的休养环境,减少不良刺激;指导患者注意保暖,保持病室内空气新鲜,防止上呼吸道感染。出现上呼吸道感染后,强调遵医嘱按时、按量用药,告知各种药物治疗的重要性。

(4)放射性食管黏膜炎护理:患者可因照射内乳野、锁骨上野而引起轻度食管黏膜炎。表现为自觉黏液增多,进食时有不同程度的疼痛,胸骨后烧灼感,应给患者做好解释,不必担心是否有其他疾病的发生,消除其紧张与顾虑。指导进食温热半流质或软食,进食前后用淡盐水漱口及冲洗食管,必要时餐前用黏膜麻醉剂。

3.上肢运动障碍护理

尤其术后放疗的患者,因局部疼痛,上肢运动功能尚未完全恢复。鼓励患者坚持徒手功能锻炼,运动范围不能低于手术后最大功能位,以避免或减轻放疗引起淋巴回流受阻,导致肢体肿胀、放射性肩关节活动障碍,同时可促进局部血液循环。

(三)放疗后护理

1.出院指导

指导患者继续做好照射野皮肤护理至少 1 个月,避免抓伤、划伤。放疗后 3 个月,照射野皮肤若无特殊,可根据需要选择合适的义胸。患者需定期复查,每月行健侧乳房自检及观察患侧胸壁情况,观察有无出现刺激性干咳、胸痛,如有不适,及时就诊。继续做好患肢功能锻炼,避免或减少患肢负重;告知患侧上肢不可输液、测血压。因乳腺癌与雌激素水平及脂肪摄入量正相关,因此手术后 5 年避免妊娠,坚持低脂饮食,控制体重。遵医嘱按时服药,告知药物不良反应与注意事项。

2.康复指导

以患侧上肢功能锻炼为中心,辐射到胸、背、腰、各肢体的康复锻炼。患侧上肢锻炼的重点是上举、外展,锻炼方法有爬墙运动、拉绳运动、展肘运动、钟摆运动;锻炼动作由简单到复杂,由局部到全身;运动的范围与量应根据患者的自身状况,以不觉劳累为宜;康复锻炼要持之以恒,以加强效果、巩固疗效。

3.心理指导

大部分乳腺癌患者在切除乳房后会担心失去女性美丽,因而产生焦虑及自信心减弱心理,因此,我们需要帮助患者接受身体局部缺失的事实,告知患者外表的缺陷是可以通过佩戴义乳、专用文胸、乳房整形等乳房重建术来弥补。重要的是自身要正确对待。身体康复后,尽早回归社会,积极参加有益健康的活动。

(谭 娟)

第七章　皮肤科护理

第一节　细菌性皮肤病

细菌性皮肤病主要是由化脓性球菌感染或杆菌感染引起的。化脓性球菌感染引起的皮肤病有脓疱疮、毛囊炎、疖、痈、丹毒等；杆菌感染引起的皮肤病有麻风病、皮肤结核病、类丹毒等。细菌性皮肤病可以通过接触方式传播，感染后的症状与细菌数量、毒力、机体免疫功能有关。本节介绍常见的细菌性皮肤病——丹毒、脓疱疮、麻风的护理。

一、丹毒

丹毒是皮肤或皮下组织内淋巴管及其周围软组织的急性炎症，成人好发于下肢和面部，婴儿好发于腹部。其临床表现为起病急，局部出现界限清楚、水肿性红斑，颜色鲜红，并稍隆起，压之褪色，皮肤表面紧张炽热，迅速向四周蔓延，有烧灼样痛，伴高热、畏寒及头痛等前驱症状。鼻部炎症、抠鼻、掏耳、足癣等因素是丹毒的常见诱因；若细菌潜伏于淋巴管内，当机体抵抗力低下时，易反复发作，为复发性丹毒。

(一)一般护理

(1)患者应安排单间，限制探视，并限制患者间的相互接触，避免传染，实施接触性隔离。

(2)保持室内空气新鲜，按时通风，每天空气消毒2次。墙面、地面及用物等均应使用含氯消毒剂每天擦拭1次，床单位及被服保持整洁，用物专人专用。医护人员勤洗手。正确处理器械和敷料等，严格落实消毒隔离措施。

(3)选择营养丰富、清淡易消化的高热量饮食为主，包括糖类、优质蛋白、各种维生素等，多饮水，每天2000 mL，忌食辛辣腥发刺激性食物，戒烟、戒酒。

(4)给予适当卧位，抬高患处，避免局部压迫受累。小腿部丹毒应抬高患肢，肿胀明显时抬高患肢30~45 cm；颜面部丹毒患者应取半卧位，患处朝上；急性期应卧床休息，满足生活所需，协助患者床上活动，促进血液循环。

(5)积极治疗全身疾病，如糖尿病、结核、慢性肾炎、营养不良、血液病等；查找病因并治疗耳、鼻、足部的感染灶。

(6)保持良好的情绪，充足的睡眠，大便通畅，有助于疾病恢复。

(7)每天测量生命体征,观察体温的变化。

(二)专科护理

1.皮损护理

(1)每天检查患者皮损情况,保持皮肤、黏膜的完整及清洁,用无菌生理盐水清洁皮损,每天 2 次。

(2)局部肿胀、疼痛者,可用 0.1% 依沙吖啶溶液、50% 硫酸镁溶液冷湿敷;也可使用冰袋冷敷,适用于炎症早期;或行微波热疗,适用于中、后期。

(3)水疱形成时,按"疱液抽取法"处理,严格执行无菌操作。

(4)皮下脓肿形成时,应切开引流,及时换药,并遵医嘱外用抗菌药物软膏,如 0.5% 新霉素软膏、达维邦或莫匹罗星软膏等。

2.病情观察

(1)密切观察患者体温变化,有无畏寒、头痛、恶心、呕吐等前驱症状,高热患者应对症治疗。

(2)观察皮损发生的部位、面积大小、深度、颜色、皮肤温度,有无水疱、脓疱及疱液的性质,有无自觉症状,如瘙痒、疼痛等。典型皮损表现为水肿性红斑,界限清楚,表面紧张发亮,迅速向四周扩大,在红斑基础上可发生水疱、大疱或脓疱,病情多在 4～5 d 达高峰,消退后局部可留有轻度色素沉着及脱屑。

(3)观察皮损发展情况。①坏疽型丹毒:皮损炎症深达皮下组织并引起皮肤坏疽。②游走型丹毒:皮损一边消退,一边发展扩大,呈岛屿状蔓延。③复发型丹毒:皮损于某处多次反复发作。

(4)观察患者有无全身中毒症状,有无局部淋巴结肿大、皮下脓肿、皮肤坏疽等伴随症状,观察局部有无红肿、疼痛情况。

(5)了解化验结果,如白细胞总数、中性粒细胞数等,观察尿的颜色、性状、量,有无肾炎、败血症等并发症。

(6)婴儿应加强观察,避免发生高热惊厥。

(7)下肢慢性反复发作性丹毒,应注意观察有无继发象皮肿。

3.用药护理

(1)遵医嘱用药,不能擅自增、减、改、停药。

(2)全身治疗首选青霉素,使用前首先要详细询问患者过敏史,做青霉素过敏试验,有过敏史者及药物过敏试验阳性者禁用,同时备好抢救设备、用物及药品。青霉素液须现用现配,注意药物间的配伍禁忌,青霉素有增强抗凝药药效的作用。注意观察用药反应,大剂量青霉素治疗者要注意有无神经症状、出血、溶血、水及电解质平衡紊乱、酸碱平衡紊乱及肝肾功能异常等。

(3)如青霉素过敏者可用红霉素,注意观察胃肠道反应,有无恶心、呕吐、腹部不适,告知患者饭后 30 min 服用此药。输液时应加强观察,避免药液渗出,大剂量长时间给药时,应注意观察患者的听力、肝、肾功能情况,有无心律失常、口腔、阴道念珠菌感染等。

(4)应用磺胺类药物时,应注意观察肝、肾功能及血液系统情况,有无中枢系统症状等。

(5)复发性丹毒应以间歇小剂量抗菌药物长时间维持治疗。

4.疼痛护理

(1)协助患者取舒适体位,提供舒适、整洁的床单位,安静、通风、温湿度及采光适宜的环境。

(2)进行护理操作前,向患者耐心、细致地做好解释,促使患者身心舒适,有利于减轻疼痛。

(3)缓解或解除疼痛的方法:抬高患肢,减少下床活动;炎症早期,可局部使用冷敷法缓解疼痛,必要时遵医嘱使用药物止痛。

(4)做好患者的心理疏导,讲解疾病的特点、病程及预后,减轻患者的心理负担。

(5)教会患者分散注意力的疗法,如读书、看报、听音乐、与人聊天等,缓解疼痛。

5.心理护理

了解患者日常的生活习惯,观察患者言行,倾听患者主诉,评估患者心理,满足患者生活需要,将呼叫器置患者床旁,多巡视,合理安排锻炼及社交活动,营造良好的住院环境,增加患者的舒适度,使患者信任医护人员,积极配合治疗,早日康复。

(三)健康教育

(1)指导患者养成良好的卫生习惯,保持皮肤清洁,避免搔抓。面部丹毒应避免和纠正挖鼻、掏耳习惯,根治足癣有利于预防下肢丹毒。

(2)指导患者养成规律的生活习惯,注意休息,避免过度劳累。

(3)按时、按疗程用药,避免自行减量、停药,病情复发应及时就医。

(4)避免丹毒的诱发因素,如有鼻孔、外耳道、耳垂下方、肛门、阴茎损伤、趾间裂隙或外伤等,应积极处理并保持患处清洁。

(5)指导患者保持全身皮肤清洁,有静脉曲张者,穿医用弹力袜,糖尿病患者应每天检查双足,避免足部外伤、烫伤及冻伤等。

二、脓疱疮

脓疱疮,俗称"黄水疮",是一种化脓球菌传染性皮肤病。特征为发生丘疹、水疱或脓疱,易破溃而结成脓痂,接触传染,蔓延迅速,夏、秋季以儿童(2~7岁)多见,易流行。本病分为两型:大疱型脓疱疮和非大疱型脓疱疮;后者也称接触性脓疱疮,传染性强于前者。

(一)一般护理

(1)患者应安排单间,限制探视及陪住人员,实施接触性隔离,避免传染他人。

(2)病室安静、温湿度适宜,每天定时通风,空气消毒2次。墙面、地面及用物等均应使用含氯消毒剂擦拭,每天2次,床单及被服保持整洁,用物要专人专用,定时消毒更换。医护人员勤洗手,正确处理器械和敷料等,严格落实消毒隔离措施。

(3)保持床单位整洁,床单平整、清洁、干燥、无杂屑;保护皮肤清洁、完整,避免搔抓,协助患儿剪短指甲,必要时戴手套;选择宽松、棉质衣物。

(4)每天测量生命体征,密切观察体温、呼吸变化。

(5)选择营养丰富、清淡易消化的高热量饮食,包括糖类、优质蛋白、各种维生素等,同时加强水分和电解质的补充。避免食用辛辣腥发刺激性食物。

(6)母乳喂养时,母亲应忌食辛辣腥发刺激性食物,将奶挤出后用奶瓶喂哺患儿,防止乳母被传染。

(二)专科护理

1.皮损护理

(1)疱液澄清、疱壁未破时可每天涂擦炉甘石洗剂5~6次。

(2)脓疱处理按"疱病清创法"清除脓液、痂皮等分泌物,外涂抗菌药物。

(3)脓疱结痂时应用1∶5000高锰酸钾溶液清洁创面,0.1%依沙吖啶溶液湿敷,外涂抗菌药物,如0.5%新霉素软膏,浸软痂皮后再剪除痂皮,不要强行剥离。

（4）创面渗出较多时，使用糊剂外涂。

（5）注意局部清洁，保护创面，避免搔抓或摩擦，避免患儿哭闹，防止患儿剧烈运动，以免扩散。

（6）加强患儿眼、口、鼻的护理，及时清理分泌物。

2.病情观察

（1）观察皮疹发生的部位、大小、类型、颜色，有无水疱、脓疱及疱液的性质、侵犯面积，有无渗出、糜烂、尼氏征阳性（尼氏征又称棘层细胞松解现象检查法）。有四种阳性表现：①手指推压水疱一侧，水疱沿推压方向移动。②手指轻压水疱顶，疱液向四周移动。③稍用力在外观正常皮肤上推擦，表皮即剥离。④牵扯破损的水疱壁时，可见水疱周边的外观与正常皮肤一同剥离，有无新生皮疹、抓痕伴痒等情况。

1）接触性传染性脓疱疮：可发生于任何部位，以面部等暴露部位多见。皮损初起为红色斑点或小丘疹，迅速转变为脓疱，有明显的红晕、疱壁薄、易破溃、糜烂，脓液干燥后形成蜜黄色厚痂。

2）深脓疱疮：好发于小腿或臀部，皮损初起为脓疱，逐渐向皮肤深部发展，表面有坏死和蛎壳样黑色厚痂，红肿明显，去除痂后可见边缘陡峭的蝶状溃疡，自觉疼痛明显。

3）大疱性脓疱疮：好发于面部、躯干和四肢。皮损初起为米粒大小水疱或脓疱，迅速变为大疱，疱液先清澈后浑浊，疱壁先紧张后松弛，直径为 1 cm 左右，疱内可见半月状积脓，红晕不明显，疱壁薄，易破溃形成糜烂结痂，痂壳脱落后留有暂时性色素沉着。

4）新生儿脓疱疮：发生于新生儿的大疱性脓疱疮，皮损为广泛分布的多发性大脓疱，尼氏征阳性，疱周有红晕，破溃后形成红色糜烂面。

5）葡萄球菌烫伤样皮肤综合征：多累及出生后 3 个月内的婴儿，起病前常伴有上呼吸道感染或咽、鼻、耳等处的化脓性感染，皮损常于口周和眼周开始，迅速波及躯干及四肢。特征性表现为在大片红斑基础上出现松弛性水疱，尼氏征阳性，皮肤大面积剥脱见潮红的糜烂面，似烫伤样外观，手足皮肤呈手套、袜套样剥脱，口周可见放射状裂纹，无口腔黏膜损害，皮损有明显疼痛和触痛。

（2）观察患者全身症状，有无咳嗽、咳痰、呼吸困难等肺炎表现；观察意识、精神状况，有无头痛、呕吐、精神萎靡等脑膜炎症状；有无咽痛前驱症状。有无全身中毒症状伴淋巴结炎，易并发败血症、肾小球肾炎。

（3）密切监测生命体征，注意体温变化，如超过 39 ℃时，遵医嘱应做血培养，以便及早发现脓毒血症，及时处理，观察尿的颜色、性状和量，以便于及早发现并处理急性肾小球肾炎症状。

3.用药护理

（1）遵医嘱用药，禁忌乱用药。

（2）外用药涂擦前，要清洁皮损处的分泌物及残余药物。

（3）痂皮厚时，先涂擦硼酸软膏，再以消毒液状石蜡去除脓痂，最后涂擦抗菌药物，有利于药物吸收。

（4）皮损面积大或有全身症状者，可选用抗菌药物如红霉素、青霉素等，应注意有无变态反应及其他药物不良反应发生，并根据药敏试验结果选用敏感性高的抗菌药物。

（三）健康教育

（1）若幼儿园有发病，应及时隔离治疗，衣服、被褥、毛巾、用具、玩具、换药物品应严格消毒。

（2）告知患儿及其家属不宜进入公共场所。

（3）告知患儿家属皮肤护理的方法及注意事项,如涂擦法、湿敷法。

（4）开展卫生宣教,注意个人卫生,保持皮肤清洁,及时治疗瘙痒性皮肤病,如痱子常是本病的前奏,防治痱子对预防本病很重要。

（5）出院后患儿家里所有的衣物均应作消毒处理,可采用日晒、煮沸等方法。

三、麻风

麻风是由麻风分枝杆菌引起的一种慢性传染病,主要侵犯人的皮肤、周围神经;若不及时治疗,也可损害眼睛、肝、脾、睾丸及淋巴结等。早期就可因神经损害发生残疾和畸形,使其不同程度地丧失劳动和生活能力,麻风杆菌可自健康人破损的皮肤进入机体,这是传统观点认为麻风重要的传播方式;目前认为带菌者咳嗽或打喷嚏时的飞沫或悬滴,经过健康人的上呼吸道黏膜进入人体。

（一）一般护理

（1）消毒与隔离。①实施接触传播和飞沫传播的隔离,建立麻风病房来切断传播途径,控制麻风传播。②焚烧污染的敷料,其他物品可通过煮沸、高压蒸汽、福尔马林熏蒸、紫外线照射等方法进行消毒处理。③医护人员应加强个人防护,严格遵守操作规程,接触患者需戴口罩、帽子、手套,穿隔离服。

（2）给予高热量、高维生素、低脂和易消化的饮食,加强营养,有利于创面愈合,避免辛辣刺激性食物。

（3）密切观察体温、脉搏、呼吸、血压、皮损、疼痛、肢体活动等情况,发现异常,及时报告医师,配合处置。

（4）评估患者的自理能力,加强生活护理,实施安全措施。

（5）患者住处要通风良好,环境清洁,及时消火蚊虫,避免蚊虫叮咬。

（二）专科护理

1.皮损护理

（1）保护手足皮肤,日常给予温水浸泡,油脂涂擦,湿润和软化皮肤,防止肼胝、裂口。

（2）足底红肿压痛或溃疡者,应避免行走,让患肢抬高,卧床休息。愈合后应穿足部防护鞋。

（3）单纯性溃疡需用生理盐水、3%过氯化氢溶液清洗局部,消毒凡士林纱布保护创面,用无菌纱布包扎,每2～3 d换1次药,若溃疡伴大量渗出时,应每天换药。

（4）感染性溃疡应用抗菌药物控制感染,局部用过氧化氢溶液浸泡后,清除分泌物及坏死组织,外用抗感染药物,无菌纱布包扎,每天换药1次。

（5）久治不愈或复发的顽固性溃疡,感染控制后用无菌方法进行扩创,也可根据病情给予手术治疗。

（6）有水疱时,按"疱液抽取法"处理。

2.睫状体炎的护理

（1）眼部受累可用阿托品和泼尼松眼药水或抗菌眼药膏交替滴眼或涂眼,每天1～2次。

（2）局部热敷可促进血液循环,减轻疼痛,促进炎症吸收。

（3）倒睫患者勿用手和不洁毛巾等揉眼睛,轻者可为其拔出倒睫,重者需进行手术治疗。

（4）监测患者的眼压,以防发生糖皮质激素性青光眼。

3.病情观察

(1)观察皮损的大小、数量、颜色、面积、形状、累及范围及自觉症状。①未定类麻风:早期表现轻微,常被忽视,典型皮损为单个或数个浅色斑或淡红色斑。光滑无浸润,呈圆形、椭圆形或不规则形,局部轻、中度感觉障碍,神经症状较轻,可有浅神经粗大。②结核样型麻风:皮损常局限,数目少,不对称累及面、肩、四肢、臀等少汗易受摩擦部位,典型皮损为较大的红色斑块,境界清楚或稍隆起,表面干燥粗糙,汗毛脱失,可覆盖鳞屑,可摸到粗硬的皮神经,可致神经功能障碍,伴有明显的感觉和出汗障碍、肌肉萎缩、运动障碍及畸形,一般不累及黏膜、眼和内脏器官。③瘤型麻风:早期皮损为浅色、浅黄色或淡红色斑,边界模糊,广泛对称分布于四肢伸侧、面部和躯干等,浅感觉正常或稍迟钝,有蚁行感,鼻黏膜可见充血、肿胀或糜烂。中期皮损分布广泛、浸润明显,四肢呈套状麻木,眉、发脱落明显,周围神经普遍受累,可产生运动障碍和畸形,足底可见营养性溃疡,淋巴结、肝、脾肿大,睾丸也可受累。晚期皮损呈深在性、弥漫性浸润,常伴暗红色结节,双唇肥厚,耳垂肿大,形如狮面,毛发脱落。④麻风反应:病程中突然原有皮损或神经炎加重,出现新的皮损和神经损害,并伴有畏寒、发热、乏力、全身不适、食欲减退等症状。神经肿痛的患肢应休息、保暖,必要时夹板固定。

(2)观察足部情况,有无足底红肿压痛或破溃发生。保持皮肤清洁,加强足部护理,根据脚形选择合适的胶鞋或布鞋,新鞋每天穿不超过 2 h,避免远行,足底变形者要学会走鸭步,以避免足底滚动,用足底起落于地面。指导患者每晚用温水浸泡足部 30 min,促进血液循环,再涂擦油膏保护皮肤。

(3)观察眼部情况,有无充血、流泪和分泌物增多、视力下降、睑裂闭合不全等情况。注意用眼卫生,避免强光刺激,劳动时戴防护镜,防止异物进入眼内。

(4)观察周围神经受损情况,浅感觉障碍的程度。①通常温觉障碍发生最早,痛觉次之,触觉最后丧失。②有无肌肉萎缩或瘫痪所致的运动障碍,容貌损毁。③有无营养障碍所致的皮肤干燥、萎缩、脱毛、手足骨质疏松或吸收,形成畸形。④有无手足发绀、温度降低、肿胀等循环障碍。⑤有无出汗障碍。⑥注意保暖,慎用取暖用品,防止烫伤,避免外伤,洗浴后给予涂擦保湿剂滋润皮肤,防止干燥。肌肉关节局部按摩,适当进行活动锻炼,以促进循环,防止萎缩。

4.用药护理

本病以内用药物治疗为主,采用联合化疗和麻风反应的治疗。世界卫生组织推荐联合化疗(MDT)治疗麻风病。

多菌型成人:利福平 600 mg,每月 1 次;氨苯砜 100 mg,每天 1 次;氯法齐明 300 mg,每月 1 次,或50 mg,每天 1 次;疗程 24 个月。

少菌型成人:利福平 600 mg,每月 1 次;氨苯砜 100 mg,每天 1 次,疗程 6 个月。①DDS(氨苯砜):极少数患者服药 1 个月左右可发生药疹。如呈麻疹样、猩红热样皮炎,严重时伴高热、蛋白尿。若出现上述症状,应立即通知医师,停用 DDS。鼓励患者多饮水,加强排泄,给予高蛋白、高热量、高维生素饮食。②RFP(利福平):患者服用本品 2～3 个月,可出现一过性丙氨酸氨基转移酶升高,严重时可出现黄疸,因此,使用 RFP 应定期做肝功能检查,明显异常者应停药。③B-663(氯法齐明):服用后易引起皮肤干燥、红染,肤色可呈棕红至紫黑色和鱼鳞样改变,影响患者外貌;大剂量使用有消化道症状和腹痛。护士要做好解释工作,随着病情的好转,色素沉着会逐渐减轻,停药后半年左右即消退,不必过于忧虑,但应注意避光,外出时应着长袖衣裤,戴帽或打伞,每次沐浴后涂擦维生素 AD 油膏或润肤膏。

5.神经痛的护理

(1)理疗或冰袋冷敷可缓解神经疼痛。

(2)必要时遵医嘱给予镇痛剂,麻醉药不可滥用,疼痛剧烈时可给予吗啡或哌替啶制剂,应注意成瘾性。

(3)肢体发生急性神经炎时,应予吊带、石膏或支架固定,使之处于休息状态,疼痛减轻或消失后,应尽量主动或被动进行功能锻炼,避免关节僵直或挛缩。

6.假肢的护理

(1)初用假肢时残端易起水疱,在接受腔内垫柔软的衬垫,减少摩擦,应坚持用假肢,使残端皮肤角化,增加耐磨力。

(2)教会患者每晚检查残端有无红肿、擦伤及水疱,清洗残端,涂擦油脂并按摩片刻,以保护皮肤。

(3)开始使用假肢时可借助拐杖,两腿原地交替承重进行基本步态的训练,直至能单足站立平衡为止。迈步训练,应先迈健肢,慢行。

7.心理护理

由于长期的社会偏见和恐惧,患者往往会讳疾忌医,甚至产生逆反心理和行为,护士应多与患者沟通、交谈,改变患者不正确的认知、不良的心理状态,调整患者的情绪,调动其主观能动性,树立其战胜疾病的信心,以良好的心理接受治疗及护理。

(三)健康教育

(1)宣传麻风病的科学知识及病情、诊断和处理,使患者对麻风病有正确的了解,早期发现、早期治疗,认识本病及其发生的反应是可防可治的。

(2)鼓励患者正确对待社会上客观存在的不同程度的偏见,做到自尊、自重、自强、自立,树立与疾病做斗争的信心。

(3)向新患者说明暂时勿去、少去公共场所,外出戴口罩。

(4)遵守联合化疗的要求,按时、足量、规则服药,及时复诊。

(5)根据既往患病史、检查结果及过敏史进行相关知识宣教。

(6)注意手、足、眼的自我护理,加强麻木肢体的功能恢复锻炼。

(7)向患者说明治疗后,一旦出现任何问题或疑问,应及时到当地诊治机构检查或咨询。

（王萍萍）

第二节　真菌性皮肤病

真菌病性皮肤病是由真菌感染引起的疾病。真菌喜温暖潮湿,生长最适温度为 22～36 ℃,相对湿度为 95%～100%,pH 为 5.0～6.5。真菌耐寒不耐热,在 100 ℃ 左右,大部分真菌死亡,但在低温条件下(−30 ℃)可长期存活,与疾病有关的真菌主要有皮肤癣菌、酵母菌和霉菌。它们在临床上引起两大类真菌性皮肤病,即深部真菌病和浅部真菌病。本节介绍深部真菌皮肤病、浅部真菌皮肤病的护理。

一、深部真菌性皮肤病

酵母菌和霉菌主要侵犯真皮、皮下组织及内脏器官引起深部真菌病,临床上通常按菌种命名,如孢子丝菌病、念珠菌病等。

(一)一般护理

(1)安排患者单独病室,实施接触性隔离,减少探视人员,避免交叉感染。医护人员进入病室及进行各项操作时,应戴帽子、口罩、手套,必要时穿隔离衣,做好防护。

(2)保持室内空气清新,温、湿度适宜,定时通风换气,注意保暖。

(3)患者用物严格按照消毒隔离原则处理,每天2次用含氯消毒液擦拭物体表面和地面;空气消毒,每天2次。

(4)对于老年体弱、低蛋白血症、免疫功能低下和严重营养不良的患者,应加强保护措施,严格执行无菌操作原则。

(5)对于有严重基础疾病的患者,尤其对留置各种导管的患者,做真菌培养时,应同时做药敏试验,护理上应加强对导管的监测、预防感染。

(6)床单位整洁,及时更换病服,使用后按消毒隔离原则灭菌消毒。

(7)宜选择清淡饮食,加强营养,忌食辛辣、刺激性食物,戒烟、戒酒。

(8)每天监测生命体征,注意体温变化。

(9)注意个人卫生,保持皮肤清洁。

(二)专科护理

1.躯干四肢的护理

(1)严格按无菌操作原则进行皮损的清创与换药。

(2)取新鲜创面和坏死组织接壤处的组织送真菌培养并做病理检查。

(3)伤口创面局部用2%过氧化氢棉球和0.5%无菌聚维酮碘棉球擦洗。

(4)红外线照射,每次30 min,每天1次。

(5)0.2%两性霉素B溶液湿敷20 min后,以无菌干纱布包扎固定,每天1次。

2.口鼻黏膜的护理

(1)观察、评估患者的疼痛情况,使用小手电筒、棉签及压舌板检查,每天评估记录口鼻黏膜变化,包括破溃黏膜局部的动态变化以及渗出物的颜色和性状。

(2)口鼻黏膜溃疡、穿孔的护理。①指导患者少食多餐,给予半流食或软食,细嚼慢咽,防止食物从上颌穿孔处进入鼻腔,引起窒息。②指导患者餐后用2.5%碳酸氢钠溶液漱口,建立口腔碱性环境。漱口时以含漱为主,切勿用力,防止漱口液由穿孔处反流入鼻腔引起误吸。

3.呼吸道的护理

(1)肺部真菌感染患者咳嗽、咳痰明显,甚至出现大咳血,要评估肺部感染程度,如痰液量、性状、颜色,咳血量并进行痰培养。

(2)密切观察患者呼吸模式、频率的变化及血氧饱和度、胸片的情况,听取患者的主诉。

(3)肺部真菌感染者,遵医嘱给予氧气吸入每分钟3 L,吸氧时在鼻周垫小棉块,使用双鼻导管吸氧;若患者鼻周破溃明显,宜使用面罩吸氧每分钟6～8 L。

(4)保持呼吸道通畅,每天遵医嘱用0.9%氯化钠溶液2 mL＋复方异丙托溴铵溶液2.5 mL,每12 h雾化吸入治疗,雾化后拍背,协助患者进行痰液体位引流,帮助患者排痰。

4.输液管路的护理

(1)两性霉素 B 是治疗深部真菌毛霉病的最佳药物。长期使用易诱发静脉炎,需注意观察输液管路是否畅通。

(2)每次输液前要观察穿刺部位有无感染、红肿、渗液、疼痛,针头有无脱出。

(3)输液时严格无菌操作避免感染。

(4)指导患者保持输液穿刺处清洁干燥,不要擅自撕去贴膜。避免输液侧肢体剧烈活动或过度屈伸、持重。

5.病情观察

(1)密切监测生命体征及生化指标,高热者给予物理降温,必要时,遵医嘱使用退热药物。

(2)观察皮损有无感染、糜烂、渗出等,观察面部皮肤感染者有无容貌损毁现象发生。

(3)曲霉病应密切观察有无肺部受累,有无咳嗽、咳痰、咯血、气喘、呼吸困难等表现,有无皮肤损害,还应注意眼、耳、鼻、脑、消化系统、心血管系统、泌尿生殖系统有无感染,儿童应注意有无骨髓炎的症状。

(4)毛霉病应密切观察有无鼻部、脑部受累,表现为头痛、鼻部疼痛、充血、流血清样或黑褐色鼻涕、中枢神经系统症状等,累及肺部有咳嗽、胸痛、咯血等表现,累及胃肠道有腹痛、胃痛、胃溃疡、腹泻、血便、呕吐物为咖啡色等表现,观察皮肤有无新生皮疹,初期为痛性结节,逐渐扩大,以后中央溃疡、结焦痂和坏死等变化。

(5)孢子丝菌病应密切观察皮肤、骨、眼、肝、脾、肾、肺及脑部变化。

(6)着色芽生菌病观察皮损发生的部位,常见足、小腿和手臂。观察局部皮损痂下有无脓液溢出,肉芽之间有无脓栓,有无继发细菌感染或溃疡;有无疣状皮肤结核样、梅毒树胶肿样、银屑病样、足菌肿或象皮肿样皮损;有无侵及黏膜、甲周、甲板等表现;有无周围淋巴管播散、卫星状皮损及泛发性皮损表现;关节部位皮损受累可造成关节强直畸形、肌肉萎缩、骨质疏松等继发损害,应注意观察。

6.用药护理

(1)药物的保存:要求低温(2 ℃~8 ℃)储存,禁止冷冻。在保存和输注过程中保证处于避光状态并现用现配。

(2)药物的配制:50 mg 瓶装两性霉素 B 用 10 mL 无菌注射用水溶解后加入 5‰ 葡萄糖 500 mL 中输注。防止药物效价降低。不可与生理盐水或其他药物接触,此药分子量大,应使用单独的不带过滤网的避光输液管。

(3)药物的滴速:严格控制滴速,防止因药物输注过快而导致患者血压下降:一般初次使用时滴速为6~8 滴/分,使用过程中严密观察血压变化,待患者静脉输注药液 1 周后如血压无明显变化。可适当增加速度,但一般不宜超过 15 滴/分。

(4)药物的不良反应:①发热、寒战、低血压及心动过速是常见不良反应,通常在开始输药后1~3 h出现,护士遵医嘱在用药前 30 min 应给予对乙酰氨基酚口服预防发热、寒战,鼓励患者适当增加饮水量。②恶心、呕吐、腹泻、食欲缺乏也较常见。严重不良反应有肾毒性、肝毒性、骨髓抑制等。③肾毒性较常见可出现蛋白尿和管型尿。在用药期间密切观察肾功能情况,准确记录出入液量,测量尿比重;定期对肝功能、肾功能、血清电解质、血常规、凝血酶原反应时间等进行监测。④保护静脉血管:输注两性霉素 B 时一条静脉在输注 2 次后几乎无法使用,且第 2 次使用后渗漏率明显升高。尽可能从远端小血管逐级向上使用,并尽量避免重复使用同一条静脉血管,避免药液渗出,如发生药液渗出应积极进行处理。必要时行深静脉置管。输液前后不可用生理盐水冲管,应用5%葡萄糖溶液。

7.心理护理

深部真菌病病程较长、病情较重,因此应指导患者耐心与积极的治疗,特别是对于依从性差、性格固执的患者,了解患者的心理状态,获得患者的信任,同时与患者家属沟通,取得其理解与支持。

(三)健康教育

(1)指导患者养成良好的生活习惯,劳逸结合,加强锻炼,增加机体抵抗力,避免外伤。

(2)积极寻找并去除诱因。

(3)严格遵医嘱长期用药,避免随意减量或停药。

(4)定期复查血常规,肝、肾功能等,定期随诊。

(5)避免长期应用抗菌药物、糖皮质激素及免疫抑制剂等。

二、浅部真菌性皮肤病

浅部真菌病即皮肤癣菌病,它只侵犯表皮的角质层、毛发和甲板;根据感染部位命名,如头癣、体癣和股癣、手癣和足癣、甲癣等,按菌种命名如花斑癣等。

(一)一般护理

(1)实施接触性隔离。严格消毒公共用品及个人用物,不与他人共用毛巾、鞋、袜、盆、浴盆等。

(2)病室应定时开窗通风,保持温、湿度适宜,避免潮湿。

(3)注意个人卫生,保持皮肤清洁,宜选择淋浴,患处最后清洁,可每天用碱性香皂和流水清洁皮损,保持皮肤干燥。衣物、鞋袜应勤换洗,个人衣物单独清洗、消毒。

(4)积极处理患癣宠物,如猫、狗等。

(二)专科护理

1.皮损护理

(1)躯干、四肢外涂药膏时要戴一次性手套,涂擦方向呈包围状由外向内,螺旋状涂擦,涂擦面积要大于皮损,促进药物吸收,防止皮疹扩散。

(2)手、足癣患者外用药膏时,要用棉签涂擦;湿敷或浸泡时,应将指(趾)间分开。

(3)头癣患者应剃光头发后再外涂药膏。

(4)甲癣患者先把指甲削薄,再外涂药物或用激光治疗。

(5)花斑癣患者鳞屑较厚时,应先清除鳞屑再外涂药物,治疗后色素减退,可遵医嘱紫外线照射治疗。

(6)皮疹发生感染时,先清除腐痂,再外用抗菌药,必要时进行红光、紫外线等照射治疗。

2.病情观察

(1)花斑癣患者应观察有无皮损面积扩大,脓肿形成,有无累及泪囊引起阻塞性泪囊炎,治疗后注意色素减退斑消退情况。

(2)头癣患者应观察皮损的大小、颜色、面积,有无炎症、糜烂、渗出、脓疱、肿块及肿块性质,有无继发感染及脓肿形成,有无自觉瘙痒、疼痛及伴随周围淋巴结肿大,有无秃发和瘢痕形成。脓癣患者应注意有无淋巴结肿大、食欲缺乏、乏力、发热等表现,高热者实施物理降温并按高热护理。

（3）甲真菌病观察侵入的范围、甲板的性状、光泽度、光滑度、颜色,甲床有无粗糙角化、脱屑、增厚等。

（4）手足癣观察皮损的大小、颜色,有无感染、渗出、异味,有无红斑、丘疹,有无水疱、大疱及疱液的性质,有无皮损干燥、角质增厚、粗糙、脱屑、皲裂等,自觉症状有无瘙痒、疼痛。

（5）观察皮损有无蔓延扩大,如继发丹毒、蜂窝织炎、淋巴管炎、淋巴结炎、癣菌疹、象皮肿等。

3.用药护理

（1）严格遵医嘱使用药物治疗。

（2）激素药物不可长期使用,必须配合抗真菌药同步使用。

（3）用药期间不可自行停药,疗程一般为4周。对服药患者注意观察肝、肾功能是否有受损表现,定期复查。

（4）根据不同类型的浅部真菌病:掌握外用药物的剂型、用法、注意事项和治疗原则,在采用外用药治疗时应细心观察病情变化,皮损有无减轻。外用药物时,应从外向内涂于皮损处,以控制皮损扩展,同时注意药物刺激与变态反应。

4.心理护理

护理人员应多关心患者,通过良好的沟通使患者了解本病的病因、临床表现、治疗方法,树立其战胜疾病的信心,并积极配合治疗。

（三）健康教育

（1）手癣和足癣患者应勤换鞋袜,平时最好穿吸汗的棉袜,勿穿不透气及过紧的鞋,特别是女性尽量不穿高跟鞋,鞋内要洒抗真菌散剂,毛巾和鞋袜等洗净后应置于通风处,日晒除菌。不到公共浴池泡澡,不与他人共用毛巾、鞋、袜、盆、浴缸等。患者要多洗手,不要随便用手去碰足癣部位,不随便用手搔抓,手癣患者避免接触肥皂、洗涤剂。另外,剪指(趾)甲时不能剪得太深。

（2）头癣患者剃除病变部位的头发,剃下的头发应焚烧,患者在治疗期间需戴帽子,用过的帽子、毛巾、枕套、梳子等应煮沸消毒,切断传染源,避免与患病的猫、狗等动物接触。

（3）体癣和股癣患者衣着宜宽松、透气,注意个人卫生,勤清洗,尤其在运动大量出汗之后。

（4）甲癣患者尽量不穿高跟鞋,不美甲,避免双手长期在水中浸泡。

（5）花斑癣患者应加强营养,保持皮肤清洁干燥,避免日晒,避免高温潮湿环境,避免剧烈运动,洗澡时水温不宜过高,禁止蒸桑拿,避免大量出汗,用过的内衣裤、被单、枕套等应煮沸消毒。

（6）预防:①切断传播途径,应采取适当的隔离措施。②消灭传染源,治愈现存的真菌患者及有病的家畜。③保护易感者,增加其机体免疫力,平日做好个人卫生。

（王萍萍）

第三节　面部皮炎

面部皮炎多指发生于面部的接触性皮炎、激素依赖性皮炎、颜面再发性皮炎、染发皮炎、脂溢性皮炎。可由多种原因引起,包括接触动物、植物花粉、化学性物质、化妆品、染发剂、长期应用激素、日晒、尘埃、食用高糖高脂饮食、酗酒、疲劳、情绪紧张等。

一、一般护理

(1)积极寻找致敏原因,迅速脱离接触一切可疑的致敏物质,当接触致敏物质后,立即用大量清水冲洗局部 10～30 min,将接触物洗去。

(2)饮食宜清淡,多食富含 B 族维生素的新鲜蔬菜、水果。面部皮炎急性期严格忌食辛辣腥发等易致敏与刺激性饮食,忌酒,尤其海鲜、牛羊肉会加重症状。脂溢性皮炎的患者,应减少高糖、高脂、辛辣食物的摄入。

(3)停用可疑化妆品,清水洗脸,避免一切不良刺激,做好防晒措施,忌用热水、肥皂水洗烫,忌搔抓,保持局部清洁、干燥,预防感染。

二、专科护理

(一)皮损的护理

(1)急性皮炎:轻度红肿、丘疹、水疱而无渗液时外用炉甘石洗剂。渗液少时可外用氧化锌糊剂。渗液明显时,可外用 3% 硼酸溶液、0.1% 依沙吖啶溶液冷湿敷,每天 2～4 次,每次 30～60 min。炎症较重、有渗出并发感染时,应使用冷气喷雾加庆大霉素溶液湿敷皮损处 20 min。

(2)慢性期:用冷气喷雾加中药面膜冷敷面部,外涂止痒剂,遵医嘱使用含有或不含有激素的霜剂。

(3)皮肤干燥者,可使用保湿剂,如保湿水、维生素 E 膏等,开始应少量使用并观察有无不适。

(4)脂溢性皮炎伴有眼睑炎者,应避免局部刺激,用棉签清洗局部,外涂四环素可的松眼膏。

(二)病情观察

(1)观察颜面部有无潮红肿胀、瘙痒、丘疹、糜烂、水疱、渗出和灼热感等,不同的接触物质、部位、接触时间及个体差异决定了皮炎的反应程度。

(2)对于过敏体质的患者,初次使用某种化妆品时应非常慎重,事先应做皮肤斑贴试验,或在耳后及手臂内侧擦拭,每天 1 次,连续 5～7 d,如无变态反应,方可使用。

(三)用药护理

(1)遵医嘱用药,停用其他任何外用药物,停用面部护肤或化妆品。

(2)激素依赖性面部皮炎患者,在停用激素类药物或治疗过程中可出现红肿热痛等临床症状加重现象,这是激素反跳现象,可逐步减量停用含有激素成分的药物,亦可用弱效激素替代强效激素逐步减量,避免反跳现象。

(3)面部出现水疱、糜烂、渗液破溃时,禁忌外用带颜色的药物,以免留下色素沉着。

(4)使用抗组胺药物应告知患者不良反应,避免从事驾驶、高空作业等。

(5)长期使用糖皮质激素药物,应观察不良反应。

(四)心理护理

大多数患者,尤其是女性患者,往往会出现烦躁、焦虑、抑郁等心理。因此每次治疗前后,护士要与患者耐心沟通与交流,告知患者形象改变只是暂时的,介绍治疗期间注意事项和有关诊疗的情况,建立相互信任的护患关系,使其配合治疗与护理。

三、健康教育

(1)向患者讲解疾病的病因、治疗、预防及日常护理的知识。

（2）指导患者掌握饮食宜忌。

（3）指导患者洁面的方法。保持面部皮损清洁,炎症明显时,指导患者洗脸不可用热水,要用温凉水洗脸,勿用香皂或去脂明显的洗涤品,不可用力搓洗,洗后用毛巾轻擦吸干水分。枕巾应每天更换清洗。

（4）告知患者避免过冷、过热刺激,冬季可戴口罩。避免蒸桑拿,热蒸汽可扩张皮肤表面血管,加重面部炎症反应,避免到淡水泳池游泳,消毒氯会加重面部变态反应。

（5）急性皮炎期,停止使用化妆品,皮肤干燥时,可外用无刺激性的护肤水,以减少面部刺激。

（6）瘙痒时勿搔抓,可用冷水外敷,或用手轻轻拍打。严重时可口服抗组织胺药物。

（7）花粉过敏的患者,外出时可戴口罩。注意防晒,防止形成炎症性色素沉着。

（8）指导患者面部外用药物、化妆品时宜先选择局部少量使用,观察3～5 d,若无刺激症状,方可逐步扩大使用范围。

（9）染发引起的面部皮炎,应注意避免洗发时,洗发水及头发接触面部,可采用仰头洗发,必要时可将所染头发剃除。

（10）脂溢性皮炎患者应劳逸结合,保持心情舒畅,避免情绪紧张。

（11）告知患者不要频繁更换化妆品,尽量选择不含香料、温和、无刺激性的护肤品。

（王萍萍）

第四节 湿 疹

湿疹是一种常见的、由多种内外因素引起的、表皮及真皮浅层的过敏性炎症性皮肤病,以皮疹多形性、对称分布、剧烈瘙痒、反复发作为特点,易演变成慢性。可发生于任何年龄、任何部位、任何季节。根据临床症状分为急性、亚急性和慢性三期。急性期以丘疱疹为主的多种形态皮损,有渗出倾向。慢性期以苔藓样变为主。

一、一般护理

（1）病室温、湿度适宜,室温维持在20 ℃左右、湿度保持在50%～60%,人体感觉最舒适的环境,夏季开空调的时间不宜过长,冬季避免皮肤过度干燥,室内应使用加湿器。

（2）保持床单干燥、柔软、平整、无杂屑,随时清扫床上的痂皮、鳞屑等,减少刺激。

（3）避免接触变应原、花粉及宠物,被服应勤洗、勤晒,不宜到潮湿、灰尘较多的地方。避免接触易致敏的物质,室内不可摆放鲜花,输液时,使用脱敏胶布。

（4）给予患者高热量、高蛋白、高维生素、易消化及滋阴润燥的食物,滋阴、润燥、祛湿的食物有百合、梨、红枣、银耳、蜂蜜、豆浆、薏苡仁等。避免辛辣腥发的食物,禁止饮酒、浓茶、咖啡等易过敏与刺激性食物,母乳喂养的患儿母亲也应忌口。

（5）保持皮肤清洁、滋润,贴身衣物选择穿纯棉、柔软、宽松、浅色衣物,勤换洗。每星期洗浴1～2次,不可过频,不宜搓澡。急性进展期禁止蒸桑拿,洗浴时水温以38～40 ℃为宜,不宜过高。洗浴后应使用润肤剂。告知患者保护皮肤,避免搔抓、摩擦皮肤,防止感染。

（6）保持良好的情绪,突然的情绪变化可使瘙痒加重,避免不良心理刺激。因情绪为致病因素之一,告知患者保持稳定的心理状态至关重要。

(7)评估患者的睡眠情况,瘙痒严重影响睡眠时,应遵医嘱使用抗组胺或镇静药物。观察药物的疗效及睡眠的质量。

二、专科护理

(一)病情观察

1.急性期

(1)仅有红斑、丘疹而无渗出时,选用粉剂、洗剂,如炉甘石洗剂外擦。

(2)当红肿、糜烂、渗出明显时,可选用溶液湿敷,如 0.1%依沙吖啶溶液、3%硼酸溶液、蛇床子黄柏溶液等。

(3)渗出不多时,可使用含有糖皮质激素的软膏、油剂或糊剂。

(4)如果伴有感染,首先清洗创面,再用抗菌溶液湿敷,必要时光疗,如红光、微波等,以促进表面干燥。

(5)若皮肤表面覆有厚痂,外用抗菌药软膏清除厚痂,然后给予溶液湿敷。若伴有水疱,首先清除水疱,再进行湿敷。

2.亚急性期

渗出不多时,选用糊剂或油剂,如无糜烂者宜用乳剂或霜剂,若选用糖皮质激素,通常选弱效或中效。

3.慢性期

选用乳剂、软膏、硬膏、酊剂、涂膜剂局部肥厚明显时可选用药物封包疗法,通常选中、强效糖皮质激素。

(二)瘙痒的护理

(1)避免各种外界刺激,如抓、烫、肥皂擦洗,洗澡不宜过勤,洗浴后要涂擦护肤乳液或护肤油。

(2)局部瘙痒剧烈、皮肤温度高,可使用冷湿敷。

(3)转移患者的注意力,如听音乐、看电视或与亲友聊天等,感觉瘙痒难忍时,可用手掌轻轻拍打,以代替抓挠。

(4)夜间瘙痒感觉加重,服药时间应在睡前 1 h,睡前不要看刺激情绪的电视或书籍。

(5)内衣裤、鞋袜应宽大、透气、清洁、柔软,不用毛、丝、人造纤维等物品。

(三)特殊部位的护理

(1)皮疹发生在乳房部位,避免穿文胸、紧身内衣,乳房下皮疹渗出破溃时,应将乳房托起,暴露皮损,促进通风干燥,预防感染。

(2)皮疹发生在手部,应避免皮损接触水、污物等,使用强酸、强碱性洗涤剂时应戴手套。

(3)皮疹发生在足部,穿纯棉袜子,穿宽大的拖鞋,外出时穿宽松透气性好的鞋如布鞋。

(4)对于头部皮损较重的患者,应将头发剃掉便于药物治疗。应选择纯棉、颜色浅的枕巾,每天更换清洗。

(5)对于外阴处有皮疹破溃者,应穿纯棉长裙,避免穿内裤,必要时使用支被架,减少摩擦,避免感染发生。

（四）用药护理

（1）抗组胺药物可引起部分患者困倦，睡眠增多，对于老年合并内科病症的患者，须注意鉴别。

（2）长期使用免疫抑制剂和糖皮质激素药物时，注意观察不良反应。

（3）指导患者正确按医嘱使用外用药物，注意外用药物的浓度，高效激素禁用于面部及外阴部皮肤。低效激素可用于面部，但不可长期应用，以免发生激素性皮炎。

（五）心理护理

因病程长，反复发作，故患者心理负担重，对治疗缺乏信心，且剧烈的瘙痒使患者心情烦躁、坐立不安，所以应多关心、体贴、同情患者，耐心讲解湿疹发病的有关因素，介绍治疗成功病例，以解除患者的顾虑，增强其信心，使其以良好稳定的心理状态接受治疗。

三、健康教育

（1）积极寻找变应原，消除诱因。

（2）保持平和心态，避免不良心理刺激。告知患者保持稳定的心理状态至关重要。

（3）指导患者保持皮肤清洁、滋润，避免使用碱性强的洗护用品。

（4）指导患者掌握饮食宜忌，合理饮食，注意休息，劳逸结合，适当体育锻炼，增强体质。

（5）遵医嘱用药，本病和患者自身的身体状况密切相关，内科疾病应及时诊治。

（6）避免接触变应原、刺激源及易致敏物质，被服应勤洗、勤晒。①已知对尘螨过敏的患者，家中不要使用空调和地毯，经常开窗通风换气，减少室内花粉、尘螨、尘土、动物皮毛等浓度，不宜到潮湿、灰尘较多的地方。②保持良好的室内空气湿度与温度，避免过热及出汗。③若病情反复，应及时就诊。

（王萍萍）

第五节 红斑与鳞屑性皮肤病

红斑与鳞屑性皮肤病是一组病因不明，以红斑鳞屑或丘疹鳞屑为主要临床表现的病症，尚可有水疱、脓疱等损害。本节介绍银屑病、红皮病、多形红斑的护理。

一、银屑病

银屑病，中医又名"白疕"，俗称"牛皮癣"，是一种常见的、易于复发的慢性炎症性皮肤病。其症状初为针头或绿豆大小红色丘疹，逐渐扩大，有的丘疹互相融合形成斑片。表面覆盖有多层银白色鳞屑。春、冬季易发或加重，夏、秋季多缓解。感冒、精神紧张、酗酒、食用海鲜及牛羊肉、外伤等，可诱发本病。临床上有4种类型：寻常型、脓疱型、红皮病型和关节病型。寻常型银屑病最常见，病情较轻。本病呈慢性经过。治愈后容易复发。

寻常型、关节病型银屑病患者按一般皮肤病护理常规护理。脓疱型、红皮病型银屑病患者根据病情按危重皮肤病护理常规护理。

(一)一般护理

(1)银屑病患者应避免与患有上呼吸道感染等有传染性疾病的患者同居一室,重症患者应实施保护性隔离,限制探视,避免感染或加重病情。

(2)病室空气新鲜流通,定期消毒,温、湿度适宜,防止温度过高或湿度过低,加重皮损或瘙痒感觉。

(3)床铺保持平整、清洁、卫生,及时清扫皮屑,每天 2 次湿式清扫,鳞屑、痂皮多时,应随时清扫。

(4)鼓励患者进食高蛋白、高热量、高维生素、低脂肪饮食,如瘦肉、鸡蛋、豆制品及新鲜蔬菜、水果等,适当补充含钙食物,多饮水。忌食海鲜、辛辣刺激性食物,禁饮酒、浓茶、咖啡、吸烟。

(5)保持皮肤清洁、滋润,贴身衣物选择柔软棉质、宽松、浅色为宜,勤换洗。避免搔抓、摩擦皮损,防止感染。

(6)卧床患者,应加强巡视,满足患者的生活需要,帮助患者把常用物品(如水杯、手纸等)、呼叫器放于伸手可及的位置,方便患者使用。

(7)密切观察病情变化,每天测量生命体征,尤其是体温变化,高热时,观察全身皮损情况,患者应卧床休息,禁用酒精擦浴,以免刺激皮肤加剧疼痛。可采用温水浴或冰袋物理降温,使用药物退热时,观察降温效果,大量出汗时及时擦干,更换潮湿的被服,注意保暖,避免着凉,补充充足的水分。

(8)医护人员做各项操作时应严格执行无菌原则,并注意保护皮肤,减少损伤。脓疱型、红皮病型或长期服用维 A 酸类药物的患者,静脉穿刺时,先用纱布包裹皮肤,再扎止血带,穿刺后用纱布包裹输液针柄再胶贴固定或使用透明敷贴固定,同时注意保护血管,尽量避开皮疹处。

(二)专科护理

1.皮损护理

(1)头部皮损较重的患者应将头发剪短便于药物治疗,待痂皮软化剥脱后可根据患者意愿剃除头发。

(2)每次擦药前先清除皮损处鳞屑、痂皮等,有条件者宜先用温水洗去皮损处沉积的药膏和鳞屑,软化皮肤,有利于药物的吸收(急性期除外)。蛎壳样的痂皮剥脱避免用手撕扯,应用剪刀修平,擦药时皮损肥厚处多加按摩,以利于药物吸收。

(3)急性进行期,勿使用刺激性强的药物,以免皮损急剧加重、扩散形成红皮病,避免搔抓或机械性刺激以防止同形反应(即旧皮损无消退,新皮损不断出现,皮损浸润炎症明显,周围可有红晕,鳞屑较厚,针刺、搔抓、手术等损伤可导致受损部位出现典型的银屑病皮损,称为同形反应)。注意防晒,外出可打伞或戴帽子。

(4)大面积使用较强的角质剥脱剂或有毒的药物时,应警惕药物中毒。例如,擦芥子气或蒽林软膏时,每次不宜超过全身面积的 1/3,可分区涂擦不同药物,破损处禁忌涂擦,防止药物增加吸收而引起中毒反应。

(5)关节病型银屑病患者应注意保暖,避免接触冷水。根据病情,每天进行关节功能锻炼,逐渐增加活动强度和时间。

(6)银屑病患者伴有皮肤干裂时应外涂油剂或软膏。

(7)药浴时,水温控制在 36～38 ℃,治疗时间为 15～20 min;女性经期、体弱及有严重心血管疾病者,不宜药浴;药浴过程中应加强巡视、观察患者,发现不良反应,立即停止治疗;严格消毒浴盆,防止交叉感染。

(8)紫外线照射:临床上多用中波或长波紫外线进行局部或全身皮肤照射,是辅助治疗银屑病的常用物理疗法之一。全身照射时应注意保护眼睛和阴囊,可佩戴护目镜,阴囊部位给予遮挡等保护;治疗当日避免日晒,以免出现严重的红斑、水疱;口服光敏剂的患者注意胃肠道反应。

2.病情观察

(1)观察皮损发生的部位、形态、大小、面积、颜色,有无伴随症状等。

寻常型银屑病:以四肢伸侧,特别是肘部、膝部和骶尾部最为常见,常呈对称性。初起皮损为红色丘疹或斑丘疹,逐渐扩展为境界清楚的红色斑块,呈多种形态。上覆厚层银白色鳞屑,刮除成层鳞屑,犹如轻刮蜡滴,即蜡滴现象。刮去银白色鳞屑,可见淡红色发光半透明薄膜即薄膜现象;剥去薄膜,可见点状出血。后者见真皮乳头顶部迂曲扩张的毛细血管被刮破所致。蜡滴现象、薄膜现象与点状出血是银屑病的典型表现。

关节型银屑病:除皮损外可出现关节病变,关节病变与皮损可同时或先后出现,任何关节均可受累,包括肘膝的大关节,指、趾小关节,脊椎及骶、髋关节。表现为关节肿胀和疼痛,活动受限,严重时出现关节畸形,类风湿因子常阴性。X线片显示软骨消失、骨质疏松、关节腔狭窄伴不同程度的关节侵蚀和软组织肿胀。

红皮病型银屑病:表现为全身性皮肤弥漫性潮红、浸润肿胀并伴有大量糠状鳞屑,其间可有片状正常皮肤(皮岛),可伴有如发热、表浅淋巴结肿大等全身症状。病程较长,易复发。

脓疱型银屑病:①泛发性脓疱型银屑病,常急性发病,在寻常型银屑病皮损或无皮损的正常皮肤上迅速出现针尖至粟粒大小、淡黄色或黄白色的无菌性小脓疱,密集分布,可融合形成片状脓糊,皮损迅速发展至全身,伴有肿胀、疼痛和全身症状,可出现寒战和高热,呈弛张热型。患者可有沟状舌,指(趾)甲可肥厚浑浊。一般过1~2周脓疱干燥结痂,病情缓解,但可反复呈周期性发作。②局限性脓疱型银屑病,皮损局限于手掌及足趾,对称分布,掌部好发于大小鱼际,扩展至掌心、手掌和手指,跖部好发于跖中部及内侧。皮损为发生在红斑基础上的小脓疱,过1~2周脓疱破裂、结痂、脱屑,新脓疱又可在鳞屑下出现,时轻时重,经久不愈。甲常受累,可出现点状凹陷、横沟、纵嵴、甲浑浊、甲剥离及甲下积脓。

(2)治疗期间应观察有无新生皮疹或脓疱,关节活动情况,擦药时,应注意皮损的变化,如发现皮损面积扩大或加重时应停止擦药,同时报告医师。

(3)伴有大量脱屑的患者应注意观察其营养状况,有无低蛋白血症的出现,注意各项化验指标,如血白蛋白量等注意蛋白质的补充,选用优质蛋白如牛奶、鸡蛋、豆浆、猪瘦肉等,宜少食多餐。

(4)红皮病型银屑病、脓疱型银屑病的急性进展期时,应密切观察患者生命体征的变化,高热者按高热患者护理,可采用温水浴或冰袋物理降温。禁用酒精擦浴。

3.瘙痒护理

避免用热水烫洗,切勿搔抓皮肤,防止继发感染,瘙痒明显时,可局部涂擦止痒药膏或用手轻轻按压、拍打皮肤,以减轻痒感。转移患者的注意力,如读书、听音乐、散步等。

4.关节护理

(1)关节疼痛与肿胀:急性活动期应卧床休息,保持关节的功能体位,合理应用非药物止痛措施,如松弛术、皮肤刺激疗法(热敷、加压、震动);根据患者的病情,使用蜡疗、水疗、磁疗、超短波、红外线等物理疗法缓解疼痛。

（2）关节僵硬：鼓励患者早晨起床后行温水浴，或用热水浸泡僵硬的关节，而后活动关节，睡眠时可戴弹力手套保暖，减轻晨僵程度，根据患者的病情，指导患者进行循序渐进的活动，避免发生关节强直。还可以按摩肌肉，防治肌肉痉挛。

（3）活动受限：护士应指导患者锻炼，使用适当的方法减轻关节的疼痛，再慢慢增进关节活动度，然后再做肌力训练，最后再加强耐力训练。训练患者做日常活动，包括饮食、更衣、洗漱等基本动作技巧，肢体锻炼如摸高、伸腰、踢腿及其他全身性伸展运动，配合理疗、按摩，增加局部血液循环，松弛肌肉，活络关节，活动度应控制在患者能耐受的程度。若活动后疼痛持续数小时，说明活动过量，应调整活动量。在症状基本控制后，鼓励患者及早下床活动，必要时提供辅助工具（如滑轮、弹簧、沙袋等）。

5.用药护理

（1）外用药物：应从低浓度向高浓度逐渐过渡急性期禁用刺激性强的外用药物。当必须使用时，用药前应小片皮肤试用。确认无刺激症状后方可使用。

（2）焦油类药物：外用可抑制银屑病皮损，有异味并污染衣着，使用时应做好防护；主要不良反应有原发性刺激、毛囊炎、焦油痤疮及变应性反应等。

（3）蒽林软膏：适用于静止或慢性银屑病斑，不可用于新出皮疹及炎症显著区，面部及糜烂区慎用，因其有肾毒性及刺激性，涂药时应从低浓度开始，并观察肾脏功能，擦药时避免入眼以防引起结膜炎。告知患者蒽林可使编织衣物永久着色，涂擦药膏时应做好防护；还可使头发和皮肤暂时着色。

（4）卡泊三醇软膏：具有很强的抑制表皮细胞增殖并诱导其分化的能力，不宜用于面部。告知患者卡泊三醇水外涂头部时，需用毛巾等遮挡发际，以免流淌至面部、耳部。如有过敏者立即停药。

（5）他克莫司软膏：可使用药处皮损红斑和浸润减轻，皮肤厚度减少，但部分患者使用后有强烈的皮肤烧灼和瘙痒感，数天后症状通常会减轻或消失，但有些患者会有持续灼热感，应注意观察。

（6）维 A 酸类药物：主要毒副作用为致畸，告知育龄女患者用药期间及停药后的 2～3 年要持续采取避孕措施。服药期间有唇、眼、鼻黏膜干燥，皮肤弥漫性脱屑及毛发脱落，告知患者可在唇、鼻黏膜及脱屑皮肤处涂擦滋润膏剂。长期服用还可出现血脂升高、肝脏损害等，告知患者服药期间定期随诊、化验检测。

（7）甲砜霉素：不良反应主要是骨髓抑制，以及食欲缺乏、恶心、呕吐、腹痛、腹泻等胃肠道症状。

（8）免疫抑制剂：可引起口腔及胃肠道黏膜损害，骨髓抑制，肝、肾功能损害。用药过程中应遵医嘱定期检查血、尿常规及肝、肾功能。鼓励患者多饮水，以减少肾毒性，加速药物排泄输液过程中加强巡视，防止药液外渗。

（9）外用糖皮质激素：应严格掌握用药指征，长期或大面积使用糖皮质激素时不可突然停药，以免引起反跳现象。用药过程中观察其对皮肤的不良反应，如延缓伤口愈合、膨胀纹、毛细血管扩张、细菌感染、糠秕孢子菌毛囊炎、激素性痤疮、激素性红斑、紫癜、多毛症等，发现异常后及时通知医师，给予对症治疗。

6.心理护理

患者常因疾病的迁延不愈、病情反复、加重产生悲观、焦虑、抑郁、情绪不稳定、易激惹，严重者厌世、轻生,对生活失去信心等不良情绪反应。良好的心理、稳定的情绪是治疗疾病的根本,所以护理人员要多与患者交流、沟通,了解患者的想法、顾虑。做好心理疏导,也可采用非药物疗法,如音乐疗法、放松疗法、运动出汗、行为疗法(生物反馈)等,使患者放松心情,增加自信心,积极配合治疗。

(三)健康教育

(1)向患者讲解疾病的诱因、治疗方法、日常护理的知识,强调休息、治疗及锻炼的重要性。

(2)指导患者保持居室空气清新,适当锻炼身体,增强体质,预防感冒。

(3)指导患者规律生活,保持乐观情绪,不过度劳累,不上火,不熬夜。

(4)指导患者养成良好的生活习惯,保证睡眠时间和质量,合理饮食,忌食鱼虾类、牛羊肉等食物,戒烟、酒。

(5)掌握皮肤护理的方法,注意个人卫生,勤洗澡、修剪指甲。

(6)正确使用内服药、外用药,强调遵医嘱用药的重要性,坚持长期、规范用药,定期门诊随访,避免盲目用药而加重病情。

(7)避免各种诱发因素,如感冒、精神紧张、感染、寒冷、潮湿、过劳、外伤等诱因。

(8)关节型银屑病患者,加强预防跌倒的保护措施,家庭有防滑、防绊、防碰撞措施。多步行、游泳等,应避免剧烈、有危险的运动,要循序渐进,持之以恒。

二、红皮病

红皮病又称剥脱性皮炎,是一种严重的皮肤疾病。急性期全身皮肤呈弥漫性潮红、肿胀、渗液,亚急性和慢性期皮肤浸润肥厚,大量脱屑,引起本病的主要原因有银屑病、药物过敏、皮炎、湿疹、恶性肿瘤、毛发红糠疹、落叶性天疱疮、泛发型扁平苔藓、全身性皮肤癣病、挪威疥、真性红细胞增多症等。此外,尚有部分患者原因不明。

(一)一般护理

(1)积极查找并治疗原发病。

(2)避免与患有上呼吸道感染等有传染性疾病的患者同居一室,重症患者应实施保护性隔离,限制探视,避免感染或加重病情。

(3)室内空气新鲜、流通、定期消毒、温湿度适宜。

(4)根据原发疾病选择合适的饮食。鼓励患者进食高蛋白、高维生素易消化饮食如瘦肉、鸡蛋、豆制品及新鲜蔬菜、水果,适当补充含钙食物,注意补充水和电解质。忌食海鲜、辛辣刺激性食物,禁饮酒、浓茶、咖啡,禁吸烟。

(5)保持皮肤清洁、滋润,床铺平整、干燥,及时清扫皮屑;贴身衣物选择柔软棉质、宽松、浅色为宜,勤换洗。

(6)每天测量生命体征,尤其是体温变化,密切观察皮损变化。高热时,嘱患者多卧床休息,采用温水浴或冰袋物理降温,禁用酒精擦浴;使用药物退热时,观察降温效果,大量出汗时及时擦干,更换潮湿的病服,注意保暖,避免着凉,补充充足的水分。

(7)医护人员做各项操作时应严格执行无菌原则,并注意保护皮肤,减少损伤。皮损严重者,静脉穿刺时,先用纱布包裹皮肤,再扎止血带,穿刺后用纱布包裹输液针柄再胶贴固定或使用透明敷贴固定,同时注意保护血管,尽量避开皮疹处。

(二)专科护理

1.皮损护理

(1)急性期皮损鲜红、肿胀、菲薄,给予植物油(如甘草油、紫草油)、硅油、氧化锌油剂、糖皮质激素软膏外涂,以保持皮损的滋润。

(2)继发感染时,加用莫匹罗星、红霉素软膏、呋喃西林膏、氧氟沙星凝胶等抗菌药物。肿胀明显或有渗出时,可用0.1%依沙吖啶溶液或中药连柏煎剂湿敷。

(3)亚急性及恢复期针对瘙痒剧烈、大量脱屑予以矿泉浴、淀粉浴及米糠浴等,再给予外涂药膏,以避免皮肤干燥,保持皮肤滋润。

(4)伴有大片状脱屑,应用无菌剪刀将已脱落的大片皮屑剪除,严禁用手撕脱表皮。

2.病情观察

(1)皮损观察:①急性红皮病,发病急骤,皮损初为泛发的细小密集斑片、斑丘疹,呈猩红热样或麻疹样,迅速融合成全身弥漫性潮红、水肿,以面部、肢端显著,伴大量脱屑,呈大片或细糠状,掌跖可呈手套或袜套样脱屑,手足四肢关节面出现皲裂,甚至出现脱发,口腔、外阴及褶皱部位常受累,出现糜烂、渗出,伴有剧烈瘙痒,过1~2个月皮肤逐渐恢复正常,留有色素沉着。也可伴高热,全身乏力,肝、脾、淋巴结肿大等全身症状。②慢性红皮病,表现为慢性弥漫性浸润性潮红、肿胀,上覆糠状鳞屑。患者可有畏寒、低热和高热交替,还易继发感染及消化道功能障碍、心血管病变、内分泌失调等。

(2)注意体温的变化,有无发热或低体温现象,高热者按高热护理或遵医嘱应用退热药,儿童忌用阿司匹林。低体温者应注意保暖,多饮温热水,避免寒冷刺激。

(3)观察有无黏膜损害,注意眼、口腔、外阴、尿道口及肛门周围等处,有无肿胀、充血、糜烂,保持黏膜部位的清洁卫生。①眼部护理:每天用生理盐水棉球清洁眼周皮肤,外涂红霉素眼膏;眼睑不能闭合者,应用生理盐水湿纱布覆盖双眼,定时取下,每天数次滴眼药水;注意用眼卫生,及时用无菌棉签擦净分泌物,避免用脏手或不洁毛巾接触眼睛。②口腔护理:每餐后漱口,注意饮食卫生,温度适宜,避免冷、热刺激。③会阴护理:每天用温水清洁会阴;便后应清洗并使用湿巾轻轻拭干,穿纯棉、宽松的内裤;发生充血糜烂时,可用抗菌溶液湿敷,避免摩擦刺激,必要时给予支被架撑起盖被,局部暴露,注意保护患者隐私。

(4)观察有无淋巴结、肝、脾肿大、贫血;注意有无咳嗽、咳痰等肺炎表现。

(5)注意心率、脉律的变化,有无心衰症状。

(6)注意营养状况,有无低蛋白血症、负氮平衡等,应加强营养,给予高蛋白易消化的饮食,必要时给予静脉补充蛋白。

(7)观察有无代谢紊乱引起的头晕、乏力,加强看护,预防跌倒。

3.用药护理

(1)因药物过敏引起发病者要停用一切可疑药物。

(2)避免使用刺激性强的药物(如卡泊三醇、维A酸类等外用),以防加重病情。

(3)阿维A酯:主要毒副作用为致畸,告知育龄妇女用药期间及停药后的2~3年要持续采取避孕措施。服药期间有唇、眼、鼻黏膜干燥。皮肤弥漫性脱屑及毛发脱落,可在唇、鼻黏膜及脱屑皮肤处涂擦滋润膏剂。长期服用还可出现血脂升高、肝脏损害等,嘱患者服药期间定期随诊,监测血脂、肝功、肾功、血细胞等指标。

(4)使用退热药时,如大量出汗,应及时补充水及电解质,注意观察、记录用药后体温变化。

4.心理护理

(1)根据患者的心理特点,做好针对性护理。向患者耐心解释发病的原因及不良的心态对疾病的影响,给予劝导、安慰、鼓励,使其安心治疗,树立战胜疾病的信心。

(2)建立良好的护患关系,言语亲切,多沟通交流,针对患者的不同心理进行不同的教育与指导,使患者对教育内容能够理解、接受及依从。

(3)规劝家属要理解、关心、同情患者,避免在患者面前讲刺激性话语,增加患者及其家属对医务人员的信任,积极协助患者配合治疗。

(三)健康教育

(1)向患者讲解疾病的病因、发展、转归及预后等知识。

(2)指导患者规律生活,劳逸结合,适当锻炼,增强抵抗力。

(3)指导患者调整心态,树立信心,保持乐观情绪。

(4)指导患者合理饮食,戒烟限酒。

(5)注意个人卫生,保持皮肤清洁、滋润。

(6)进行护理方法指导,正确使用内服、外用药,强调遵医嘱用药的重要性,坚持长期用药,定期门诊随访。

(7)洗浴时避免使用过热的水、碱性皂类,浴后涂擦润肤霜。

(8)避免各种诱发因素,如精神紧张,酗酒,食鱼虾类、羊肉等食物以及外伤等。

三、多形红斑

多形红斑为急性炎症性皮肤病,有自限性,皮疹多形,有红斑、丘疹、风团、水疱等,特征性皮疹为靶形损害即虹膜状皮疹,有不同程度黏膜损害,少数有内脏损害。根据病变的范围和症状轻重程度,临床上分为 3 型:红斑丘疹型、局限性水疱型和重症型。本病春、秋季节好发,男性略多于女性,10～30 岁的发病率最高,20％为青少年。病因尚不完全明确,已知的原因有病毒或细菌的感染、某些药物的应用(如磺胺类、巴比妥类、水杨酸盐类、苯妥英钠、疫苗、血清制品等)及某些系统性疾病(如红斑狼疮、皮肌炎、结节性动脉周围炎、霍奇金病、恶性淋巴瘤、骨髓瘤等)。

(一)一般护理

(1)病室安静、整洁、温湿度适宜,室内空气新鲜,每天空气消毒 1～2 次。重症患者置于单人病房,实施保护性隔离,严格限制探视时间及探视人数。

(2)鼓励患者多饮水,尽快排除致敏药物,皮损面积大,渗出多者应鼓励患者多食高热量、高蛋白、高维生素、多汁易消化的食物,禁食辛辣腥发刺激性食物。口腔有糜烂、溃疡造成进食困难者,可遵医嘱先给予静脉胃肠外营养,然后再逐渐进食流食、半流食,并可适当加入治疗性膳食。

(3)监测生命体征,高热期间密切观察体温变化,避免使用药物降温,以冰袋物理降温为宜,同时观察、记录降温效果。发热出汗较多时,应及时擦干汗液,更换潮湿的病服,注意保暖,防止受凉。

(4)与患者共同查找变应原,去除可疑病因,停用可疑致敏药物,注意药物间有无交叉过敏,变应原一经确定,应明确标识并详细告知患者及家属,避免再次接触变应原。

(二)专科护理

1.皮损护理

(1)保持皮肤黏膜的完整,保持全身干燥、清洁。

(2)只有红斑、丘疹而无水疱渗出者,可用炉甘石洗剂或糖皮质激素霜剂。

(3)水疱和大疱者按"疱液抽取法"处理。

(4)有糜烂渗出伴感染者应先清创,再用0.1%依沙吖啶溶液、3%硼酸溶液或黄檗、地榆煎液(黄檗、地榆各30 g,水2000 mL)湿敷。

2.用药护理

(1)抗组胺药如氯雷他啶、西替利嗪、马来酸氯苯那敏等,服用这类药物可导致头晕、嗜睡、乏力、注意力不集中,还可出现黏膜干燥、瞳孔散大等不良反应,服用这类药不应从事驾驶及高空危险作业,另外,个别药过量使用有严重的心脏毒性作用。

(2)维生素C及钙质有参与机体代谢、抗炎、抗过敏及镇静止痒的作用,静脉注射钙剂时勿漏出血管外,以免引起组织坏死,注射速度应缓慢,注意观察脉搏。避免发生心搏过强、心律失常或心搏停止于收缩期。

(3)大剂量使用糖皮质激素时应密切观察不良反应。

(4)抗菌药物应根据病情严格按医嘱使用,应用青霉素和头孢菌素类的患者注意询问过敏史并按要求做过敏试验,观察有无过敏现象;氨基糖苷类如链霉素、庆大霉素等对肾脏、听神经有不同程度的毒性作用,应多饮水,观察听力有无改变;大环内酯类如红霉素、罗红霉素、阿奇霉素等有胃肠刺激性,宜饭后服用;喹诺酮类如氧氟沙星,治疗中如出现皮疹、瘙痒应立即停药并报告医师,对用药时间长者应定期检查血象及肝肾功能。

3.病情观察

(1)观察有无畏寒、发热、头痛、关节及肌肉酸痛等前驱症状。

(2)观察皮损的形态,有无红斑、丘疹、斑丘疹、水疱、大疱、紫癜和风团等;观察有无新生皮疹,皮损有无破溃糜烂及渗出,观察有无黏膜损害,如口腔、鼻、咽、眼、尿道、肛门、呼吸道等。①红斑-丘疹型:多发于面颈部和四肢远端伸侧皮肤,口腔、眼等黏膜较少发生,典型表现为暗红色斑或风团样皮损,中央为青紫色或为紫癜,严重时出现水疱,形如同心圆状靶形皮损或虹膜样皮损,融合形成回状或地图状。自觉瘙痒或轻度疼痛、烧灼感,可留有暂时性色素沉着。②水疱-大疱型:常伴有全身症状,除四肢远端外,可向心性扩散至全身,口、鼻、眼、外生殖器黏膜可发生糜烂,渗出较严重,常发生浆液性水疱、大疱或血疱,周围有暗红色晕。③重症型:发病急,全身症状严重,皮损为水肿性鲜红色或暗红色虹膜样红斑或瘀斑,相互融合,泛发全身,其上有水疱,大疱和血疱,尼氏征阳性,累及口鼻、眼、外阴、肛门黏膜,出现红肿、糜烂、溃疡,累及呼吸道、消化道黏膜可导致支气管肺炎、消化道出血等,可并发坏死性胰腺炎、肝肾功能损害,也可继发感染引起败血症,如不及时抢救,可危及生命。

4.疼痛护理

急性期应卧床休息,协助患者取舒适体位,合理应用非药物止痛措施,如松弛术、皮肤刺激疗法(冷敷、热敷、加压、震动)。根据病情使用蜡疗、水疗、磁疗、超短波、红外线等物理疗法缓解疼痛,疼痛明显者遵医嘱使用止痛药物并观察疗效。

5.瘙痒护理

避免用热水烫洗,切勿搔抓皮肤,防止继发感染,瘙痒明显时,可局部涂擦止痒药膏或用手轻轻按压、拍打皮肤,以减轻痒感。转移患者的注意力,如读书、听音乐、散步等。

6.心理护理

(1)针对患者的心理状态、情绪不同,采取个性化疏导、安慰、暗示等手段,进行心理护理。

(2)患者卧床期间可听音乐、广播等,也可让家属为其读报,增加感官刺激,还可增加患者与家属沟通和交流的机会。

(三)健康教育

(1)向患者介绍疾病的病因、治疗方法、预防、日常护理的知识。

(2)按时门诊复查,如有病情变化,随时就诊。

(3)保持心情舒畅,避免情绪刺激。

(4)按要求进行饮食调护。

(5)保持全身皮肤清洁,宜用温水洗澡,勤换内衣内裤。

(6)牢记过敏原,避免再次使用致敏药物。

(王萍萍)

第八章 放射科护理

第一节 CT 检查的护理

一、CT 常规检查的护理

(一)CT 普通检查的护理

1.检查前的护理

(1)信息确认:患者凭检查信息通过 PACS 系统进行预约、登记确认。留取联系电话,遇特殊情况便于通知患者。

(2)检查分检:护士或登记员根据检查信息进行分检,指导患者到相应地点等待检查。

(3)评估核对:护士仔细阅读检查申请单,核对患者信息(如姓名、性别、年龄、检查部位、检查设备等)。详细询问病史,评估患者病情,核实患者信息、检查部位、检查方式,对检查目的要求不清的申请单,应与临床申请医师核准确认。

(4)健康教育:护士进行分时段健康教育,特殊患者采取个性化健康教育,讲解检查整个过程、检查所需时间、交代检查注意事项,以及需要患者配合的相关事宜。健康教育形式有口头宣教、健康教育手册、视频宣教等。

(5)去除金属异物:指导或协助患者去除被检部位的金属物件及高密度伪影的衣物,防止产生伪影。

(6)呼吸训练:护士耐心指导胸、腹部检查患者进行呼吸训练。胸部检查应指导患者先吸一口气,再闭住气,保持胸、腹部不动,防止产生运动伪影;腹部检查可以直接屏气。

(7)镇静:对小儿、昏迷、躁动、精神异常的患者,采取安全措施防止坠床,必要时遵医嘱使用镇静药。

(8)指导腹部检查患者正确饮水。

(9)PACS 系统呼叫:及时应用 PACS 系统呼叫患者到检。

2.检查中的护理

(1)再次核对患者信息,协助患者进检查室、上检查床,避免坠床或跌倒。有引流管者妥善放置,防止脱落。

（2）按检查部位要求设计体位,指导患者勿移动身体变换体位。

（3）检查时注意保暖,避免患者着凉。

（4）做好患者非照射部位的 X 线防护。

（5）检查结束后询问患者情况,协助下检查床。

3.检查后的护理

告知患者及其家属取片与报告的时间、地点。

（二）CT 增强检查的护理

1.检查前的护理

（1）信息确认:患者凭检查信息通过 PACS 系统进行预约、登记确认;在申请单上准确记录患者的身高、体重、联系电话。

（2）评估核对:护士仔细阅读检查申请单,核对患者信息（如姓名、性别、年龄、检查部位、检查设备等）,详细询问病史（如既往史、检查史、用药史、现病史、过敏史等）,评估患者病情,筛选高危人群。核实患者信息、检查部位、检查方式。

（3）心理护理和健康宣教:在常规宣教的基础上重点告知增强检查的目的及注意事项、合理水化的重要性,注射对比剂后可能出现的正常现象（如口干、口苦、口腔金属味、全身发热、有尿意等）和不良反应（如恶心、呕吐、皮疹等）,进行针对性护理,消除患者紧张、焦虑的不良情绪。

（4）指导患者或家属签署碘对比剂使用知情同意书。

（5）认真评估血管,安置 18~20 G 静脉留置针;注意保护,防止留置针脱出。

（6）对比剂常规加温准备。

（7）其他参照 CT 普通检查前的护理。

2.检查中的护理

（1）高压通道的建立与确认:连接高压注射器管道,试注水,做到"一看、二摸、三感觉、四询问",确保高压注射器、血管通畅。

（2）患者沟通:再次告知检查注意事项,以及推药时的身体感受,缓解患者紧张情绪。

（3）心理安慰:对高度紧张患者在检查过程中护士通过话筒给予安慰,鼓励患者配合完成检查。

（4）严密观察:注射对比剂时密切观察有无局部和全身症状,防止不良反应的发生,做到及时发现、及时处理。

（5）防止渗漏:动态观察增强图像对比剂进入情况,及时发现渗漏。

（6）检查结束后询问患者情况,评估有无不适,协助下检查床。

（7）指导患者在观察区休息 15~30 min,如有不适,及时告知护士。

（8）其他参照 CT 普通检查中的护理。

3.检查后的护理

（1）定时巡视:准备护士定时巡视观察区,询问患者有无不适,及时发现不良反应。

（2）合理水化:指导患者进行水化（每小时不少于 100 mL）以利于对比剂的排出,预防对比剂肾病。

（3）拔留置针:观察 15~30 min,患者无不适后方可拔取留置针,指导正确按压穿刺点,无出血方可离开观察区。

（4）告知患者及其家属取片与报告的时间、地点,以及回家后继续观察和水化;若有不适,及时电话联系。

(5)发生不良反应的处理方法,请参照碘对比剂的相应内容。

二、常见部位 CT 检查的护理

(一)头颈部与五官 CT 检查的护理

头颈部与五官 CT 包括颅脑、鞍区、眼眶、鼻和鼻窦、颞骨及内听道、鼻咽口咽、喉部、口腔颌面部等部位肿瘤、炎症、外伤等病变的检查和头部及颈部血管成像等。

1.检查前的护理

(1)评估核对:核对患者信息,阅读检查单,确定检查方式(平扫、增强)。

(2)心理护理与健康教育:护士主动与患者沟通,组织患者观看健康教育视频和健康教育手册。

(3)患者适当进食、饮水。

(4)去除头颈部所有金属异物(包括活动性义齿)。

(5)女性患者检查前将发结打开,指导扫描时头部保持不动。

(6)鼻咽部及颈部检查时训练患者屏气,不能做吞咽动作。

(7)增强者指导患者或家属签署碘对比剂使用知情同意书,筛查高危因素、建立静脉留置针等。

2.检查中的护理

(1)体位设计:患者仰卧于检查床,头先进,头部置于头架上,保持正中位,人体长轴与床面长轴一致,双手置于身体两旁或胸前。

(2)眼部扫描时要求闭眼,并保持眼球固定不动,因故不能闭眼者,可指导患者盯住一目标保持不动。小儿做眼部 CT 需要自然睡眠或遵医嘱口服水合氯醛,安睡后方可检查。

(3)鼻咽部及颈部检查时按技师口令进行屏气,不做吞咽动作。

(4)增强检查患者需观察注射对比剂后有无局部和全身的异常反应。

3.检查后的护理

参照 CT 普通检查和增强检查后的护理。

(二)胸部与食管纵隔 CT 检查的护理

1.检查前的护理

(1)评估核对:核对患者信息,阅读检查单,确定检查方式。

(2)心理护理与健康教育:主动与患者沟通,组织患者观看健康教育视频和健康教育手册。

(3)患者适当进食、饮水。

(4)去除胸部所有的金属异物(包括文胸、带有拉链的衣服)。

(5)指导训练患者屏气。

(6)婴幼儿或不配合者检查前采取药物镇静。

(7)增强者指导患者或家属签署碘对比剂使用知情同意书,筛查高危因素、建立静脉留置针等。

(8)食管纵隔 CT 检查前准备碘水,碘水配制:100 mL 温开水＋2 mL 碘对比剂,浓度为 0.02%。

(9)其他参照普通或增强检查前的护理。

2.检查中的护理

(1)体位设计:患者仰卧于检查床上,可以取头部先进或足先进,保持正中位,人体长轴与床面长轴一致,双手置于头上方。

（2）食管纵隔检查体位设计前需指导患者喝两口碘水,再含一口碘水在口腔内。检查时技师通过话筒指示患者将口腔里的碘水慢慢咽下即刻扫描。通过碘对比剂缓慢下咽的过程扫描查看检查部位的充盈缺损像,提高周围组织的分辨率和对比度。

（3）扫描时配合技师的口令进行屏气,叮嘱患者尽量避免咳嗽,并保持肢体不动。

（4）增强检查患者需观察注射对比剂后有无局部和全身的异常反应。

（5）其他参照普通或增强检查中的护理。

3.检查后的护理

参照 CT 普通检查和增强检查后的护理。

（三）冠状动脉 CTA 检查的护理

多层螺旋 CT 冠状动脉造影（MSCTCA）作为一种无创、安全性高的新技术,已被广泛应用于临床。冠状动脉造影检查是评价冠状动脉变异和病变,以及各种介入治疗后复查随访的重要诊断方法,具有微创、简便、安全等优点。但是,冠状动脉 CTA 检查受心率、呼吸配合、心理、环境等多种因素的影响,检查前护理准备质量是决定检查是否成功的关键。

1.检查前的护理

（1）环境与物品的准备:为患者提供安静、清洁、舒适的环境,安排患者到专用心脏检查准备室或候诊区域;挂心脏检查识别牌。①物品准备:脉搏血氧饱和度仪、心电监护仪、氧气、计时器或手表等。②药品准备:美托洛尔（倍他乐克）药片。

（2）评估核对:阅读申请单,核对患者信息,明确检查目的和要求,评估患者的病情、配合能力、沟通能力（听力）、心理状态,详细询问病史（如既往史、检查史、用药史、现病史、过敏史等）、筛查高危人群,必要时查阅心电图和超声心动图检查结果,重点掌握患者基础血压、心率和心电图情况,并记录在申请单上。

（3）健康教育和心理护理:护士集中对患者进行健康宣教,讲解检查目的、心率准备和呼吸配合的重要性,以及检查中快速注射对比剂时全身发热的现象,让患者对检查过程和可能出现的问题有较全面的了解,尽量减少由于紧张、恐惧心理而导致的心率加快。告诉患者检查当天可适当进食、不禁水,避免空腹或饱餐状态下检查;空腹时间过久易导致低血糖,引起心率加快或心率不稳（特别是糖尿病患者）;过饱出现不良反应时,易发生呕吐。

（4）心率准备:①患者到达检查室先静息 10～15 min 再测心率。②测心率:按心率情况分组,60～80 次/分钟为 1 组;80～90 次/分钟为 2 组;90 次/分钟以上或心律波动＞3 次、心律失常、老年人、配合能力差、屏气后心率上升明显的为 3 组。64 排 CT 心率控制在 75 次/分钟以内,双源 CT 或其他高端 CT 可适当放宽。③对静息心率＞90 次/分钟、心律波动＞3 次或心律失常,对 β 受体阻滞药无禁忌证者,在医师指导下服用 β 受体阻滞药,以降低心率和（或）稳定心律;必要时服药后再面罩吸氧 5～10 min,采用指脉仪或心电监护仪持续心电监护,观察服药及吸氧前后心率或心律变化情况,训练吸气、屏气,心率稳定后可检查。对于心律失常的患者,了解心电图检查结果,通过心电监护观察心率或心律变化规律,与技师沟通、确认此患者是否进行检查;对于心率＞100 次/分钟或无规律的心律者,可以放弃检查。

（5）呼吸训练:重点强调如何吸气、屏气,什么时候出气的要领。训练方式分为以下四种。①用鼻子慢慢吸气后屏气;②深吸气后屏气;③直接屏气;④直接捏鼻子辅助。根据患者不同情况采取不同训练方式,重点强调呼气幅度保持一致,防止呼吸过深或过浅,屏气时胸、腹部保持静止状态,避免产生呼吸运动伪影,屏气期间全身保持松弛状态,观察屏气期间心率和心律变化。

1组患者心律相对平稳(波动为1~3次/分钟),训练吸气、屏气后,心率呈下降趋势且稳定可直接检查;2组反复进行呼吸训练,必要时吸氧(浓度为40%~50%)后继续训练,心率稳定可安排检查,检查时针对性选择吸氧。

(6)选择18 G静脉留置针进行肘前静脉穿刺。对旁路移植(搭桥)术后患者在对侧上肢建立静脉留置针。

(7)其他的参照普通或增强检查前的护理。

2.检查中的护理

(1)设计体位:仰卧位、足先进、身体置于检查床面中间,两臂上举,体位舒适。

(2)心电监测:安放电极片,将电极片、导线及双臂置于心脏扫描野外。连接心电门控,观察心电图情况,确认R波信号清晰,心率控制理想,心律正常,心电图波形不受呼吸运动和床板移动影响。

(3)呼吸训练:再次训练患者呼吸和屏气,观察患者可稳定大约5 s屏气的时间及屏气后心率和心律变化规律。

(4)必要时指导患者舌下含服硝酸甘油片。

(5)连接高压注射器管道,试注水,做到"一看、二摸、三感觉、四询问";确保高压注射器、血管通畅。

(6)再次告知检查注意事项,以及推药时的身体感受,缓解患者紧张情绪,对高度紧张的患者在检查过程中护士通过话筒给予安慰,鼓励患者配合完成检查。

(7)动态观察增强图像对比剂进入情况,及时发现渗漏。

(8)其他参照普通或增强检查中的护理。

3.检查后的护理

参照CT增强检查后的护理。

(四)主动脉夹层患者CT检查的护理

主动脉夹层是指动脉腔内的血液从主动脉内膜撕裂口进入主动脉壁内,使主动脉壁中层形成夹层血肿,并沿主动脉纵轴扩张的一种较少见的心血管系统的急性致命性疾病,早期正确诊断是取得良好治疗效果的关键。

1.检查前的护理

(1)开设绿色通道:对怀疑有主动脉夹层的患者应提前电话预约,按"绿色通道"安排检查。告知家属检查相关事宜和注意事项,要求临床医师陪同检查,通知CT室医师和技师做好检查准备。

(2)护士准备好急救器材、药品、物品,随时启动急救程序。

(3)病情评估:包括意识、面色、血压、心率、呼吸、肢体活动、肾功能及发病时间与发病过程,快速查看检查申请单、核对信息、详细询问病史,筛查高危因素。

(4)呼吸训练:检查前指导患者正确呼吸及屏气,屏气一定要自我掌握强度,以能耐受为准,切忌过度屏气,以防引起强烈疼痛不适及夹层破裂。

(5)指导家属签署碘对比剂使用知情同意书,快速建立静脉通道。

(6)其他参照普通或增强检查前的护理。

2.检查中的护理

(1)正确转运:搬运患者时动作要轻稳,避免大动作引发夹层破裂。

（2）体位设计：仰卧位、足先进、身体置于检查床面中间，两臂上举（无法上举的患者也可以放于身体的两侧）。

（3）注意保暖：避免受凉引起咳嗽而导致夹层破裂。

（4）技师扫描时注意控制注射对比剂的量和速度。

（5）患者监测：严密观察病情和监测生命体征，出现脉搏细速、呼吸困难、面色苍白、皮肤发冷、意识模糊等症状，提示可能因动脉瘤破裂出现失血性休克，应立即停止扫描，通知医师抢救，必要时行急诊手术，做好记录。

（6）疼痛性质的观察：如突发前胸、后背、腹部剧烈疼痛，多为撕裂样或刀割样，呈持续性，患者烦躁不安、大汗淋漓，有濒死感，疼痛放射范围广泛，可向腰部或下腹部传导，甚至可达大腿部，提示动脉瘤破裂，应启动急救应急预案。

（7）其他参照普通或增强检查中的护理。

3.检查后的护理

（1）扫描中发现有主动脉夹层应按放射科危急值处理，禁止患者自行离开检查室，并立即电话告之临床医师检查结果，由专人或在医师陪同，用平车将患者立即护送回病房或急诊科，勿在CT室停留过久。

（2）告知家属30 min内取片及报告。

（3）其他参照普通或增强检查后的护理。

（五）肺栓塞CT检查的护理

肺栓塞是指以各种栓子阻塞肺动脉系统为其发病原因的一组临床病理生理综合征，其发病率高、误诊率高和死亡率高。多层螺旋CT肺动脉造影是对急性肺动脉栓塞的一种无创、安全、有效的诊断方法。

1.检查前的护理

（1）开设绿色通道：对怀疑有肺栓塞的患者应提前电话预约，对病情急、重、危者，应立即按"绿色通道"安排检查。告知家属相关检查事宜和注意事项，要求临床医师陪同检查，通知CT室内医师和技师做好检查准备。

（2）护士准备好急救器材、药品、物品，随时启动急救程序。

（3）病情评估：查看检查申请单，核对信息，严密观察其有无口唇发绀、呼吸急促、胸闷、气短、胸痛、咯血等表现；心电监护，测量生命体征及血氧饱和度的变化；评估心、肺、肾功能情况。重点了解胸痛程度，必要时提前使用镇痛药。

（4）吸氧：给予高浓度氧气吸入，以改善缺氧症状，缓解患者恐惧心理。

（5）呼吸训练：检查前指导患者正确呼吸及屏气，屏气一定要自我掌握强度，以能耐受为准，切忌过度屏气，以防引起强烈疼痛、不适及栓子脱落。

（6）去掉胸部所有金属物品及高密度衣物，防止产生伪影，影响图像质量。

（7）其他参照普通或增强检查前的护理。

2.检查中的护理

（1）正确转运：重点指导正确转运患者，摆好体位，避免大动作导致静脉血栓脱落，发生意外。

（2）体位设计：仰卧位、足先进、身体置于检查床面中间，两臂上举（无法上举的患者也可以放于身体的两侧）。

（3）注意保暖，避免受凉，防止咳嗽引起栓子的脱落。

(4)技师扫描时注意控制注射对比剂的量和速度。

(5)患者监测:严密观察病情和监测生命体征,重点观察呼吸频率和血氧饱和度的变化,并做好记录。

(6)其他参照普通或增强检查中的护理。

3.检查后的护理

(1)检查中发现有肺栓塞应按放射科危急值处理,禁止患者自行离开检查室,告诉患者及其家属制动,并立即电话告之临床医师检查结果,由专人或在医师陪同下用平车将患者立即护送回病房或急诊科,勿在 CT 室停留过久。

(2)告知家属 30 min 内取片及报告。

(3)其他参照普通或增强检查后的护理。

(六)腹部 CT 检查的护理

CT 腹部检查分上腹、中腹、盆腔、全腹,包括肝、胆、脾、胰、胃、肾、肾上腺、肠、膀胱、子宫和附件等。腹部脏器复杂、相互重叠,空腔脏器(胃、肠、膀胱)因含气体和(或)液体及食物残渣,位置、形态、大小变化较大,可影响图像质量和检查效果,因此做好腹部 CT 检查前各环节的准备至关重要。

1.检查前的护理

(1)患者评估:仔细询问病史、检查史、过敏史,注重患者其他检查的阳性体征和结果,如 B 超、肝功能、胃镜、肠镜、消化道钡剂及甲胎蛋白等,确定患者能否饮水、饮水量和时间,确认是否进行增强检查。

(2)胃肠道准备:①检查前 1 d 晚餐进清淡饮食,晚饭后禁食 4～8 h,不禁饮(急诊除外);②检查前 1 周禁止胃肠钡剂造影,必要时对胃肠钡剂造影者可先行腹部透视,以了解钡剂的排泄情况;③年老体弱者胃肠道蠕动减慢,必要时给予清洁灌肠或口服缓泻药帮助排空。

(3)心理护理:护理人员可针对不同文化层次患者的心理状态,分别进行解释和疏导,用通俗易懂的语言讲解与患者病情有关的医学知识,使患者对疾病的发展和转归有较明确的认识,缓解患者紧张情绪,使其积极配合检查。

(4)患者准备:防止金属伪影,患者需取下身上所有带金属的衣裤、物品、饰品,解除腹带及外敷药物,提供检查服。

(5)呼吸训练:呼吸运动是影响 CT 检查质量的重要因素,扫描时呼吸运动不仅会引起病灶遗漏和误诊,而且对于判断胃肠道走行和分析病变的结构都有很大影响。因此检查前需对患者进行屏气训练,保持呼吸平稳,均匀一致,直至患者能够准确接受口令。

(6)对比剂准备。常用对比剂种类:①高密度对比剂。常用的有 1‰～2‰ 有机碘溶液,800～1000 mL 温开水加 10～20 mL 碘对比剂,这种对比剂在 CT 上显影良好,能满意地标记被检器官,便于观察胃肠道的走行。但浓度过高、剂量较大时常能遮蔽部分胃壁组织,对胃黏膜改变不能较好显示,限制了对癌肿的检出和浸润深度的判断。②等密度对比剂。纯水作为对比剂方便、价廉、无不良反应;不会产生高密度的伪影。CT 检查时即可与胃壁构成良好的对比,有利于病变的诊断和分期,是胃部 CT 检查最理想的对比剂。③低密度对比剂。气体是 CT 仿真结肠内镜检查中理想的肠道内对比剂,气体能较好地充盈扩张肠管,气体的弥散性好,比液体对比剂更容易到达盲升结肠;气体扩张肠管均匀,使用气体作为对比剂,可以通过定位片来判断肠道内气量是否充足,可随时补充气量。

对比剂的应用:①水可用于上、中腹的胃肠充盈。②1.2%的口服对比剂适宜于胃部平扫患者的充盈准备。③1.5%的口服对比剂较适宜于胃部直接增强的对比剂充盈准备。④0.8%的口服对比剂适宜于中消化道的肠道充盈准备。⑤0.6%的口服对比剂适宜于下消化道的肠道充盈准备。

应用对比剂的量和时间:①上腹检查前0.5 h服水200~300 mL,检查前10 min服水200~300 mL。②上中腹部:患者于检查前1 h、30 min各服用300 mL,检查时加服200~300 mL。③下腹部检查前4 h、3 h、2 h分别服用300 mL。检查前1 h排空膀胱1次,加服300 mL,患者自觉膀胱充盈即行CT检查。膀胱造瘘者应夹闭引流管,待膀胱充盈后再做检查。④全腹部检查前4 h、3 h、2 h分别服用300 mL,检查前1 h排空膀胱1次,再服300 mL,患者自觉膀胱充盈后加服300 mL口服对比剂,即行CT检查。⑤胰腺CT扫描时,往往出现胰头、胰体、胰尾与胃、十二指肠及空肠部位分辨不清的情况,从而导致诊断困难,为了使胰腺与胃肠道影像区分开来,衬托出胰腺的轮廓与形态,提高诊断正确性,因此选择最优良对比剂浓度及吞服时间帮助医师判断及区分病变与生理解剖部位,提高诊断率。检查前30 min口服2%的对比剂300 mL。空肠部分得到充盈满意,达到衬托目的,扫描前加服2%的对比剂200 mL。以达到胃体部及十二指肠空肠完全显示。

应用对比剂的目的:①使胃及十二指肠充盈与邻近组织形成对比度,便于观察胃壁、黏膜及胃腔情况。胃充盈使肠道下移,充分暴露肝、胆、脾、胰。②充盈膀胱与邻近组织形成对比度,便于观察膀胱壁、黏膜及腔内情况,尤其是膀胱腔内充盈缺损性病变的显示。③子宫、附件与邻近组织形成对比度。④胃肠道充分扩张,获得了腹盆腔各段肠道的良好充盈相,有助于胃肠道病变的早期发现、病变的定位和定性,同时因伪影的减少或消除,图像质量明显提高,更有利于实质脏器的显示与观察。

应用对比剂的注意事项:筛查患者无碘过敏、结石、胰腺炎、出血、严重腹水、排尿困难、重大急诊外伤及禁食、禁水等情况后再指导患者喝碘水。重症胰腺炎、急性消化道出血、穿孔、肠梗阻等患者禁食禁水,对体质较弱、心肺功能不全的患者禁止大量饮水。

(7)检查前用药:必要时扫描前10 min肌内注射山莨菪碱注射液20 mg,山莨菪碱针为胆碱能神经阻滞药,能对抗乙酰胆碱所致的平滑肌痉挛,使消化道的平滑肌松弛,使胃和肠管充分扩张,以减少胃肠蠕动。青光眼、前列腺肥大、尿潴留等患者禁用。

(8)其他参照普通或增强检查前的护理。

2.检查中的护理

(1)体位设计:患者仰卧,足先进,双臂上举伸直,身体尽量置于床面正中间,侧面定位线对准人体正中冠状面。特殊情况可根据观察部位的需要采用侧卧位或俯卧位。

(2)女性盆腔检查时如有必要,即用2%~3%的碘水300~600 mL保留灌肠,使盆腔内的小肠、乙状结肠、直肠显影。

(3)对已婚女性患者,推荐检查时置入阴道气囊或填塞含碘水的纱条,以显示阴道和宫颈的位置。

(4)特殊患者的护理:①严重腹水的患者因横膈受压迫平卧困难,可垫高胸部高度以不影响扫描床进出为准。②神志不清者,需家属陪同(陪护人员进行合理的X线安全防护)。③幼儿检查时护士将室内灯管调暗,家属陪同,防止患儿坠床,同时注意保暖。④CT尿路成像患者进行延迟扫描时,技师可根据肾盂积水情况决定延迟扫描时间,一般15~30 min进行第1次延迟扫描,中、重度积水者 3 h 左右再进行第 2 次扫描,护士要告知患者延迟扫描时间。⑤为诊断或鉴别肝血管瘤,可于注射对比剂后 5～7 min 再做病灶层面扫描,护士注意提示患者扫描时间。

(5)其他参照普通或增强检查中的护理。

3.检查后的护理

(1)腹部检查前禁食,检查完毕需协助患者下检查床,防止发生低血糖、直立性低血压。

(2)膀胱过度充盈者小便时排泄不易过快、过多,防止发生虚脱和低血压。

(3)检查后可进食。

(4)其他参照普通或增强检查后的护理。

(张艳霞)

第二节　MRI 检查的护理

一、MRI 常规检查的护理

(一)MRI 普通检查的护理

1.检查前的护理

(1)患者预约:患者凭检查信息通过 PACS 系统进行预约、登记确认。正确留取患者的身高、体重,并记录在申请单上。

(2)检查分检:护士或登记员根据检查信息进行分检,指导患者到相应地点等待检查。

(3)评估核对:护士仔细阅读检查申请单,核对患者信息(如姓名、性别、年龄、检查部位等),详细询问病史,明确检查目的和要求;评估患者病情,确认患者信息、检查部位、检查方式的正确;对检查目的要求不清的申请单,应与临床申请医师核准确认。

(4)风险筛查:确认受检查者无 MRI 检查绝对禁忌证,患者进入机房前需将身上一切金属物品摘除,包括义齿、钥匙、手表、手机、发夹、金属纽扣,以及磁性物质和电子器件。安置有金属节育环的盆腔受检查者,应嘱其取环后再行检查;由于某些化妆品含有微量金属,必要时检查之前卸妆。

(5)消化道准备:腹部脏器检查者于检查前 6～8 h 禁食、禁水;做盆腔检查者禁止排尿(膀胱内保持少量尿液);并进行严格的呼吸训练。

(6)心理护理和健康宣教:介绍检查的目的、禁忌证、适应证、注意事项、配合、环境及机器情况,过度焦虑紧张可由家属陪同(筛查有无焦虑症、恐惧症等)。告知患者扫描检查大概所需的时间,磁场工作时会有嘈杂声响或发热,均属正常,扫描过程中平静呼吸,不得随意运动,以免产生运动伪影(如吞咽动作易导致颈、胸部检查时出现运动伪影,眨眼和眼球运动易导致头颅、眼眶等检查时出现运动伪影,腹部运动过于明显易导致盆腔检查时出现运动伪影等)。若有不适,可通过话筒和工作人员联系。

(7)对于咳嗽的患者检查前遵医嘱止咳后再安排检查。

(8)婴儿检查前 0.5 h 不可过多喂奶,防止检查时溢乳导致其发生窒息。需行监测麻醉者需禁食、水 4～6 h。

(9)镇静准备:对小儿、昏迷、躁动、精神异常的受检者,应在临床医师指导下适当给予镇静处理(如 10％水合氯醛、苯巴比妥钠、监测麻醉等)。

2.检查中的护理

(1)体位设计:按检查部位要求设计体位,安放线圈,指导患者保持正确的姿势,确保体位不动。严禁患者体位在体内形成回路(两手不能交叉放在一起,双手不与身体其他部位的皮肤直接接触,其他部分的裸露皮肤也不能相互接触,以免产生回路),同时患者皮肤不能直接触碰磁体内壁及各种导线,防止患者灼伤。

(2)患者沟通:再次告诉患者检查时间、设备噪声和发热现象。有特殊需要的患者给予保暖,防止患者着凉。

(3)听力保护:提供听力保护装置(如耳塞、棉球或 MRI 专用耳麦等),保护受检者听力。

(4)观察病情:检查中注意观察患者有无异常反应。

(5)检查结束后询问患者情况,协助下检查床。

3.检查后的护理

告知患者及其家属取片与报告的时间及地点。

(二)MRI 增强检查的护理

MRI 增强检查可提供更多的诊断信息,可显示微小病灶,能够更清晰地分辨病灶的性质及范围,有助于明确诊断和鉴别诊断。磁共振增强扫描成功与否直接影响到疾病的诊断,患者配合的好坏是扫描成功的关键因素之一,全程有效的护理干预不但能保证患者安全,而且有利于提高图像质量和诊断效果。

1.检查前的护理

(1)患者预约:患者凭检查信息通过 PACS 系统进行预约、登记确认;正确记录患者身高、体重,并记录在申请单上,便于计算注射对比剂使用量。

(2)评估核对:护士仔细阅读检查申请单,核对患者信息(如姓名、性别、年龄、检查部位、检查设备等),详细询问病史(如既往史、检查史、用药史、现病史、过敏史等),明确检查目的和要求;评估患者病情,筛选高危人群;确认患者信息、检查部位、检查方式的正确。对检查目的要求不清的申请单,应与临床申请医师核准确认。

(3)心理护理和健康宣教:在常规宣教的基础上重点告知增强检查的目的及注意事项、合理水化的重要性,注射对比剂后可能出现的正常现象(如口干、口苦、口腔金属味、全身发热、有尿意等)和不良反应(如恶心、呕吐、皮疹等),进行针对性护理,消除患者紧张、焦虑的不良情绪。

(4)必要时镇静:对小儿、昏迷、躁动、精神异常的受检者,应在临床医师指导下适当给予镇静处理(如 10％水合氯醛、地西泮、监测麻醉等)。

(5)建立静脉通道:认真评估血管,安置 20 G 留置针;嘱患者等待中穿刺侧肢体制动,防止留置针脱出。

(6)指导患者或家属签署钆对比剂使用知情同意书。对于危重患者,原则上不做增强检查,如果特别需要,必须由有经验的临床医师陪同。

(7)急救准备:因 MRI 设备的特殊性,应在 MRI 检查室隔壁设立抢救室,常备各种急救药品和仪器,固定放置,定期查对。护理人员应熟悉抢救药品的药理作用、常用剂量及使用方法,熟练使用抢救器械。若患者发生了对比剂不良反应,应及时地进行抢救。并向临床医师说明发生意外不能在机房内实施抢救,必需转移到抢救室处理。

（8）其他内容参照 MRI 普通检查。

2.检查中的护理

（1）再次沟通：告诉患者检查时间、设备噪声、发热现象及注射对比剂后可能出现的反应，减轻患者紧张情绪；对有特殊需要的患者给予保暖，防止其着凉。

（2）确保静脉通畅：按要求抽吸钆对比剂，连接高压注射器管道，试注水，做到"一看、二摸、三感觉、四询问"；确保高压注射器、血管通畅。

（3）严密观察：注射对比剂时密切观察患者有无局部和全身症状，防止不良反应的发生，及时发现，及时处理。

（4）检查结束后询问患者情况，评估有无不适，协助下检查床。

（5）指导患者到观察区休息 15～30 min，如有不适，及时告知护士。

（6）其他参照 MRI 普通检查。

3.检查后的护理

（1）定时巡视：准备护士定时巡视观察区，询问患者有无不适，及时发现不良反应。

（2）合理水化：MRI 对比剂的半衰期为 20～100 min，24 h 内约有 90％以原型在尿液中排出。若病情允许，指导患者进行水化（100 mL/h），以利于对比剂的排出，预防肾源性系统纤维化（NSF）的发生。

（3）观察 15～30 min 患者无不适后方可拔取留置针，指导正确按压穿刺点，如无出血，方可离开观察区。

（4）告知患者回家后继续观察和水化，如有不适，及时电话联系。

（5）发生不良反应的处理方法请参照钆对比剂预防与处理的相关内容。

（6）其他参照 MRI 普通检查。

二、常见部位 MRI 检查的护理

（一）头部 MRI 检查的护理

头部 MRI 检查包括颅脑、鞍区、内听道、眼部、鼻旁窦、鼻咽、颅底、腮腺、内耳等部位。

1.检查前的护理

参照 MRI 普通或增强检查。

2.检查中的护理

（1）线圈选择：头部专用线圈。

（2）体位设计：患者仰卧在检查床上，头先进，头置于线圈内，人体长轴与床面长轴一致，双手置于身体两旁或胸前。头颅正中矢状面尽可能与线圈纵轴保持一致，并垂直于床面。

（3）成像中心：颅脑、鞍区以眉间线位于线圈横轴中心；内听道、鼻旁窦、鼻咽、颅底、腮腺、内耳以鼻根部位于线圈横轴中心；眼部以眶间线位于线圈横轴中心。即以线圈中心为采集中心，锁定位置，并送至磁场中心。

（4）制动并保护眼部：嘱患者保持头部不动，平静呼吸，眼球检查时嘱患者闭眼，双眼球不能转动，避免产生运动伪影。对于眼睑闭合不全的患者，可用纱布遮盖患者双眼。

（5）其他参照 MRI 普通或增强检查。

3.检查后的护理

参照 MRI 普通或增强检查。

(二)颈部MRI检查的护理

颈部MRI检查包括颈部软组织、颈部血管成像、喉及甲状腺。

1.检查前的护理

参照MRI普通或增强检查。

2.检查中的护理

(1)线圈选择:颈部专用线圈。

(2)检查体位患者仰卧在检查床上,头先进,颈部置于线圈内,人体长轴与床面长轴一致,双手置于身体两旁或胸前。头颅正中矢状面尽可能与线圈纵轴保持一致,并垂直于床面。

(3)成像中心:线圈中心对准甲状软骨,移动床面位置,使十字定位灯的纵横交点对准线圈纵横轴中点。即以线圈中心为采集中心,锁定位置,并送至磁场中心。

(4)嘱患者保持安静,平静呼吸,叮嘱患者尽量避免咳嗽或吞咽,以免产生伪影影响图像质量。确实无法控制咳嗽时,可在扫描间隙期进行动作(即机器没声音时)。

(5)其他参照MRI普通或增强检查。

3.检查后的护理

参照MRI普通或增强检查。

(三)胸部MRI检查的护理

1.检查前的护理

(1)呼吸训练:正确指导患者呼吸训练,耐心解释说明屏气重要性,使患者在实际检查过程中适应憋气扫描。

(2)其他内容参照MRI普通或增强检查。

2.检查中的护理

(1)线圈选择:体表线圈或者专用心脏线圈。

(2)体位设计:患者仰卧在检查床上,头先进,人体长轴与床面长轴一致,双手置于身体两旁。

(3)成像中心:线圈中心对准胸部中点(胸骨柄切迹与剑突连线中点和正中矢状面),移动床面位置,使十字定位灯的纵横交点对准线圈纵横轴交点对准胸部中点,即以线圈中心为采集中心,锁定位置,并送至磁场中心。

(4)呼吸控制:呼吸门控放置于呼吸动度最大处,如呼吸动度过大,可加用腹带捆绑以限制患者的呼吸。

(5)在检查过程中,叮嘱患者尽量避免咳嗽或吞咽。

(6)其他参照MRI普通或增强检查。

3.检查后的护理

参照MRI普通或增强检查。

(四)冠状动脉MRI检查的护理

冠状动脉MRI检查受到心跳、呼吸等各种生理运动的影响,其成像质量与这些生理参数的控制密切相关,而患者在检查中的配合也至关重要。

1.检查前的护理

(1)指导呼吸训练:呼吸运动是影响呼吸导航采集率的关键因素,直接影响图像的采集速度和质量。告知患者浅慢、均匀呼吸,避免深呼吸是冠状动脉检查成功的关键环节。耐心解释说明屏气重要性,使患者在实际检查过程中适应憋气扫描。

(2)控制心率:心率过快引起伪影是影响磁共振冠状动脉成像的主要因素之一,适当控制心率<75 次/分钟有助于减轻或消除冠状动脉的运动伪影。必要时给予 β 受体阻滞剂口服,适当降低心率。

(3)其他参照 MRI 普通或增强检查。

2.检查中的护理

(1)线圈选择:体表线圈或者专用心脏线圈。

(2)体位设计:患者仰卧在检查床上,头先进,人体长轴与床面长轴一致,双手置于身体两旁。

(3)成像中心:线圈中心对准胸部中点(胸骨柄切迹与剑突连线中点和正中矢状面),移动床面位置,使十字定位灯的纵横交点对准线圈纵横轴交点对准胸部中点。即以线圈中心为采集中心,锁定位置,并送至磁场中心。

(4)安放电极:嘱患者保持体位不动,心脏检查者正确安放电极,右上电极(黄色)放右锁骨中线,左上电极(绿色)左侧第 2 肋间,左下电极(红色)放心尖处。告知患者在扫描过程中体表线圈和身体下矩阵线圈有发热感,属正常现象。

(5)呼吸控制:呼吸门控放置于呼吸动度最大处。如呼吸动度过大,可加用腹带捆绑以限制患者的呼吸。

(6)其他参照 MRI 普通或增强检查。

3.检查后的护理

参照 MRI 普通或增强检查。

(五)乳腺 MRI 检查的护理

乳腺 MRI 检查是目前诊断乳腺疾病重要的检查手段,但是,由于其检查环境的特殊性、检查时间长、俯卧位,以及检查中需动态增强等因素导致患者不舒适,而影响图像质量。因此检查前护士的准备质量、检查中患者的配合程度,是检查成功与否的关键因素。

1.检查前的护理

(1)更换开式检查服或病员服。

(2)建立静脉通道:选择适宜的注射部位,建立静脉留置针,保持畅通。

(3)心理护理和健康教育:重点向患者说明乳腺检查时间,俯卧位可能导致体位不舒适、胸部及面部皮肤的压迹,如有其他特殊不适,请及时告诉技师。

(4)乳管内乳头状瘤的患者可有乳头溢液的现象,溢液通常是血性、暗棕色或者黄色液体,会污染内衣,在检查前协助患者用温水拭去外溢的分泌物,避免污染检查线圈,必要时在线圈内铺上治疗巾。

(5)乳腺囊性增生病主要是由于女性体内雌、孕激素比例失调,临床突出表现是乳房胀痛和肿块,疼痛与月经周期有关,在月经前疼痛加重。可以采用预约检查,也就是错过周期性疼痛的时间进行检查。

(6)其他参照 MRI 普通或增强检查。

2.检查中的护理

(1)线圈选择:乳腺专用线圈。

(2)体位设计:取俯卧位,将头置于专用海绵圈内,双乳自然悬垂入线圈内。双手上举或放身体两旁,膝部、足部垫上软枕以起到支撑作用。乳腺癌及乳腺纤维腺瘤患者如疼痛感明显,采用俯卧位同时把乳腺线圈的头侧垫高 15°~30°,以防止乳腺过度受压引起疼痛,尽量让患者保持舒适的体位,嘱患者保持体位不动。

(3)成像中心:线圈中心对准双乳头连线,移动床面位置,即以线圈中心为采集中心,锁定位置,并送至磁场中心。

(4)检查中注意保护患者的隐私。

(5)对乳腺癌术后体质虚弱的患者,检查中技师与护士重点观察呼吸情况,发现异常应及时处理。

(6)其他参照 MRI 普通或增强检查。

3.检查后护理

参照 MRI 普通或增强检查。

(六)腹部 MRI 检查的护理

腹部 MRI 检查包括肝、胰腺、肾、前列腺、女性盆腔、尿路造影。

1.检查前的护理

(1)消化道准备:腹部检查前需禁食、水 6～8 h,尿路造影检查前 12 h 禁食、禁水,排便,禁服促进肠液分泌药物,如泻药等。

(2)正确指导呼吸训练:耐心解释说明屏气重要性,训练方式为深吸气-屏气-呼气,告知患者在扫描时需数次屏气,每次吸气幅度保持一致。另外,训练患者屏气最长时间达 22 s,使患者在实际检查过程中适应憋气扫描。对一些屏气较差的患者,可采取加腹带及捏鼻的方法,使其被动屏气,也可获得很好的效果。

(3)盆腔检查者需要憋小便使膀胱充盈,以便更好地显示盆腔脏器,女性在盆腔 MRI 检查前需取掉节育环。

(4)其他参照 MRI 普通或增强检查。

2.检查中的护理

(1)线圈选择:体表线圈。

(2)体位设计:患者仰卧在检查床上,取头先进,体线圈置于腹部并固定于床缘,人体长轴与床面长轴一致,双手置于身体两旁或双手上举。

(3)成像中心:肝、胰腺线圈中心对准脐与剑突连线中点,肾、肾上腺线圈中心对准脐中心,盆腔线圈中心对准脐和耻骨联合连线中点,前列腺线圈中心对准脐和耻骨联合连线下 1/3 处前列腺中点。移动床面位置,开十字定位灯,使十字定位灯的纵横交点对准脐与剑突连线中点。即以线圈中心为采集中心,锁定位置,并送至磁场中心。

(4)其他参照 MRI 普通或增强检查。

3.检查后的护理

参照 MRI 普通或增强检查。

(七)脊柱及四肢关节 MRI 检查的护理

脊柱 MRI 检查包括颈椎、胸椎、腰椎、骶椎、髋关节,四肢关节包括肩关节、肘关节、腕关节、膝关节、踝关节等。

1.检查前的护理

参照 MRI 普通或增强检查。

2.检查中的护理

(1)线圈选择:根据不同的部位选择相应的线圈。颈椎选用颈线圈,胸椎、腰椎、骶椎、髋关节选用体表线圈,肩关节选用专用肩关节线圈,四肢关节选用专用四肢关节线圈。

（2）体位设计:脊柱 MRI 检查患者仰卧在检查床上,头先进,人体长轴与床面长轴一致,双手置于身体两旁。四肢关节 MRI 检查根据相应线圈和机器选择合适的检查体位。患者取仰卧位,用海绵垫垫平被查肢体并用沙袋固定,使患者舒适易于配合。单侧肢体检查时,尽量把被检侧放在床中心。可用体线圈行两侧肢体同时扫描,以便对照观察,或用特殊骨关节体表线圈。

（3）成像中心:颈椎成像中心在喉结处,胸椎对准双锁骨连线处,腰椎对准脐上两横指;肩关节对准喙突,下肢以踝关节为中心,膝关节以髌骨为中心,四肢关节成像中心应根据不同的关节部位而定。

（4）其他参照 MRI 普通或增强检查。

3.检查后的护理

参照 MRI 普通或增强检查。

三、特殊患者 MRI 检查的护理

（一）老年患者 MRI 检查的护理

老年患者因机体器官功能逐渐减退,身体贮备能力下降,加上本身疾病因素、心肺功能不全、环境改变、噪声的影响,部分患者会出现紧张、焦虑、恐惧等不良情绪,给 MRI 检查带来了一定困难。因此,认真做好老年患者 MRI 检查前准备是检查成功的关键。

1.检查前的护理

（1）患者评估:阅读申请单,评估患者的病情、配合程度、精神状态,增强者重点评估过敏史和肾功能情况。仔细询问有无 MRI 检查禁忌证,因老年患者体内接受置入物的相对频率较高,常见的有冠状动脉支架、人造心脏瓣膜、血管夹、人工耳蜗、胰岛素泵等,对此类患者除详细阅读 MRI 申请单外,还需向患者及其家属进一步核实,如发现有疑问,应及时与临床医师核实,确认体内置入物是非铁磁性材料,方可进行检查。对携带动态心电图的患者,择日安排检查。

（2）心理护理、健康教育:向患者及家属交代 MRI 检查环境、设备噪声特点、检查时间等,组织患者观看视频,了解整个检查过程,消除患者焦虑、紧张、恐惧的心理,使患者愿意接受 MRI 检查。要求患者检查过程中制动,任何轻微的动作如咳嗽、吞咽、喘息等,均会造成图像伪影;嘱患者平稳呼吸,手握报警球,如有不适,随时与医护人员沟通。

（3）呼吸训练:胸腹部检查需使用呼吸门控、心电门控及屏气扫描技术,老年患者反应迟缓、听力差,检查前需反复进行呼吸训练,对屏气扫描者要求扫描前深呼吸 3~5 次,吸气末进行屏气,尽可能延长屏气时间。必要时由家属协助患者完成呼吸训练。

（4）检查前排空膀胱。

（5）必要时镇静。

（6）其他参照 MRI 普通或增强检查。

2.检查中的护理

（1）体位设计:上检查床时,护士与技师注意搀扶患者,防止跌倒。

（2）专人陪同:必要时检查中专人陪同患者完成检查。

（3）患者监测:危重患者检查时启用心电门控或使用 MRI 检查专用指夹式脉搏血氧仪,监测生命体征的变化。必要时氧气枕低流量吸氧,保持呼吸道通畅。检查过程中严密观察患者情况,话筒开放,随时询问有无不适。

(4)注意保暖:由于扫描房间温度较低,防止受凉引起咳嗽。

(5)告知患者检查时一定要保持不动防止移动体位和咳嗽等动作。

(6)其他参照 MRI 普通或增强检查。

3.检查后的护理

(1)检查结束后询问、观察患者有无不适,协助患者下检查床,做到"一动、二坐、三下床"。"一动"就是检查结束时四肢活动;"二坐"是在"一动"的基础上缓慢坐起;"三下床"是指扶患者下床并至安全位置休息以防跌倒,同时避免因体位突然改变引起不适。

(2)其他参照 MRI 普通或增强检查。

(二)幽闭症患者 MRI 检查的护理

幽闭恐惧症是被幽闭在限定空间内的一种病态恐惧,是一种心理疾病,在 MRI 检查过程中经常可以遇到(占 5%～10%),部分患者主动放弃检查。产生原因:MRI 扫描仪中央孔洞幽闭狭长、光线暗淡、视野受限、扫描中噪声刺激、活动受限、较长的检查时间和担心检查结果不好。曾有神经系统病变、肥胖、心肺疾病的患者发生率较高。因此,针对性地做好幽闭恐惧症患者检查的全程管理是检查成功的关键。

1.检查前的护理

(1)患者评估:阅读申请单,评估患者病情、配合程度、精神状态。对曾有幽闭恐惧症病史的患者,护士应了解其发生过程、发生程度、临床表现、检查结果等,做到心中有数。

(2)心理护理与健康教育:检查前多与患者沟通,简单介绍 MRI 原理及步骤,如检查环境、MRI 扫描孔径的大小、噪声强度、检查时间等,组织患者观看健康教育视频,使患者了解整个检查过程及配合方法。必要时让已检查成功的患者介绍检查中的体会。

(3)熟悉环境:检查前让患者进检查室观看其他患者的检查过程,感受一下 MRI 噪声的特点,测试患者是否能承受。

(4)演示报警球的使用方法。机房播放轻音乐,分散患者注意力。

(5)药物控制:经准备仍无法完成检查者,在患者及其家属同意后遵医嘱使用镇静药。

(6)其他参照 MRI 普通或增强检查。

2.检查中的护理

(1)抚摸患者的肢体:可让家属陪同一起进入扫描室,让家属握住患者的手或抚摸患者的肢体,使其有安全感。

(2)随时沟通:医务人员在检查时可通过话筒和患者保持通话,让患者感觉到近距离的接触,心情自然会放松。

(3)保护听力:让患者戴上耳塞,播放舒缓的音乐。

(4)改变体位:如仰卧位改为俯卧位,头先进改为足先进等。

(5)必要时吸氧:对检查前诉有头晕、胸闷、心悸者,可给予氧气袋低流量吸氧。

(6)患者进入磁体腔之前嘱其闭上眼睛或戴上眼罩,使其不知道自己在密闭环境中;或者让受检者俯卧位抬高下巴,使其可以看到磁体腔外的环境,同时在磁体内安装反光镜,可以使患者看到磁体外的环境,分散患者的注意力。

(7)打开扫描孔内的灯,增加空间感。

(8)操作者要技术娴熟,定位准确,合理缩短检查时间,必要时可采用快速成像序列以缩短扫描时间。

(9)其他参照 MRI 普通或增强检查。

3.检查后的护理

(1)检查完后立即将患者退出检查床,同患者交谈,给予鼓励、表扬等,缓解其紧张、恐惧、焦虑心理。

(2)其他参照 MRI 普通或增强检查。

(三)气管切开患者 MRI 检查的护理

气管切开患者由于丧失了语言交流及呼吸道完整性,气道内分泌物多,检查时平卧位导致分泌物不易排出,而引起呛咳、呼吸不畅、缺氧等症状,使患者无法顺利完成检查,因此做好气管切开患者 MRI 检查全程的气道管理非常重要。

1.检查前的护理

(1)患者预约:开设绿色通道,临床医师确定患者是否能完成 MRI 检查,提前将检查信息传至 MRI 室,提前电话通知并送入检查单。迅速阅读检查单,提前录入患者信息,确认患者到达时间。

(2)评估核对:患者到达检查室快速核查信息、评估病情(生命体征、意识、呼吸道是否通畅、有无气道危险)、配合程度等,详细询问病史(手术史、检查史、过敏史),筛选高危人群。将金属套管更换为一次性塑料套管,并妥善固定。

(3)患者沟通:可采用笔、纸、写字板等工具,让患者将自己的感受、想法写出来进行交流。对于文化层次比较低的患者,仔细观察其表情、手势,并鼓励其重复表达,与其家属配合能起到很好的交流作用。

(4)清理呼吸道:进入 MRI 检查室前充分吸氧、吸痰,保持呼吸道通畅,防止检查时患者呛咳导致检查失败。

(5)备好氧气袋持续给氧,维持有效的血氧饱和度。

(6)其他参照 MRI 普通或增强检查。

2.检查中的护理

(1)体位设计:由医师、技师与护士共同将患者转移到检查床,动作要轻,将头放于舒适的位置,避免咳嗽。

(2)专人陪同:由医师、护士或家属陪同患者完成检查。

(3)患者监测:检查时启用心电门控或使用 MRI 检查专用指夹式脉搏血氧仪,监测生命体征的变化。必要时给予氧气枕低流量吸氧,保持呼吸道通畅。扫描过程中严密观察患者情况,发现异常,立即处理。

(4)注意保暖:由于扫描房间温度较低,防止患者因受凉引起咳嗽。

(5)对于清醒的患者告知检查时一定要保持不动,防止移动体位和咳嗽等动作。

(6)其他参照 MRI 普通或增强检查。

3.检查后的护理

(1)检查结束后将患者安全转移至平车上,再次评估患者情况,必要时清理呼吸道,在医师或护士的陪同下将患者安全送回病房。

(2)其他参照 MRI 普通或增强检查。

(四)机械通气患者 MRI 检查的护理

MRI 检查由于环境及设备的特殊性,检查中观察患者存在盲区,一些监测设备及抢救设备无法进入检查室,如何保证机械通气患者 MRI 检查的安全性是目前面临的难题。

1.检查前的护理

(1)风险评估:由医师与患者家属详谈 MRI 检查的必要性与危险性,由家属签字同意后方可安排检查。主管医师认真评估及权衡检查的必要性与转送风险,制订检查计划。要求医师将金属气管导管更换为一次性塑料气管导管,并妥善固定。

(2)患者预约:开设绿色通道,临床医师确定患者是否能完成 MRI 检查,提前将检查信息传至 MRI 检查室,提前电话通知并送入检查单。迅速阅读检查单,确认患者到达时间,并向医师确认检查方式(平扫或增强),预先安置好留置针。

(3)检查前需遵医嘱查血气分析,在血氧饱和度及生命体征较稳定情况下由护士和医师陪同检查,更换专用的便携式小型呼吸机或简易呼吸器。

(4)MRI 专用呼吸机准备:接通电源、开机、氧气充足、自检、设置患者体重、测试管道的密闭性、根据病情设置模式。

(5)评估核对:患者到达检查室后快速核查信息、评估病情(生命体征、意识、呼吸道是否通畅、有无气道危险),详细询问病史(手术史、检查史、过敏史),筛选高危人群。并填写危重患者检查记录单。

(6)清理呼吸道:进入 MRI 检查室前充分吸氧、吸痰,保持呼吸道通畅。分离普通呼吸机管道,接好 MRI 专用呼吸机管道,调节参数,观察呼吸机运行是否正常,观察生命体征情况,并做好记录。

(7)嘱陪同医师、家属去除患者身上的一切金属异物,包括监护仪、微量泵等急救设备。护士运用金属探测器再次检查,确认患者身体无金属异物的存在。

(8)家属准备:询问家属有无手术史,禁止体内安有金属异物的陪护进入检查室,并取下身上的一切金属物品,护士运用金属探测器再次检查以确保安全;交代家属所有转运患者的工具不能进入检查室,并指导转运方法。

(9)保持静脉补液通畅,暂时夹闭其他引流管。

(10)其他参照 MRI 普通或增强检查。

2.检查中的护理

(1)体位设计:由医师、技师与护士共同将患者安全转移到检查床,动作要轻,将头放于舒适的位置;并将呼吸机放置于检查室指定的位置,妥善放置呼吸机管道及引流管,防止脱落,并观察呼吸机是否能正常运行。

(2)专人陪同:由医师、护士或家属陪同患者完成检查。

(3)患者监测:检查时启用心电门控或使用 MRI 检查专用指夹式脉搏血氧仪,监测生命体征的变化。检查时医师、护士定时巡视,重点观察血氧饱和度的变化、呼吸机运行情况,并做好记录。

(4)注意保暖:由于扫描房间温度较低,注意保暖,防止患者因受凉引起咳嗽。

(5)对于清醒的患者告知检查时一定要保持不动,防止移动体位和咳嗽等动作。

(6)其他参照 MRI 普通或增强检查。

3.检查后的护理

(1)检查结束后将患者安全转移至平车上,检查管道有无脱落,开放引流管并妥善放置。

(2)再次评估患者气道是否通畅,生命体征是否平稳,清理呼吸道后分离专用呼吸机管道,接好普通呼吸机管理;连接心电监护仪、微量泵等,在医师或护士的陪同下将患者安全送回病房。

（3）检查后整理呼吸机,消毒呼吸机管理,及时充氧备用,做好使用记录。

（4）其他参照 MRI 普通或增强检查。

（五）癫痫患者 MRI 检查的护理

癫痫是大脑神经元突发性异常放电,导致短暂的大脑功能障碍的一种慢性疾病。MRI 技术是目前诊断癫痫疾病的首选方法。但由于 MRI 检查时间长、噪声大、空间密闭等因素,检查中可能会诱发或突发癫痫发作,存在安全隐患。如何确保癫痫患者 MRI 检查中的安全性,是目前MRI 检查室护士应解决的问题。

1.检查前的护理

（1）患者评估:认真阅读检查单,针对有癫痫病史的患者 MRI 检查室护士应详细询问癫痫发作症状、发作时间、持续时间、有无规律、服药情况、诱发因素等。评估患者是否能进行 MRI 检查。

（2）医师沟通:对于癫痫频繁发作的患者,护士应与临床医师沟通,告知癫痫患者 MRI 检查中发作的风险,检查前进行对症处理,待症状控制后再检查,最好由医师陪同到 MRI 检查室。

（3）心理护理与健康教育:癫痫患者因反复发作,治愈困难,给患者及其家属带来巨大的经济负担和精神压力。应加强与患者的沟通,给予心理辅导,告知患者 MRI 检查的必要性、注意事项、检查时间及配合要领。检查前应告知患者适当进食,避免饥饿与脱水;避免过度疲劳,保持充足的睡眠,勿大量饮水;禁饮酒;防止滥用药物与突然停药等。

（4）环境及物品准备:MRI 机房温度设置在 $22\sim24\ ℃$,检查区光线柔和舒适,通风效果要好;准备眼罩,减少光线的刺激;准备棉球或耳塞。尽量减少刺激,防止癫痫发作。检查前让患者进检查室感受一下 MRI 噪声的特点,看患者是否能适应。

（5）准备好急救物品、药品,重点准备氧气袋和地西泮。

（6）演示报警球的使用方法,告知患者检查中如出现发作先兆症状,请按报警球。

（7）药物控制:对于癫痫频繁发作的患者,检查前遵医嘱给予静脉缓慢推注地西泮后立即检查。同时技师、护士加强观察,防止出现呼吸抑制。

（8）其他参照 MRI 普通或增强检查。

2.检查中的护理

（1）专人陪同:由医师、护士或家属陪同患者完成检查。让家属握住患者的手或抚摸患者的肢体使其有安全感。

（2）随时沟通:医务人员在检查时可通过话筒和患者保持通话,让患者感觉到近距离的接触,心情自然会放松。

（3）患者监测:医师、护士定时巡视,重点观察有无癫痫发作先兆,当出现癫痫发作时,立即停止检查,退出并降低检查床,陪同人员站在检查床两边,避免患者坠床,通知医师的同时立即静脉缓慢推注地西泮,患者头偏向一侧,保持呼吸道通畅,高流量吸氧。必要时迅速将压舌板或者纱布成卷垫在患者上下牙齿中间,预防牙关紧闭时咬伤舌部。待患者抽搐痉挛控制后,迅速将患者转移到抢救室处理与观察,并做好记录。抢救时禁止将铁磁性抢救设备带入磁体间。

（4）注意保暖:由于扫描房间温度较低,防止患者受凉诱发癫痫发作。

（5）其他参照 MRI 普通或增强检查。

3.检查后的护理

(1)检查完后立即将患者退出检查床,安排患者到候诊室休息,无任何不适方可离开。对于检查中有癫痫发作的患者,待病情平稳后由专人送回病房。

(2)其他参照 MRI 普通或增强检查。

(六)躁动患者 MRI 检查的护理

躁动是意识障碍下以肢体为主的不规则运动,表现为患者不停扭动肢体,或大声叫喊等,是颅脑功能区损伤或病变后出现的精神与运动兴奋的一种暂时状态。MRI 检查是诊断颅脑疾病的重要手段,由于 MRI 检查环境的特殊性,检查前患者的准备质量是保证躁动患者顺利完成检查的关键。

1.检查前的护理

(1)开通绿色通道:提前电话预约,告知检查相关事宜、注意事项、检查时间。

(2)患者评估:阅读检查申请单、核对信息、询问病史,评估病情及配合程度。了解患者躁动的原因,如颅脑外伤(如额叶或颞叶脑挫伤、蛛网膜下腔出血等)、术后疼痛、颅内压增高、缺氧(呼吸道分泌物阻塞气道)、昏迷患者尿潴留、管道的刺激(如气管插管、气管切开等)等。

(3)医师沟通:对于躁动的患者,护士应与临床医师沟通,告知躁动患者 MRI 检查中的风险,提前使用镇静药、镇痛药,提供护理干预,待患者安静后立即安排检查。最好由医师陪同到 MRI 检查室。

(4)环境及物品准备:声、光、冷的刺激可诱发患者躁动的发生,检查前调节室温、光线调暗、准备好棉球和(或)耳塞。尽量减少刺激。

(5)其他内容参照 MRI 普通或增强检查。

2.检查中的护理

(1)体位设计:技师与护士转运患者时动作要轻、快、稳,妥善固定肢体。

(2)专人陪同:检查时由家属陪同,适当固定患者的肢体,指导家属正确的按压方法,防止坠床。

(3)快速扫描:由经验丰富的技师采用快速扫描方式进行检查,检查时间不宜过长。

(4)推注对比剂时密切观察穿刺部位有无肿胀和肢体回缩现象,及时发现对比剂渗漏先兆,确保高压注射的安全。

(5)患者监测:医师、护士定时巡视,观察呼吸是否平稳,监测血氧饱和度的变化,并做好记录。

(6)其他参照 MRI 普通或增强检查。

3.检查后的护理

参照 MRI 普通或增强检查。

(七)小儿患者 MRI 检查的护理

小儿由于其意志力、自觉性、自制力差,加上患儿自身躯体疾病、环境改变和 MRI 设备噪声大、检查耗时长等因素,导致部分患儿不能顺利地完成 MRI 检查。因此,做好小儿 MRI 检查的准备是决定检查成功与失败的关键。

1.小儿 MRI 普通检查的护理

(1)检查前的护理。

患儿评估:阅读申请单,评估患儿的病情、配合程度、精神状态及有无 MRI 检查禁忌证等。

家属的沟通:向家属交代由于 MRI 检查环境的特殊性、设备噪声大、检查耗时长等因素,使检查很难达到一次性成功,希望家属要有耐心,积极配合护士做好检查前的准备。重点告知家长镇静的目的、方法、重要性及配合技巧。检查时可由家长陪同患儿完成检查。

检查镇静:一部分患儿在自然睡眠时行检查容易惊醒,一部分患儿因无法入睡或伴有幽闭恐惧症不能配合完成检查.对上述患儿都需要进行镇静治疗。护士根据设备检查情况合理安排患儿镇静时间,一旦熟睡,立即安排检查,尽量避免重复使用镇静药。镇静具体方法及护理参照小儿 CT 镇静的相关内容。

饮食要求:婴儿检查前 0.5 h 不可过多喂奶,防止检查时溢乳导致窒息发生。需行监测麻醉者需禁食、水 4～6 h。

需镇静的患儿在入睡前指导或协助家长取出患儿身上一切金属物品,技师与护士共同确认无金属异物的存在。

脑肿瘤伴颅内高压者应先采取降颅压措施,防止检查中患儿出现喷射性呕吐而造成窒息与吸入性肺炎。

婴幼儿患者检查前应更换尿裤。

其他参照成人 MRI 普通检查。

(2)检查中的护理。

体位设计:动作轻柔,采取平卧位;对监测麻醉的小儿,去枕平卧,肩下垫一小薄枕,头偏向一侧,保持呼吸道通畅(头部检查除外)。适当固定肢体,避免检查期间突然不自主运动造成检查失败。

专人陪同:检查中专人陪同患儿检查,监测麻醉的小儿由麻醉师陪同。

患儿监测:危重或镇静的患儿检查时启用心电门控或使用 MRI 专用指夹式脉搏血氧仪,监测生命体征的变化。氧气枕常规低流量吸氧,保持呼吸道通畅。

注意保暖:由于扫描房间内温度较低,患儿体温调节功能不完善,对温度差异很敏感,因此应注意保暖,防止受凉。

防止灼伤:检查中患儿身体(皮肤)不能直接接触磁体洞壁及导线,以防止患者灼伤。患儿两手不要交叉放在一起,也不要与身体其他部位的皮肤直接接触,以减少外周神经刺激症状的出现。

其他参照成人 MRI 普通检查。

(3)检查后的护理。

患儿监测:检查后将镇静的患儿抱入观察室,待患儿清醒、能辨别方向、生命体征平稳后方可离开。

其他参照成人 MRI 普通检查。

2.小儿 MRI 增强检查的护理

(1)检查前的护理。

患儿评估:阅读申请单,评估患儿病情、配合程度、精神状态、有无过敏史等。测患儿体重、生命体征(记录在申请单上)。

家属沟通:重点向家属说明增强检查的必要性,告知注射对比剂瞬间可能出现的异常反应。

合理水化:增强检查前 4 h 内根据病情及患儿年龄大小给予合理水化。但需镇静或监测麻醉的小儿在检查前要禁食、禁水 4～6 h。

由家属签署钆对比剂增强检查知情同意书。

建立静脉通道:选择直径较粗的头皮静脉或外周静脉,置入适宜的留置针,妥善固定,肘部穿刺时防止弯曲。

其他参照小儿MRI普通检查和成人增强检查。

(2)检查中的护理。

体位设计:根据检查要求放置手的位置,注意体位的摆放和高压管道的长度,避免移床过程中高压管道打折或牵拉造成留置针脱出。适当固定肢体,避免检查期间突然不自主运动造成检查失败。

患儿监测:观察使用对比剂后患儿的反应,发现异常,及时处理。

防止对比剂渗漏:注射对比剂前手动注入生理盐水3~5 mL,观察穿刺部位有无疼痛、红、肿现象,患儿有无因疼痛引起肢体的回缩,确保留置针安全无渗漏方可高压注入对比剂。注药时严格控制速度、压力和量。对睡眠中的患儿,检查时同时固定好非检查部位,以免推药时患儿突然惊醒躁动使检查失败。检查时患儿若出现异常,立即停止推药,及时处理。

其他参照小儿MRI普通检查和成人增强检查。

(3)检查后的护理:参照小儿MRI普通检查和成人增强检查。

(八)胎儿患者MRI检查的护理

1.检查前的护理

(1)孕妇的评估:阅读申请单,评估孕妇的一般情况及配合程度。仔细询问有无磁共振检查禁忌证。排除幽闭恐惧症,孕妇如有幽闭恐惧症,采用仰卧位可能会加重症状。

(2)饮食要求:检查前孕妇需禁固态食物3 h以上,禁流质2 h以上,因为食物消化后肠内可出现伪影,影响诊断。

(3)适应环境:让孕妇熟悉检查的环境和空间,使其在检查前有充分的思想准备,以便很好地配合。

(4)心理护理与健康教育:护士应简单告知孕妇及其家属MRI检查的原理、安全性、检查过程及强调MRI检查的禁忌证。通过各种方式了解孕妇的心理状态,并有针对性地进行疏导和帮助,消除孕妇紧张心理,更好地配合检查。

(5)呼吸训练:孕妇的身体移动、呼吸运动等都会严重影响图像质量。检查时可以使用屏气扫描序列克服孕妇呼吸运动的影响。所以做好孕妇的呼吸、屏气训练非常重要。

(6)其他参照成人MRI普通检查和增强检查。

2.检查中的护理

(1)线圈选择:体表线圈。

(2)体位设计:患者仰卧在检查床上,头先进,体线圈置于腹部并固定于床缘,人体长轴与床面长轴一致,双手置于身体两旁或双手上举。询问体位舒适情况,嘱孕妇在检查中避免咳嗽及身体运动,以免造成运动伪影。

(3)成像中心:线圈中心对准腹部隆起处,扫描以胎儿为中心,移动床面位置,开十字定位灯,使十字定位灯的纵横交点对准脐与剑突连线中点。即以线圈中心为采集中心,锁定位置,并送至磁场中心。

(4)随时沟通:再次交代检查中注意事项,嘱其放松心情、耐心检查,告知此检查安全,对腹内胎儿也无放射损伤。

(5)检查中因平卧位可能会导致膈肌上移、肺受压,造成孕妇轻度呼吸困难,可给予孕妇低流量吸氧。

(6)听力保护:提供听力保护装置(比如耳塞、棉球或 MRI 专用耳麦等),保护受检者听力。针对检查中机器的噪声,给孕妇播放喜欢的音乐,减轻其紧张情绪。

(7)其他参照成人 MRI 普通检查和增强检查。

3.检查后的护理

参照成人 MRI 普通检查和增强检查。

(张艳霞)

第九章　麻醉科护理

第一节　不同麻醉方式的护理

麻醉学是研究临床麻醉、急救复苏、重症监测治疗和疼痛治疗的专门学科,其中临床麻醉是麻醉学的主要内容。麻醉是应用药物或其他方法,使患者机体或机体的一部分痛觉暂时消失,为手术创造良好条件的技术。理想的麻醉要求做到安全、无痛和适当的肌肉松弛。根据麻醉作用部位和所用药物的不同将临床麻醉分为局部麻醉、全身麻醉两大类。椎管内麻醉属于局部麻醉范畴,因有其自身的特殊性,临床上将其作为专门的麻醉方法。护理人员承担了麻醉前准备、麻醉中配合和麻醉后的护理工作,因此应熟悉麻醉的基本知识,掌握麻醉患者的护理工作,从而提高患者麻醉的安全性。

一、常用麻醉方法

(一)局部麻醉

1.常用局部麻醉药物(表 9-1)

表 9-1　常用四种局麻药的性能

局麻药	毒性*	麻醉强度*	显效时间 (分钟)	作用时间 (小时)	常用浓度(%)			次限量 (mg)
					表面麻醉	局部麻醉	神经阻滞	
普鲁卡因	1	1	5~10	0.75~1	—	0.5	1~2	1000
丁卡因	12	10	10	2~3	0.5~1(眼) 1~2	—	0.15~0.3	表面麻醉 40 神经阻滞 80
利多卡因	4	4	<2	1~2	2~4	0.25~0.5	1~2	表面麻醉 100 局部麻醉 400 神经阻滞 400
丁哌卡因	10	16	3~5	5~6	—	—	0.25~0.5	150

注:＊毒性及麻醉强度以普鲁卡因＝1。

(1)按化学结构分类:可分为酯类和酰胺类。常用的酯类局麻药有普鲁卡因、丁卡因;酰胺类局麻药有利多卡因、丁哌卡因和罗哌卡因等。因酯类局麻药易引起患者变态反应,所以目前临床常用局麻药多为酰胺类。

(2)按临床作用时效分类:可分为短效(如普鲁卡因)、中效(如利多卡因)和长效局麻药(如丁哌卡因、丁卡因和罗哌卡因)。

2.常用局部麻醉方法

局部麻醉分为表面麻醉、局部浸润麻醉、区域阻滞和神经阻滞四类。

(1)表面麻醉:将穿透力强的局麻药与黏膜接触,使其透过黏膜阻滞浅表的神经末梢而产生的局部麻醉现象,称为表面麻醉,常用于眼、鼻、咽喉、气管和尿道等处的浅表手术或内镜检查。一般眼部的表面麻醉多采用滴入法,鼻腔黏膜常采用棉片浸药填敷法,咽及气管内黏膜用喷雾法,尿道内黏膜表面麻醉用灌入法。临床上常用的表面麻醉药有 2%~4% 利多卡因,1%~2% 丁卡因。

(2)局部浸润麻醉:沿手术切口将局麻药按组织层次由浅入深注射在组织中,使神经末梢发生传导阻滞,称为局部浸润麻醉,是应用最广的局麻方法。常用药物为 0.5%~1% 普鲁卡因,0.25%~0.5% 利多卡因。如无禁忌,局麻药中加入少量肾上腺素,可降低吸收速度,延长麻醉时间并减少出血。

(3)区域阻滞麻醉:将局麻药注射在手术区的四周及基底部的组织中,阻滞通向手术区的神经末梢和细小的神经干,称为区域阻滞麻醉。该法常与局部浸润麻醉合用,常用药物为 0.5%~1% 普鲁卡因,0.25%~0.5% 利多卡因。

(4)神经阻滞麻醉:将局麻药注射到神经干、丛、节的周围,使其所支配的区域产生麻醉作用。例如颈丛神经阻滞、臂丛神经阻滞分别用于颈部手术和上肢手术等,常用药物为 1%~2% 利多卡因,0.5%~0.75% 丁卡因。

(二)椎管内麻醉

将局麻药选择性注入椎管内的某一腔隙中,使部分脊神经的传导功能发生可逆性阻滞的麻醉方法,称椎管内麻醉。根据局麻药注入的腔隙不同,分为蛛网膜下腔阻滞、硬脊膜外腔阻滞。椎管内麻醉时,患者神志清醒,镇痛效果确切,肌肉松弛良好,但可引起一系列生理功能紊乱,也不能完全消除内脏牵拉反应,需加强管理。

1.蛛网膜下腔阻滞麻醉

蛛网膜下腔阻滞麻醉又称腰麻,是将局麻药注入蛛网膜下腔,作用于脊神经根,使一部分脊神经的传导受到阻滞的麻醉方法。特点是使麻醉平面以下区域产生麻醉现象,止痛完善,肌肉松弛良好,操作简便。

(1)适应证:适用于手术时间在 2~3 h 的下腹部、盆腔、肛门、会阴和下肢手术。

(2)禁忌证:①中枢神经系统疾病;②穿刺部位皮肤感染;③脊柱畸形、外伤;④全身情况极差(如休克等);⑤婴幼儿及不合作者;⑥老人、孕妇、高血压、心脏病或有水、电解质及酸碱平衡失调者。

(3)常用药物:最常用的是普鲁卡因和丁卡因。一般多使用比重比脑脊液高的重比重液。使用时,用 5% 葡萄糖溶液或脑脊液溶解至总量 3 mL,使之成 5% 浓度即可。

(4)操作方法:患者屈体侧卧,弓腰抱膝。选择第 3、第 4 或第 4、第 5 腰椎棘突间隙为穿刺点,见有脑脊液滴出,即注入药液。注射后立即测麻醉平面和血压,如果平面过高或血压下降,均应立即处理。影响蛛网膜下腔阻滞平面的因素包括药物剂量、比重和容积,其中以药物剂量最为重要。如果药物因素不变,则穿刺间隙、患者体位及注药速度等是影响麻醉平面的重要因素。

2.硬脊膜外阻滞麻醉

将局麻药注入硬膜外间隙,作用于脊神经根,使其支配区域产生暂时性麻痹的麻醉方法,称硬脊膜外阻滞或硬膜外麻醉。特点是麻醉效果为节段性,可在硬膜外腔留置导管,技术要求较高。给药方式有单次法和连续法两种。因可间断注入麻醉药,手术时间不受限制。

(1)适应证:适用范围比腰麻广,主要适用于腹部、腰部和下肢手术,尤其适用于上腹部手术,也可用于颈、胸壁和上肢手术。

(2)禁忌证:与腰麻相似,凝血机制障碍者禁用。

(3)常用药物:该类药物应具备穿透性和弥散性强、起效时间短、作用时间长、不良反应小等特点,常用药物为利多卡因、丁卡因和丁哌卡因。

(4)操作方法:穿刺体位、进针部位和针所经过的层次均与腰麻相同,仅硬膜外穿刺在针尖通过黄韧带后即需停止前进。在预定的椎间隙进行穿刺,出现负压证实针头在硬膜外腔后,插入导管退出穿刺针,经留置导管向硬膜外腔注药。影响硬膜外阻滞的因素有药物容量、注药速度、导管位置和方向等。妊娠后期由于下腔静脉受压,硬膜外间隙静脉充盈,间隙相对变小,用药量减少。机体处于低凝状态时,容易引起硬膜外腔出血和血肿等并发症。

(三)全身麻醉

全身麻醉(简称全麻)是麻醉药物经呼吸道吸入或静脉、肌内注射进入人体内,对患者的中枢神经系统产生暂时性抑制,呈现暂时性意识及全身痛觉消失,反射活动减弱,肌肉松弛状态的一种麻醉方法。全身麻醉是临床最常使用的麻醉方法,其安全性、舒适性均优于局部麻醉和椎管内麻醉。按给药途径的不同,全身麻醉可分为吸入麻醉、静脉麻醉和复合麻醉。

1.吸入麻醉

经呼吸道吸入挥发性液体或气体麻醉药物而产生全身麻醉的方法称吸入麻醉。吸入麻醉可产生安全、有效的完全无知觉状态,使患者消除焦虑,肌肉松弛,痛觉消失。

(1)吸入麻醉的方法。①开放滴药吸入麻醉:将挥发性液体麻醉药直接滴在特制的麻醉面罩纱布上,患者吸入药物的挥发气体而进入麻醉状态。目前很少采用。②气管内吸入麻醉:指在药物诱导下,将特制气管导管经口腔或鼻腔插入气管内,连接麻醉机吸入麻醉药而产生麻醉的方法。优点是便于吸出呼吸道分泌物,确保呼吸道通畅;不受手术体位及手术操作的限制;易控制麻醉药的用量和麻醉深度,适用于各种大手术,尤其是开胸手术。

(2)常用吸入麻醉药。①氟烷:优点是术后恶心、呕吐发生率低,因其可降低心肌耗氧量,适用于冠心病患者的麻醉。缺点是安全范围小,有肝损害的危险;肌松作用不充分。氟烷麻醉期间禁忌用肾上腺素和去甲肾上腺素。②恩氟烷:优点是不刺激气道,不增加分泌物,肌松弛效果好,可与肾上腺素合用。缺点是对心肌有轻微抑制,在吸入浓度过高时可产生惊厥,深麻醉时抑制呼吸和循环。③异氟烷:优点是麻醉诱导及复苏快,肌松良好,麻醉性能好,较少引起颅内压增高,是颅脑手术较好的麻醉剂之一。缺点是价格昂贵,有刺激性气味,可使心率增快。④氧化亚氮:也称笑气。其优点是麻醉诱导及复苏迅速,镇痛效果强,不刺激呼吸道黏膜。缺点是麻醉效能弱,使用高浓度时易产生缺氧。

2.静脉麻醉

自静脉注入麻醉药,通过血液循环作用于中枢神经系统而产生全身麻醉的方法,称为静脉麻醉。静脉麻醉最突出的优点是无须经气道给药,不污染手术间,操作方便,药物无爆炸性等。缺点是镇痛效果不强,肌肉松弛效果差;可控性不如吸入麻醉;药物代谢受肝肾功能影响;个体差异较大;无法连续监测血药浓度变化。

(1)分类。①按给药方式分类:分单次、间断和连续给药,后者可分人工设置或计算机设置给药速度。②按具体用药分类:包括硫喷妥钠、氯胺酮和羟丁酸钠静脉麻醉等。

(2)常用静脉麻醉药。①硫喷妥钠:一种超短效的巴比妥类药物,用药后1 min就进入麻醉状态,消失也快,需小剂量反复注射;患者醒后无任何不适,麻醉效果佳。适用于全身麻醉的诱导及不需肌肉松弛的短小手术。②氯胺酮:属分离性麻醉药,其特点是体表镇痛作用强,临床上出现痛觉消失后而意识可能部分存在,这种意识和感觉分离的现象称为分离麻醉。麻醉中咽喉反射存在,在苏醒后可能出现精神症状。临床主要用于体表小手术的麻醉以及全身麻醉的诱导。③地西泮类:临床常用的是咪达唑仑,其作用强度为地西泮的1.5~2倍,诱导剂量为0.2~0.3 mg/kg,静脉注射后迅速起效。④丙泊酚(异丙酚):属于超短效静脉麻醉药,临床主要用于全身麻醉的诱导与维持,尤其适用于小儿和颅脑外科手术的麻醉。复苏迅速,苏醒后无后遗症。

3.复合麻醉

复合麻醉又称平衡麻醉,常以多种药物或方法合理组合使用,借以发挥优势,取长补短,最大限度地减少对患者生理功能的不利影响,同时充分满足麻醉和手术的需要。根据给药途径不同分为全静脉复合麻醉和静吸复合麻醉。

(1)全静脉复合麻醉:在静脉麻醉诱导后,采用多种短效静脉麻醉药复合应用,以间断或连续静脉注射法维持麻醉。其用药包括静脉麻醉药、麻醉性镇痛药和肌松药。

(2)静吸复合麻醉:在静脉麻醉的基础上,于麻醉减浅阶段间断吸入挥发性麻醉药。一方面可维持麻醉相对稳定,另一方面还可减少吸入麻醉药的用量,且有利于麻醉后迅速复苏。

二、麻醉前护理

麻醉前护理是麻醉患者护理工作的首要步骤和重要环节之一。做好麻醉前的护理工作,对于保证患者麻醉期间的安全性、提高患者对麻醉和手术的耐受力、减少麻醉后并发症等均具有重要意义。

(一)护理评估

1.健康史

了解患者既往有无中枢神经系统、心血管系统及呼吸系统疾病等病史;既往麻醉及手术史;近期有无应用强心药、利尿药、抗高血压药、降血糖药、镇静药、镇痛药、抗生素以及激素等用药史;有无药物、食物等过敏史;有无遗传性疾病的家族史;有无烟酒嗜好以及有无药物成瘾等个人史。

2.身体状况

重点评估心、肺、肝、肾和脑等重要脏器功能状况,患者的生命体征及营养状况,水、电解质代谢和酸碱平衡情况,牙齿有无缺少、松动或义齿,局麻穿刺部位有无感染,脊柱有无畸形及活动受限。

3.心理-社会评估

了解患者的情绪状态和性格特征,对疾病、手术和麻醉的认识程度,对术前准备、护理配合和术后康复知识的了解程度,患者的经济状况和社会支持程度等。

(二)护理诊断

1.恐惧或焦虑

与对麻醉和手术缺乏了解有关。

2.知识缺乏

缺乏有关麻醉及麻醉配合的知识。

(三)护理目标

(1)患者恐惧或焦虑减轻。

(2)了解有关麻醉及麻醉配合知识。

(四)护理措施

1.提高机体对麻醉和手术的耐受力

努力改善患者的营养状况,纠正各种生理功能紊乱,使各重要脏器的功能处于较好的状态,为麻醉创造条件。

2.心理护理

用恰当的语言向患者讲解麻醉方法和手术方案、配合方法,安慰并鼓励患者,缓解患者的恐惧、焦虑情绪,取得患者的信任和配合,确保麻醉与手术的顺利实施。

3.胃肠道准备

择期手术患者麻醉前常规禁食 12 h,禁饮 4~6 h,以减少术中、术后因呕吐和误吸导致窒息的危险。急诊手术的患者,只要时间允许,应尽量准备充分。饱食后的急诊手术患者,可以采取局部麻醉方式,因手术需要必须全麻者,则应清醒插管,主动控制气道,避免引起麻醉后误吸。

4.药物过敏试验

应详细了解患者的药物过敏史。普鲁卡因使用前,常规做皮肤过敏试验,并准备好肾上腺素和氧气等急救用品。

5.麻醉前用药

用药目的:稳定患者情绪,减轻患者的心理应激反应;抑制呼吸道及唾液腺分泌,保持呼吸道通畅;消除因手术或麻醉引起的不良反应,提高痛阈,增强麻醉效果,减少麻醉药用量。临床工作中,常根据患者病情、手术方案、拟用麻醉药及麻醉方法等确定麻醉前用药的种类、剂量、用药途径等(表 9-2)。一般手术前一晚给予催眠药,术前 30~60 min 应用抗胆碱药和其他类药物各一种合理配伍,肌内注射。抗胆碱药物能抑制汗腺分泌和影响心血管活动,甲状腺功能亢进、高热、心动过速者不宜使用。吗啡有抑制呼吸中枢的不良反应,故小儿、老年人应慎用,孕妇、呼吸功能障碍者禁用。

表 9-2　麻醉前用药的种类、作用及应用方法

药物类型	药名	作用	成人用法和用量
安定镇静药	地西泮	安定镇静、催眠、抗焦虑、抗惊厥、中枢性肌肉松弛及一定的抗局麻药毒性的作用	肌内注射 5~10 mg
催眠药	苯巴比妥	镇静、催眠、抗惊厥,并能防治局麻药毒性反应	肌内注射 0.1~0.2 g
镇痛药	吗啡	镇痛、镇静、提高痛阈,增强麻醉效果	肌内注射 5~10 mg
抗胆碱药	阿托品	抑制腺体分泌,解除平滑肌痉挛和迷走神经兴奋	肌内注射 0.5 mg

6.物品准备

药品准备包括麻醉药和急救药。器械准备包括吸引器、面罩、喉镜、气管导管、供氧设备、麻醉机、监测仪等。

7.健康教育

(1)术前向患者详细讲解麻醉方法和手术过程,消除患者不必要的顾虑和恐惧。

(2)指导患者自我调控,保持情绪稳定。

(3)术前指导患者练习术中的特殊体位,便于手术的配合。

(4)讲解术后并发症的表现、预防及康复训练方法,使患者有充分的心理准备。

(五)护理评价

(1)患者的紧张、焦虑及恐惧心理是否得到缓解,能否积极主动配合治疗、安静地休息和睡眠。

(2)能否很好地配合麻醉,生命体征是否稳定,是否出现窒息、呼吸困难等麻醉潜在并发症。

三、常用麻醉方法的护理

(一)护理评估

(1)了解麻醉方法、手术方式、术中情况、出血量、尿量、输液输血量及用药情况。

(2)密切观察局部麻醉有无毒性反应及变态反应;椎管内麻醉有无呼吸、循环系统及局部并发症;全麻至苏醒前是否发生呼吸系统、循环系统和中枢神经系统并发症。

(二)护理诊断

1.有窒息的危险

与麻醉过程中、麻醉后发生呕吐引起的误吸有关。

2.潜在并发症

局麻药毒性反应、呼吸道梗阻、循环功能衰竭等。

3.头痛

与脑脊液压力降低有关。

(三)护理目标

(1)避免发生呕吐,呕吐后及时处理,避免窒息。

(2)生命体征稳定。

(3)麻醉后无明显头痛。

(四)护理措施

1.局部麻醉的护理

(1)一般护理:局麻药对机体影响小,一般无须特殊护理。门诊手术患者若术中用药多、手术过程长,应于术后休息片刻,经观察无异常后方可离院,若有不适,立即就诊。

(2)药物不良反应与护理。①不良反应:局麻药吸收入血后,单位时间内血中局麻药浓度超过机体耐受剂量就可发生毒性反应,严重者可致死。②常见原因:一次用量超过患者的耐量;误将药液注入血管内;局部组织血运丰富,吸收过快或局麻药中未加肾上腺素;患者体质衰弱,耐受力低;肝功能严重受损,局麻药代谢障碍;药物间相互影响使毒性增高。应用小剂量局麻药后即出现毒性反应者称为高敏反应。③临床表现:轻度毒性反应患者表现为嗜睡、眩晕、多语、惊恐不安和定向障碍等症状。此时若药物停止吸收,一般在短时间内症状可自行消失,否则出现意识丧失、谵妄、惊厥,严重时出现呼吸、心跳停止。④急救:立即停止给药,吸氧,保持呼吸道畅通;烦躁不安患者可进行肌内或静脉注射地西泮 $10\sim20$ mg,有惊厥者给予 2.5% 硫喷妥钠 $1\sim2$ mg/kg,缓慢静脉注射;出现呼吸、循环功能抑制的患者应进行面罩给氧,人工呼吸,静脉输液,给予升压药麻黄碱或间羟胺维持血压;心率缓慢者静脉注射阿托品等;呼吸、心搏骤停者,立即进行心肺复苏。⑤预防措施:限定麻醉药剂量,一次最大剂量普鲁卡因不超过 1 g,利多卡因不超过0.4 g,丁卡因不超过 0.1 g;麻醉前用巴比妥类、地西泮、抗组胺类药物,提高毒性阈值;在每100 mL局麻药中加入 0.1%肾上腺素 0.3 mL,可减慢局麻药的吸收,减少毒性反应的发生,并能延长麻醉时间,但不能用于指(趾)、阴茎神经阻滞麻醉和高血压、心脏病、甲状腺功能亢进、老年患者;注药前常规回抽,无血液时方可注药;根据患者状态或注射部位适当减量,如在血液循环丰富的部位,年老、体弱及对麻醉药耐受力差的患者,用药要适当减量。

2.椎管内麻醉的护理

(1)蛛网膜下腔麻醉的护理:具体内容如下。

体位:穿刺时协助麻醉师摆好患者体位,注药后立即帮助患者平卧,以后根据麻醉要求调整体位。麻醉后常规去枕平卧6~8 h。

观察病情:严密监测血压、脉搏和呼吸的变化。继续输液,连接和固定好各种引流管。

并发症与护理:①血压下降,心动过缓:因交感神经抑制,迷走神经亢进所致。应立即快速输液,以扩充血容量。必要时静脉或肌内注射麻黄碱 15~30 mg。心动过缓时静脉注射阿托品0.3~0.5 mg。②呼吸抑制:因麻醉平面过高使呼吸肌运动无力或麻痹所致,表现为胸闷气短、说话无力、发绀,如出现严重呼吸困难,应给予气管插管、人工呼吸、给氧等抢救措施。③腰麻后头痛:因蛛网膜穿刺处脑脊液漏,颅内压降低,颅内血管扩张所致;也可因腰穿出血或药物刺激蛛网膜和脑膜所致。典型的头痛可发生在穿刺后 6~12 h,疼痛常位于枕部、顶部或颞部,呈搏动性,抬头或坐起时加重。约75%的患者在 4 d 内症状消失,多数不超过 1 周,但个别患者的病程可长达半年以上。麻醉时采用细针穿刺、提高穿刺技术、缩小针刺裂孔、保证术中术后输入足量液体及手术后常规去枕平卧6~8 h 可预防头痛发生;出现头痛症状者,应平卧休息,服用镇痛或镇静类药物,每天饮水或静脉补液 2500~4000 mL。严重头痛者经上述处理无效时,可在硬膜外腔隙注入生理盐水或右旋糖酐 70 15~30 mL,疗效较好。

对症处理:注意有无恶心呕吐、尿潴留、穿刺处疼痛等,若发现异常,配合医师做相应处理。

(2)硬膜外麻醉的护理。

硬脊膜外麻醉的并发症及护理:①全脊髓麻醉。硬膜外麻醉最严重的并发症。因麻醉穿刺时,穿破硬脊膜,将大量药液误注入蛛网膜下腔而产生异常广泛的阻滞,引起意识丧失,呼吸停止,血压下降,继而心搏骤停而致死。一旦疑有全脊髓麻醉,应立即进行面罩正压通气,必要时进行气管插管维持呼吸,输液、用升压药,维持循环功能,如抢救及时,呼吸、血压和神志可能恢复。硬膜外麻醉前常规准备抢救器械,穿刺时认真细致,注药前先回抽,观察有无脑脊液,注射时先用3~5 mL 试验剂量并观察 5~10 min,改变体位后需再次注射试验剂量,以重新检验,防止患者术中躁动。②穿刺损伤脊神经根:多由于穿刺不当所致。如穿刺过程中患者主诉有电击样痛并向单侧肢体传导,应调整进针方向。术后出现该神经根分布区疼痛或麻木,一般 2 周内多能缓解或消失,但麻木可遗留数月,可对症治疗。③硬膜外血肿:因穿破血管而引起出血,血肿压迫脊髓可并发截瘫。如发现患者有下肢的感觉运动障碍,应在 8 h 内手术清除血肿。置管动作宜细致轻柔,对凝血功能障碍或在抗凝治疗期间患者禁用硬膜外阻滞麻醉。④硬膜外脓肿:无菌操作不严格或穿刺经过感染的组织,可引起硬膜外腔隙感染甚至形成脓肿,出现全身感染表现及头痛、呕吐、颈项强直等脑膜刺激症状。应用大剂量抗生素治疗,在出现截瘫前及早手术切开椎板排脓。

麻醉后处理:麻醉后患者平卧 4～6 h,其他护理同腰麻。

3.全身麻醉患者的护理

(1)并发症的观察和护理。①呕吐与窒息:呕吐可发生于麻醉诱导期、术中或麻醉苏醒期,呕吐物误吸入呼吸道可导致窒息或吸入性肺炎。应密切观察呕吐的先兆,如发现恶心、唾液分泌增多且频繁吞咽时,立即将患者上身放低、头偏向一侧,以利呕吐物排出,同时迅速清理口、鼻腔内残留的呕吐物。若呕吐物已进入呼吸道,应诱发咳嗽或进行气管内插管,彻底清除呼吸道内异物。②呼吸暂停:多见于使用硫喷妥钠、丙泊酚或氯胺酮等施行的小手术,也见于全身麻醉者苏醒拔管后,是因苏醒不完全而发生呼吸暂停,表现为胸腹部无呼吸动作,发绀。一旦发生,应立即施行人工呼吸,必要时在肌松药辅助下气管内插管进行人工呼吸,吸氧。③呼吸道梗阻:上呼吸道梗阻最常见原因是舌后坠及咽部分泌物积聚堵塞气道。吸气困难为主要症状,舌后坠时可听到鼾声,若咽部有分泌物,则呼吸时有水泡音。完全梗阻时出现鼻翼翕动和三凹征。一旦发生,则应立即托起下颌或置入咽导管,及时清除分泌物,梗阻即可解除。下呼吸道梗阻的常见原因为气管、支气管分泌物积聚,应给予气管内插管,清除分泌物。④急性支气管痉挛:好发于既往有哮喘病史或对某些麻醉药过敏者,气管内导管插入过深致反复刺激隆突或诱导期麻醉过浅,均可诱发。患者表现为呼吸阻力极大,两肺下叶或全肺布满哮鸣音,严重者气道压异常增高可>3.92 kPa(40 cmH$_2$O)。应在保证循环稳定的情况下,快速加深麻醉,经气管或静脉注入利多卡因、氨茶碱、皮质激素、平喘气雾剂等,松弛支气管平滑肌。⑤低血压:麻醉药引起的血管扩张、术中器官牵拉所致的迷走神经反射、大血管破裂引起的大失血以及术中长时间血容量补充不足或不及时等,均可引起低血压。应根据手术刺激强度调整麻醉状态;根据失血量,快速补液,酌情输血,必要时使用升压药。⑥心搏骤停与心室颤动:全身麻醉最严重的并发症。原因复杂,多发生于原有器质性心脏病、低血容量、高或低碳酸血症、高或低钾血症等患者,麻醉深度不当、呼吸道梗阻、手术牵拉内脏等,均可成为诱发因素,需立即施行心肺复苏。

(2)全麻恢复期的护理:全麻手术结束至苏醒前,药物对机体的影响将持续一段时间,易发生呼吸系统、循环系统和中枢神经系统并发症。必须重视麻醉恢复期的护理,严密观察生命体征,争取及早发现并及时处理各种并发症。具体护理措施如下。

一般护理:了解麻醉和手术方式、术中用药情况、出血量及尿量等。保持输液及各种引流管通畅,监测记录用药及出入量。

安置适当卧位:清醒前去枕平卧,头偏向一侧或侧卧。

密切观察病情:①全麻苏醒前应有专人护理,每 15～30 min 测量脉搏、呼吸、血压 1 次,同时观察意识、肢体运动和感觉、口唇与皮肤色泽、心电图和血氧饱和度,并做好记录,直至患者完全清醒。②保持呼吸道通畅。床边备吸痰器和气管切开包,防止呕吐物引起误吸和窒息。③保持正常体温。因手术中内脏暴露时间长,多数大手术后患者体温较低,应给予保暖,但避免烫伤。④保证患者安全。麻醉恢复过程中,患者可能出现躁动现象,应专人守护,适当约束,防止坠床、外伤、拔除输液管和引流管等。⑤评估患者麻醉恢复情况,达到以下标准可转回病房。神志清醒,有定向力,能正确回答问题;呼吸平稳,能深呼吸及咳嗽,SaO$_2$>95%;血压、脉搏平稳,心电图无严重心律失常和 ST-T 改变。

(五)护理评价

(1)患者呼吸道是否通畅,有无缺氧症状。

(2)患者生命体征是否平稳。

(3)各种麻醉的潜在并发症是否避免。

四、术后镇痛管理

手术后疼痛是一种伤害性刺激,可引起机体一系列的病理生理改变。有效的术后镇痛有利于患者早期下床活动,促进胃肠功能的早期恢复,减少肺部并发症及下肢静脉血栓的形成,加速康复进程。

(一)术后镇痛的方法

1.传统方法

传统镇痛方法是在患者需要时根据医嘱肌内注射阿片类药物镇痛(吗啡或哌替啶)。因需经历患者需要-开处方-肌内注射-起效的过程,不能做到方便及时、反应迅速,结果使多数患者存在不同程度的镇痛不全,且多次肌内注射还增加了患者的痛苦。

2.现代方法

现代术后镇痛的宗旨是尽可能完善地控制术后疼痛,使患者感觉不到疼痛。可请患者参与镇痛方法的选择,使用患者自控镇痛、硬膜外置管镇痛以及持续外周神经阻滞镇痛等新型镇痛装置和技术。具体方法如下。

(1)持续镇痛:以镇痛泵持续输入小剂量镇痛药。

(2)患者自控镇痛:在持续镇痛基础上,允许患者根据自身对疼痛的感受,触发释放一定量的药物。该电子泵系统可在预先设定的时间内对患者的第二次要求不做出反应,以防止药物过量。它包括患者自控静脉镇痛:以阿片类药物为主;患者自控硬膜外镇痛:以局麻药为主;皮下自控镇痛:药物注入皮下;神经干旁阻滞镇痛:以局麻药为主。

(3)其他:物理疗法、神经电刺激及心理治疗等。

(二)术后镇痛的并发症与护理

1.并发症

(1)恶心、呕吐:术后引起恶心、呕吐的原因很多,阿片类药物对延髓呕吐中枢化学感受区的兴奋作用可能是引起恶心、呕吐的主要原因。术后呕吐可增加腹压,加剧切口疼痛,引发伤口出血,故出现呕吐时应给予甲氧氯普胺(胃复安)注射,同时采取平卧位头偏向一侧,防止呕吐物误入气管。

(2)呼吸抑制:阿片类药物最危险的不良反应为直接作用于脑干,抑制呼吸中枢,导致呼吸衰竭。开始表现为呼吸频率减慢,继而通气量减少,呼吸运动不规则,最后出现呼吸抑制,每分钟呼吸频率<10次,甚至停止。一旦发生上述表现,应立即报告医师,采取急救措施。

(3)内脏运动减弱:发生尿潴留时予以留置导尿管,可将尿管的拔出时间延长至镇痛结束;若消化道排气延迟,甲氧氯普胺能促进胃肠运动,在减轻恶心、呕吐症状的同时减轻胃潴留。通过术后早期活动,可预防或减轻以上情况发生。

(4)皮肤瘙痒:瘙痒是阿片类药物诱发组胺释放而引起的不良反应,表现为荨麻疹和瘙痒,给予抗组胺类药物可使症状缓解,严重者可以用纳洛酮对抗。

2.护理

(1)护士在术前应详细向患者介绍所使用镇痛方法的益处及操作要领,同时使患者增强战胜疼痛的信心。

(2)监测记录患者的生命体征:监测呼吸变化是自控镇痛护理的关键,应每小时测量呼吸

1 次,每 6 h 测量血压、脉搏、体温各 1 次,并做好记录,直到自控镇痛结束。由于局麻药及吗啡类药物有扩张血管作用,加上术中血容量相对不足,少数患者可出现低血压反应。当发现血压较基础血压下降 10% 时,可适当加快输液速度。当血压下降 20% 时,则应暂停使用镇痛药并补液。

(3)评价镇痛效果:镇痛不全或患者需要更为复杂地调整剂量时,要与麻醉科人员联系。

(4)保护留置导管,防止脱落、扭曲,以防影响药物的输入。同时注意观察局部有无发红或脓性分泌物渗出,如发生感染,应报告医师及时拔管并加强抗感染治疗。

(5)协助诊治并发症,发现异常应立即停用镇痛泵。若遇呼吸抑制、心搏骤停的紧急情况,则应立即就地抢救,同时请麻醉科会诊参与。

(蒋红旺)

第二节　围麻醉期患者的整体护理

一、护理评估

(一)了解病史

手术前仔细查看住院记录,并有目的地了解个人史、过去史、手术史及治疗用药史。如患者有哮喘病而医师询问病史时可能忽略,护士应将此类重要信息告知医师,还有如患者术前一直在自服阿司匹林等药物,护士也应告知医师让患者及时停药并延期手术。

(二)全身状况

术前护士应观察患者有无营养障碍、贫血、脱水、水肿、发热、发绀、消瘦或过度肥胖,了解近期内的体重变化;如近期内体重显著减轻者,对麻醉手术的耐受能力较差,应告知医师。

1.精神状态

观察患者是否紧张和焦虑,估计其合作程度。询问患者对麻醉和手术有何顾虑和具体要求,酌情进行解释和安慰。焦虑情绪严重者,可提前通知麻醉医师进行相应处理。有明显精神症状者,应请精神科医师确诊并治疗。

2.器官功能状态

手术前应全面了解心、肺、肝、肾、脑等重要生命器官的功能状态,注意体温、血压、脉搏、呼吸等生命体征的变化,查看心电图、胸片、血、尿等常规检查的结果。

(1)体温上升者常表示体内存在感染病灶或炎症,或代谢紊乱;体温低于正常者,表示代谢低下,情况差,对麻醉及手术的耐受能力低。

(2)血压升高者,应在双上肢反复多次测量血压,明确其原因、性质和波动范围,协助医师决定手术前是否需要抗高血压治疗,同时要估计其累及心、脑、肾等重要器官功能损害的程度。

(3)血红蛋白、血细胞比容可反映贫血、脱水及血容量的大致情况。成人血红蛋白含量低于 80 g/L 或高于 160 g/L 时,麻醉与手术时易发生休克或栓塞等危险,均需手术前尽可能纠正。

(三)体格检查

1.呼吸系统

观察呼吸次数、深度、形式(即胸式呼吸、腹式呼吸)及潮气量大小,有无呼吸道不通畅或胸廓异常活动和畸形。这些观察对于全麻深浅的正确判断和维持麻醉平稳,以及术后是否会发生肺部并发症等都有重要的关系。此外,要重视肺部听诊和叩诊检查,参阅 X 线检查结果,尤其是对 60 岁以上老年人,或并存慢性肺部疾病的患者更需重视,有时可获得病史和体检不能查出的阳性发现。

遇有下列 X 线检查征象者应待诊断明确,病情稳定后再行择期手术:气管明显移位或狭窄,纵隔占位病变压迫邻近大血管、脊神经、食管或气管,肺气肿、肺炎、肺不张、肺水肿或肺实变,脊椎、肋骨或锁骨新鲜骨折,心包炎或心脏明显扩大等。

对并存急性上呼吸道感染(如鼻塞、咽充血、疼痛、咳嗽、咳痰或发热等)者,除非急症手术,否则至少需推迟到治愈 1 周以后再手术。对于慢性支气管炎或肺部疾病患者,或长期吸烟者,注意痰量、性状、黏稠度、是否易于咳出,需采取预防术后肺并发症或病变播散的措施,禁用刺激呼吸道的麻醉药。对于影响呼吸道通畅度的病情要特别重视,如鼻中隔偏曲、鼻甲肥大、鼻息肉、扁桃体肥大、颈部肿物压迫气管、声带麻痹、大量咯血、呕血、频繁呕吐、昏迷、过度肥胖以及颈项过短等,麻醉中都易引起急性呼吸道阻塞,均需常规采用清醒气管内插管,或事先做好抢救准备(如气管插管用具、抽吸器、气管切开器械包及纤支镜等)。对拟行气管内插管的患者,必须常规检查呼吸道有关解剖及其病理改变。

2.心血管系统

除检查血压、脉搏、皮肤黏膜颜色和温度等周围循环外,要注意心脏听诊和叩诊,周围浅动脉、眼底动脉和主动脉情况。有心脏扩大、桡动脉和眼底动脉硬化、主动脉迂曲伸直者,在麻醉用药量、麻醉深度、氧供应、输液速度和输液量以及消除手术刺激不良反应等处理上,都必须格外谨慎合理。这类患者对麻醉的耐受性很差。心脏听诊有杂音,但无心脏功能障碍者,对麻醉的耐受未必很差。有心律失常者,需用心电图确诊其性质,并予治疗。对 40 岁以上的患者,术前需常规检查心电图,以排除冠心病。据统计,术前能查出心电图异常而给予适当处理者,死亡率可降低 50%。此外,对心肺功能的代偿程度作出恰当估计,十分重要。

3.脊柱

对拟行椎管内麻醉者,常规检查脊柱情况和脊髓功能甚为重要。应明确脊柱有无病变、畸形或变形,穿刺点邻近组织有无感染,是否存在出血性疾病或使用抗凝药治疗,是否有经常头痛史,是否存在隐性脊髓病变。如果存在或怀疑有上述情况,为避免发生全脊麻、脊髓病变加重或椎管内血肿形成、感染化脓而继发截瘫等并发症,应禁用椎管内麻醉。

4.体表血管

观察颈外静脉,平卧时静脉塌陷提示血容量不足,静脉怒张提示心功能不全或输液过量。检查四肢浅表静脉,选定输液穿刺点,估计有无穿刺困难情况。

二、护理诊断

(一)恐惧
与疾病的诊断及担心生命的安危有关。

(二)焦虑
与对疾病的预后及麻醉、手术缺乏了解有关。

(三)疼痛
与妇产科急腹症有关。

三、麻醉前准备

(一)精神状态准备

多数手术患者术前都存在不同程度的恐惧、紧张和焦虑心理。情绪激动或彻夜失眠均可导致中枢神经或交感神经系统过度活动,由此足以削弱患者对麻醉与手术的耐受力。近来研究证实,患者的免疫能力也受到明显的影响。因此,术前必须设法解除患者的思想顾虑和焦虑情绪,应从关怀、安慰、解释和鼓励着手,例如酌情将手术目的、麻醉过程、手术体位等情况,用恰当的语言向患者作具体解释,针对患者存在的疑问进行交谈,取得患者的信任,争取充分合作。

术前精神准备措施:①一般访视加交谈。②一般访视加患者阅读"手术简介"小册。③一般访视加患者阅读"手术简介"和交谈、讨论及释疑。比较结果证实,第③组患者术前焦虑水平最低,术后疼痛和不安最轻;术后头 24 h 的镇痛药需求量最少;食欲恢复得最早;术后前 6 d 的恢复过程最平稳,正常活力恢复最快。

尽管对术前焦虑与术后恢复之间的相关性,目前还存在争议,但医护人员切实做到对患者关心、体贴并进行安慰和解释,主动控制患者术前、术后的焦虑程度,仍为一项重要的常规医护措施,不容忽视。具体护理措施:术前交谈、视听介绍及指导阅读"手术简介"小册;对焦虑程度特别严重的患者可以约麻醉医师从手术前数天开始访视患者,每天与患者访谈 1~2 次,每次约 20 min,采用正面引导、集中注意力及被动放弃各种心烦意乱的话题,以引起"松弛"效果,已证实的确可产生减低氧耗、降低动脉血压等功效。借助药物解除焦虑:目前最常用的主要有咪达唑仑、地西泮及氯甲西泮。咪达唑仑为水溶性、苯二氮类药物,具有镇静、抗焦虑、遗忘、抗惊厥、肌肉松弛等功效。最近的研究表明,咪达唑仑可以改善手术患者的睡眠质量,从而防止患者免疫力的降低。由于咪达唑仑具有起效迅速、清除半衰期短(2.1~3.4 h)、代谢产物无活性、对局部组织和静脉无刺激等优点,现已广泛应用于术前患者。一般口服剂量为 15 mg,静脉注射剂量为 2.5~7.5 mg,肌内注射剂量为 0.07~0.1 mg/kg。老年人对咪达唑仑较敏感,故剂量需酌减,如 90 岁老人静脉注射咪达唑仑的剂量宜小于 0.03 mg/kg。

术前患者已有疼痛会加重焦虑,焦虑又可加剧疼痛。镇静、抗焦虑药和镇痛药的联合应用可产生协同效应,但需注意联合用药可产生呼吸抑制的不良反应,能诱发低氧血症,甚至窒息。

(二)营养状况的改善

营养不良致蛋白质和某些维生素不足,可明显降低麻醉与手术耐受力。蛋白质不足常伴有贫血或低血容量,耐受失血的能力降低,还可伴有组织水肿而影响切口愈合和降低术后抗感染能力。维生素缺乏可致营养代谢异常,术中易出现循环功能或凝血功能异常。对营养不良患者,如果时间允许,应尽可能经口补营养,一般选用高蛋白质饮食,或请营养科医师定食谱。如果时间不充裕,或患者不能或不愿经口饮食,可通过注射水解蛋白和维生素等进行纠正,白蛋白低下者,最好给浓缩白蛋白注射液。

(三)适应手术后需要的训练

有关术后饮食、体位、大小便、切口疼痛或其他不适,以及可能需要较长时间的输液、吸氧、胃肠减压、导尿及各种引流等情况,术前可酌情将其临床意义向患者讲明,以争取配合。多数患者不习惯在床上大小便,术前需进行锻炼。必须向患者讲清楚术后深呼吸、咳嗽、咳痰的重要性,并训练正确执行的方法。

（四）胃肠道准备

择期手术中,除用局麻做小手术外,不论采用何种麻醉方式,均需常规排空胃,目的在于防止术中术后反流、呕吐,避免误吸、肺部感染或窒息等意外。胃排空时间正常人为 4～6 h。情绪激动、恐惧、焦虑或疼痛不适等可致胃被排空显著减慢。为此,成人一般应在麻醉前至少 8 h,最好 12 h 开始禁饮、禁食,以保证胃彻底排空;在小儿术前也应至少禁饮、禁食 8 h,但乳儿术前 4 h 可喂一次葡萄糖水。有关禁饮、禁食的重要意义,必须向患者及其家属交代清楚,以争取其合作。

（五）膀胱的准备

患者送入手术室前应嘱其排空膀胱,以防止术中尿床和术后尿潴留,对盆腔手术则有利于手术野显露和预防膀胱损伤。危重患者或复杂大手术,均需于麻醉诱导后留置导尿管,以利观察尿量。

（六）口腔卫生准备

麻醉后,上呼吸道一般性细菌易被带入下呼吸道,在手术后抵抗力低下的状况下,可能引起肺部感染并发症。为此,患者住院后即应嘱患者早晚刷牙、饭后漱口,有松动龋齿或牙周炎症者需经口腔科诊治。进手术室前应将活动义齿摘除,以防麻醉时脱落,甚至被误吸入气管或嵌顿于食管。

（七）输液输血准备

施行中等以上的手术前,应检查患者的血型,准备一定数量的浓缩红细胞,做好交叉配血试验。凡有水、电解质或酸碱失衡者,术前均应常规输液,尽可能进行补充和纠正。

（八）治疗药物的检查

病情复杂的患者,术前常已接受一系列药物治疗,手术前除要全面检查药物的治疗效果外,还应重点考虑某些药物与麻醉药物之间存在相互作用的问题,有些容易在麻醉中引起不良反应。为此,对某些药物要确定是否继续服用、调整剂量再用或停止使用。例如洋地黄、胰岛素、皮质激素和抗癫痫药,一般都需要继续用至术前,但应核对剂量重作调整。对 1 个月以前曾服用较长时间皮质激素,而术前已经停服者,手术中仍有可能发生急性肾上腺皮质功能不全危象,故术前必须恢复使用外源性皮质激素,直至术后数天。正在施行抗凝治疗的患者,手术前应停止使用,并需设法拮抗其残余抗凝作用。患者长期服用某些中枢神经抑制药,如巴比妥、阿片类、单胺氧化酶抑制药、三环类抗忧郁药等,均可影响对麻醉药的耐受性,或于麻醉中易诱发呼吸和循环意外,故均应于术前停止使用。安定类药、抗高血压药、抗心绞痛药等,均可能导致麻醉中出现低血压、心动过缓,甚至心缩无力,故术前均应考虑是否继续使用、调整剂量使用或暂停使用。

（九）手术前晚复查

手术前晚应对全部准备工作进行复查。如临时发现患者感冒、发热、妇女月经来潮等情况时,除非急症,否则手术应推迟施行。手术前晚睡前宜给患者服用镇静催眠药,以保证其有充足的睡眠。

四、手术当天及术中的护理措施

(1)患者入手术室前,巡回护士调节好室温,使患者感到温暖舒适,以免着凉感冒。

(2)手术室护士在患者入手术室后对不同年龄的患者用不同的方式亲切地打招呼,查对患者时用一种拉家常的方式而不能像查户口或审问,避免加重患者紧张情绪。

(3)根据要求,协助医师按时填写《麻醉手术前访视记录表》,围术期用药应"三查八对"。

(4)对患者提出的疑问应尽可能答复或解释,适当地满足患者的小小要求,像挠痒痒等,并对手术与麻醉方式做简单明了的介绍。

（5）轻柔地使用约束带,同时向患者解释这样做仅仅是为了其安全,不要让患者联想到五花大绑、上刑场之类的词。手臂外展角度<90°,手臂放于托手板上,一定要软布包裹,防止腕、肘、肩关节受压。另外,血压计袖带同样要绑得适宜,防止出现红色压痕。

（6）正确摆放截石位,避免出现局部皮肤压伤、静脉血栓形成和腓总神经损伤等并发症。术后随访注意患者下肢的皮肤颜色、温度、感觉、运动功能。提醒患者如果出现异常反应及时与医师联系。

（7）巡回护士在进行一些与患者身体有接触的操作或准备(如绑约束带、静脉穿刺等)时,应先与患者招呼一声(比如说会有点不舒服、有点痛等),让其有心理准备,以免加重其原有紧张情绪。

（8）洗手、巡回护士在术前准备过程中应轻柔、高效,避免发出太大响声;不喧闹,不闲扯,不随意开玩笑,以保证手术室的安静。

（9）手术中经常询问患者有何不适,有时抚摸其不适处或轻握其手可使患者得到安慰和鼓励,让其体会到有人关心她,从而增加其战胜疾病的信心。

（10）预防感染:①所有手术人员按手术室要求穿、戴,并且皮肤无破损、感染,患感冒的医务人员不得入手术室;严格遵守无菌操作,如有污染或怀疑污染,应及时更换、消毒。②所有器械、敷料包经高压灭菌符合要求后方可使用,同时包布应完整无破损及潮湿。一次性用品使用时严格检查批号及包装有无破损。③静脉穿刺时应严格消毒皮肤并严守操作规程,用无菌贴膜固定好。使用三通给药后及时盖好三通帽。④术中遵医嘱及时使用抗生素。⑤切口应清洁、备皮,如需在手术间备皮,则应注意防止碎屑飞扬及剃破皮肤。⑥手术组人员术中避免不必要的交谈、说笑。

（11）配合麻醉医师进行硬膜外麻醉,协助患者摆好体位,在麻醉医师操作过程中陪在患者身边,这样既可使患者很好地与麻醉医师合作,又可防止患者意外受伤。

（12）静脉穿刺时先做好解释工作,穿刺时穿破皮肤后套管针直接送入血管,避免在皮下组织内行走,以减轻穿刺带来的痛苦。术中巡视患者,注意保持液体无漏出或空气栓子。输液、给药时应严格查对药液的批号、透明度,有无沉淀及包装有无破损等,同时要与麻醉医师共同核对后方可使用。输血前与麻醉医师共同核对血型单、交叉配血单、采血日期,防止输错血型。冷藏血在输前应稍加温。

（蒋红旺）

第十章　手术室护理

第一节　手术室常用消毒灭菌方法

作为医院的重点科室,手术室如何做好各项消毒隔离措施是整个手术室工作流程的关键。手术室是进行手术治疗的场所,完善消毒隔离管理是切断外源性感染的主要手段。

一、消毒灭菌基本知识

手术室护士应掌握消毒灭菌的基本知识,并且能够根据物品的性能及分类选用适合的物理或化学方法进行消毒与灭菌。

(一)相关概念

1.清洁

清洁指清除物品上的一切污秽,如尘埃、油脂、血迹等。

2.消毒

清除或杀灭外环境中除细菌芽孢外的各种病原微生物的过程。

3.灭菌

清除或杀灭外环境中的一切微生物(包括细菌芽孢)的过程。

4.无菌操作

防止微生物进入人体或其他物品的操作方法。

(二)消毒剂分类

1.高效消毒剂

高效消毒剂是指可杀灭一切细菌繁殖体(包括分枝杆菌)病毒、真菌及其孢子等,对细菌芽孢(致病性芽孢)也有一定杀灭作用,达到高水平消毒要求的制剂。

2.中效消毒剂

中效消毒剂是指仅可杀灭分枝杆菌、真菌、病毒及细菌繁殖体等微生物,达到消毒要求的制剂。

3.低效消毒剂

低效消毒剂是指仅可杀灭细菌繁殖体和亲脂病毒,达到消毒要求的制剂。

(三)物品的危险性分类

1.高度危险性物品

高度危险性物品是指凡接触被损坏的皮肤、黏膜和无菌组织、器官及体液的物品,如手术器械、缝针、腹腔镜、关节镜、体内导管、手术植入物等。

2.中度危险性物品

中度危险性物品是指凡接触患者完整皮肤、黏膜的物品,如气管镜、尿道镜、胃镜、肠镜等。

3.低度危险性物品

仅直接或间接地和健康无损的皮肤黏膜相接触的物品,如牙垫、喉镜等,一般可用低效消毒方法或只作一般清洁处理即可。

二、常用的消毒灭菌方法

手术室消毒灭菌的方法主要分为物理消毒灭菌法和化学消毒灭菌法两大类,而其中环氧乙烷气体密闭灭菌法和低温等离子灭菌法是最为普遍使用的手术室灭菌方法。

(一)物理消毒灭菌法

1.干热消毒灭菌法

适用于耐高温、不耐高湿等物品器械的消毒灭菌。

(1)燃烧法:包括烧灼和焚烧,是一种简单、迅速、彻底的灭菌方法。常用于无保留价值的污染物品,如污纸、特殊感染的敷料处理。某些金属器械和搪瓷类物品,在急用时可用此法消毒。但锐利刀剪禁用此法,以免刀锋钝化。

注意事项:使用燃烧法时,工作人员应远离易燃、易爆物品。在燃烧过程中不得添加乙醇,以免火焰上窜而致烧伤或火灾。

(2)干烤法:采用干热灭菌箱进行灭菌,多为机械对流型烤箱。适用于高温下不损坏、不变质、不蒸发物品的灭菌,不耐湿热器械的灭菌,以及蒸汽或气体不能穿透的物品的灭菌,如玻璃、油脂、粉剂和金属等。干烤法的灭菌条件为160 ℃,2 h;或170 ℃,1 h;或180 ℃,30 min。

注意事项:①待灭菌的物品需洗净,防止造成灭菌失败或污物炭化。②玻璃器皿灭菌前需洗净并保证干燥。③灭菌时物品勿与烤箱底部及四壁接触。④灭菌后要待温度降到40 ℃以下再开箱,防止炸裂。⑤单个物品包装体积不应超过 10 cm×10 cm×20 cm,总体积不超过烤箱体积的 2/3,且物品间需留有充分的空间;油剂、粉剂的厚度不得超过 0.635 cm;凡士林纱布条厚度不得超过 1.3 cm。

2.湿热消毒灭菌法

湿热的杀菌能力比干热强,因为湿热可使菌体含水量增加而使蛋白质易于被热力所凝固,加速微生物的死亡。

(1)压力蒸汽灭菌法:目前使用范围最广、效果最可靠的一种灭菌方法。适用于耐高温、耐高湿的医疗器械和物品的灭菌;不能用于凡士林等油类和粉剂类的灭菌。根据排放冷空气方式和程度不同,压力蒸汽灭菌法可分为下排式压力蒸汽灭菌器和预真空压力蒸汽灭菌器两大类。预真空压力蒸汽灭菌是利用机械抽真空的方法,使灭菌柜内形成负压,蒸汽得以迅速穿透到物品内部,当蒸汽压力达到 205.8 kPa(2.1 kg/cm²),温度达到 132 ℃或以上时灭菌开始,到达灭菌时间后,抽真空使灭菌物品迅速干燥。

预真空灭菌容器操作方法:①将待灭菌的物品放入灭菌容器内,关闭容器。蒸汽通入夹层,使压力达 107.8 kPa(1.1 kg/cm²),预热 4 min。②启动真空泵,抽除容器内空气使压力达 2.7 kPa。排出容器内 98% 左右的空气。③停止抽气,向容器内输入饱和蒸汽,使容器内压力达 205.8 kPa(2.1 kg/cm²),温度达 132 ℃,维持灭菌时间 4 min。④停止输入蒸汽,再次抽真空使压力达 8.0 kPa,使灭菌物品迅速干燥。⑤通入过滤后的洁净干燥的空气,使灭菌容器内压力回复为零。当温度降至 60 ℃ 以下,即可开容器取出物品。整个过程需 25 min(表 10-1)。

表 10-1　蒸汽灭菌所需时间(分钟)

分类	下排气(Gravity)121 ℃	真空(Vacuum)132 ℃
硬物(未包装)	15	4
硬物(包装)	20	4
织物(包裹)	30	4

注意事项:①高压蒸汽灭菌须由持专业上岗证人员进行操作,每天合理安排所需消毒物品,备齐用物,保证手术所需。②每天晨第一锅进行 B-D 测试,检查是否漏气。放置在排气孔上端,必须空锅做,锅应预热。用专门的 B-D 测试纸,颜色变化均匀视为合格。③下排式灭菌器的装载量不得超过柜室内容量的 80%,预真空的装载量不超过 90%。同时预真空和脉动真空的装载量又分别不得小于柜室内容量的 10% 和 5%,以防止"小装量效应"残留空气影响灭菌效果。④物品装放时,相互间应间隔一定的距离,以利蒸汽置换空气;同时物品不能贴靠门和四壁,以防止吸入较多的冷凝水。⑤应尽量将同类物品放在一起灭菌,若必须将不同类物品装在一起,则以最难达到灭菌物品所需的温度和时间为准。⑥难于灭菌的物品放在上层,较易灭菌的小包放在下层,金属物品放下层,织物包放在上层。金属包应平放,盘、碗等应处于竖立的位置,纤维织物应使折叠的方向与水平面成垂直状态,玻璃瓶等应开口向下或侧放,以利蒸汽和空气排出。启闭式筛孔容器,应将筛孔打开。

(2)煮沸消毒法:现手术室一般较少使用该方法。适用于一般外科器械、胶管和注射器、饮水和食具的消毒。水沸后再煮 15～20 min 即可达到消毒水平,但无法做灭菌处理。

注意事项:①煮沸消毒前,物品必须清洗干净并将其全部浸入水中。②物品放置不得超过消毒容器容积的 3/4。③器械的轴节及容器的盖要打开,大小相同的碗、盆不能重叠,空腔导管需先在管腔内灌水,以保证物品各面与水充分接触。④根据物品性质决定放入水中的时间:玻璃器皿应从冷水或温水时放入,橡胶制品应在水沸后放入。⑤消毒时间应从水沸后算起,在消毒过程中加入物品时应重新计时。⑥消毒后应将物品及时取出,置于无菌容器中,取出时应在无菌环境下进行。

3.光照消毒法

其中最常用的是紫外线灯消毒。适用于室内、物体表面和水及其他液体的消毒。紫外线属电磁波辐射,消毒使用的为 C 波紫外线,波长为 200～275 nm,杀菌较强的波段为 250～270 nm。紫外线的灭菌机制主要是破坏微生物及细菌内的核酸、原浆蛋白和菌体糖,同时可以使空气中的氧电离产生具有极强杀菌能力的臭氧。

注意事项:①空气消毒采用 30 W 室内悬吊式紫外线灯,室内安装紫外线灯的数量为每立方米不少于 1.5 W 来计算,照射时间不少于 30 min,有效距离不超过 2 m。紫外线灯安装高度应距地面 1.5～2 m。②紫外线消毒的适宜温度范围为 20～40 ℃,消毒环境的相对湿度应≤60%,如相对湿度＞60% 时应延长照射时间,因此消毒时手术间内应保持清洁干燥,减少尘埃和水雾。

③紫外线辐射能量低,穿透力弱,仅能杀灭直接照射到的微生物,因此消毒时必须使消毒部位充分暴露于紫外线照射范围内。④使用过程中,应保持紫外线灯表面的清洁,每周用95%乙醇棉球擦拭一次,发现灯管表面有灰尘、油污时,应随时擦拭。⑤紫外线灯照射时间为30～60 min,使用后记录照射时间及签名,累计照射时间不超过 1000 h。⑥每 3～6 个月测定消毒紫外线灯辐射强度,当强度低于 70 $\mu W/cm^2$ 时,应及时更换。新安装的紫外线灯照射强度不低于 90 $\mu W/cm^2$。

4.低温等离子灭菌法

低温等离子灭菌法是近年来出现的一项物理灭菌技术,属于新的低温灭菌技术。适用于不耐高温、湿热如电子仪器、光学仪器等诊疗器械的灭菌,也适用于直接进入人体的高分子材料,如心脏瓣膜等,同时低温等离子灭菌法可在 50 ℃ 以下对绝大多数金属和非金属器械进行快速灭菌。等离子体是某些中性气体分子在强电磁场作用下,产生连续不断的电离而形成的,其产生的紫外线、γ 射线、β 粒子、自由基等都可起到杀菌作用,且作用快,效果可靠,温度低,无残留毒性。

注意事项:①灭菌前物品应充分干燥,带有水分湿气的物品容易造成灭菌失败;②灭菌物品应使用专用包装材料和容器;③灭菌物品及包装材料不应含植物性纤维材质,如纸、海绵、棉布、木质类、油类、粉剂类等。

5.电离辐射灭菌法

电离辐射灭菌法又称冷灭菌,用放射性核素 γ 射线或电子加速器产生加速粒子辐射处理物品,使之达到灭菌。目前国内多以核素钴-60 为辐射源进行辐射灭菌,具有广泛的杀菌作用,适用于金属、橡胶、塑料、一次性注射器、输液、输血器等,精密的医疗仪器均可用此法。

(二)化学消毒灭菌

化学消毒灭菌法是利用化学药物渗透到菌体内,使其蛋白质凝固变性,酶蛋白失去活性,引起微生物代谢障碍,或破坏细胞膜的结构,改变其通透性,使细菌破裂、溶解,从而达到消毒灭菌作用。现手术室常用的化学消毒剂有 2%戊二醛、环氧乙烷、过氧化氢、过氧乙酸等。下面对几种化学消毒灭菌方法进行简介。

1.环氧乙烷气体密闭灭菌法

环氧乙烷气体是一种化学气体高效灭菌剂,其能有效穿透玻璃、纸、聚乙烯等材料包装,杀菌力强,杀菌谱广,可杀灭各种微生物,包括细菌芽孢,是目前主要的低温灭菌方法之一。适用于不耐高温、湿热如电子仪器、光学仪器等诊疗器械的灭菌。此外,由于环氧乙烷灭菌法有效期较长,因此适用于一些呈备用状态、不常用物品的灭菌。但是影响环氧乙烷灭菌的因素很多,例如环境温湿度、灭菌物品的清洗度等,只有严格控制相关因素,才能达到灭菌效果。

注意事项:①待灭菌物品需彻底清洗干净(注意不能用生理盐水清洗),灭菌物品上不能有水滴或水分太多,以免造成环氧乙烷的稀释和水解。②环氧乙烷易燃易爆且具有一定毒性,因此灭菌必须在密闭的灭菌器内进行,排出的残余环氧乙烷气体需经无害化处理。灭菌后的无菌物品存放于无菌敷料间,应先通风处理,以减少毒物残留。在整个灭菌过程中注意个人防护。③环氧乙烷灭菌的包装材料,需经过专门的验证,以保证被灭菌物品灭菌的可靠性。

2.戊二醛浸泡法

戊二醛属灭菌剂具有广谱、高效杀菌作用,对金属腐蚀性小,受有机物影响小。常用戊二醛消毒灭菌的浓度为 2%。适用于不耐热的医疗仪器和精密仪器的消毒灭菌,如腹腔镜、膀胱镜等内镜器械。

注意事项:①盛装戊二醛消毒液的容器应加盖,放于通风良好处。②每天由专人监测戊二醛的浓度并记录。浓度＞2.0%(指示卡为均匀黄色)即符合要求,若浓度＜2.0%(指示卡全部或部分白色)即失效。失效的消毒液应及时处置,浸泡缸清洗并高压蒸汽灭菌后方可使用。③戊二醛消毒液的有效期为7 d,浸泡缸上应标明有效起止日期。④戊二醛对皮肤黏膜有刺激,防止溅入眼内或吸入体内。⑤浸泡时,应使物品完全浸没于液面以下,打开轴节,使管腔内充满药液。⑥灭菌后的物品需用大量无菌注射用水冲洗表面及管腔,待完全冲净后方能使用。

3.低温湿式灭菌法

使用的灭菌剂为碱性强氧化灭菌剂,适用于各种精密医疗器械,如牙科器械、内镜等多种器械(软式和硬式内视镜、内视镜附属物、心导管和各种手术器械)的灭菌。该法通过以下机制起到灭菌作用。①氧化作用:灭菌剂可直接对细菌的细胞壁蛋白质进行氧化使细胞壁和细胞膜的通透性发生改变,破坏了细胞的内外物质交换的平衡,致使生物死亡。②破坏细菌的酶系统:当灭菌剂分子进入细胞体内,可直接作用于酶系统,干扰细菌的代谢,抑制细菌生长繁殖。③碱性作用:碱性(pH＝8)过氧乙酸溶液,使器械的表面不会粘贴有机物质,其较强的表面张力可快速有效地作用于器械的表面及内腔。

注意事项:①放置物品时应先放待灭菌器械,后放灭菌剂。②所需灭菌器械应耐湿,灭菌前必须彻底清洗,除去血液、黏液等残留物质,并擦干。③灭菌后工艺监测显示"达到灭菌条件"才能使用。

三、器械的清洗、包装、灭菌

正确的清洗、包装、灭菌是保障手术成功的关键之一,手术室护士应严格按规范流程对手术器械进行相应处理。

(一)器械的清洗

1.流程

(1)冲洗:流动水冲洗。

(2)浸泡:将器械放入多酶溶液中预浸泡 10 min,根据污染程度更换多酶溶液,每天至少更换一次。

(3)超声清洗:将浸泡后的器械放入自动超声清洗箱内清洗 10 min。

(4)冲洗:放入冲洗箱内冲洗 2 次,每次为 3 min。

(5)上油:在煮沸上油箱内加入器械专用油进行煮沸上油。

(6)滤干:将上好油的器械放入滤干器中滤干水分。

(7)烘干:将器械放入烘干箱,调节时间为 5～6 min,温度为 150 ℃～160 ℃。

2.注意事项

机械清洗适用于大部分常规器械的清洗。手工清洗适用于精密、复杂器械的清洗和有机物污染较重器械的初步处理,遇复杂的管道类物品应根据其管径选择合适口径的高压水枪进行冲洗。精密器械的清洗,应遵循生产厂家提供的使用说明或指导手册。使用超声波清洗之前应检查是否已去除较大的污物,并且在使用前让机器运转 5～10 min,排除溶解于内的空气。

(二)器械的包装

1.包装材料

包装材料必须符合 GB/T19633 的要求。常用的包装材料包括硬质容器、一次性医用皱纹纸、一次性无纺布、一次性纸塑袋、一次性纸袋、纺织物等。纺织物还应符合以下要求:为非漂白织物,包布除四边外不应有缝补针眼。

2.包装方法

灭菌物品包装分为闭合式与密封式包装。①闭合式包装适用于整套器械与较多敷料合包在一起,应有2层以上包装材料分2次包装。贴包外指示胶带及标签,填写相关信息,签名确认。②密封式包装如使用纸袋、纸塑袋等材料,可使用一层,适用器械单独包装。待包装物品必须清洁干燥,轴节打开,放入包内化学指示卡后封口。包外纸面上应有化学指示标签。

3.包装要求

(1)无纺布包装应根据待包装的物品的大小、数量、重量,选择相应厚度与尺寸的材料,2层分2次闭合式包装,包外用2条化学指示带封包,指示胶带上标有物品名、灭菌期及有效期,并有签名。

(2)全棉布包装应有4层分2次闭合式包装。包布应清洁、干燥、无破损、大小适宜。初次使用前应高温洗涤,脱脂去浆、去色。包布使用后应做到"一用一清洗",无污迹,用前应在灯光下检查无破损并有使用次数的记录。

(3)纸塑袋封口密封宽度应≥6 mm,包内器械距包装袋封口处≥2.5 cm。密封带上应有灭菌期及有效期。

(4)用预真空和脉动真空压力蒸汽灭菌器的物品包,体积不能超过30 cm×30 cm×50 cm,金属包的重量不超过7 kg,敷料包的重量不超过5 kg;下排气式压力蒸汽灭菌器的物品包,体积不超过30 cm×30 cm×25 cm。盆、碗等器皿类物品,尽量单个包装,包装时应将盖打开,若必须多个包装在一起时,所用器皿的开口应朝向一个方向。摆放时,器皿间应用纱布隔开,以利蒸汽渗入。

(5)能拆卸的灭菌物品必须拆卸,暴露物品的各个表面(如剪刀和血管钳必须充分撑开),以利灭菌因子接触所有物品表面;有筛孔的容器,应将盖打开,开口向下或侧放,管腔类物品如导管、针和管腔内部先用蒸馏水或去离子水湿润,然后立即灭菌。

(6)根据手术物品性能做好保护措施,如为尖锐精密性器械应用橡皮套或加垫保护。

(三)器械的灭菌

(1)高度危险性物品,必须灭菌;中度危险性物品,消毒即可;低度危险性物品,消毒或清洁。

(2)耐热、耐湿物品灭菌首选压力蒸汽灭菌。如手术器具及敷料等。

(3)油、粉、膏等首选干热灭菌。

(4)灭菌首选物理方法,不能用物理方法灭菌的选化学方法。

(5)不耐热物品如各种导管、精密仪器、人工移植物等可选用化学灭菌法,如环氧乙烷灭菌等,内镜可选用环氧乙烷灭菌、低温等离子灭菌、低温湿式灭菌器。

四、手术室的环境管理

手术室环境管理是控制手术部位感染的重要环节,目前手术室环境可分为洁净手术室与非洁净手术室两大类。洁净手术室因采用空气层流设备与高效能空气过滤装置,达到控制一定细菌浓度和空气洁净度级别(动态),无须进行空气消毒。而非洁净手术室在手术前后,通常采用紫外线灯照射、化学药物熏蒸封闭等空气消毒方法(静态)。

(一)紫外线照射消毒法

手术室常采用30 W和40 W直管式紫外线消毒灯进行空气消毒,同时控制电压至220 V左右,紫外线吊装高度为 1.8～2.2 m,空气相对湿度为 40%～60%,使消毒效果发挥最佳。紫外线照射消毒方式以固定式照射法最为常见,即将紫外线消毒灯悬挂于室内天花板上,以垂直向下照射或反向照射方式进行照射消毒。照射消毒要求手术前、后及连台手术间连续照射时间均大于30 min,紫外线灯亮 5～7 min 开始计时。

(二)过氧乙酸熏蒸消毒法

一般将 15% 的过氧乙酸配制成有效浓度为 0.75～1.0 g/m³ 后加热蒸发,现配现用。要求室温控制在 22～25 ℃,相对湿度控制在 60%～80%,密闭熏蒸时间为 2 h,消毒完毕后进行通风,过氧乙酸熏蒸消毒法可杀灭包括芽孢在内的各种微生物。由于具有腐蚀和损伤作用,在进行过氧乙酸熏蒸消毒时,应做好个人防护措施。

(三)甲醛熏蒸消毒法

常温,相对湿度在 70% 以上,可用 25 mL/m³ 甲醛添加催化剂高锰酸钾或使用加热法释放甲醛气体,密闭手术间门窗 12 h 以上,进行空气消毒。由于甲醛可产生有毒气体,该空气消毒方法已逐渐被淘汰。

五、无菌物品的存放

(一)存放原则

无污染、无过期、放置有序等。

(二)存放环境质量控制

保证良好的温度(< 24 ℃)、相对湿度(< 70%),每天紫外线灯空气消毒 2 次,每次≥30 min。

(三)存放方法

将无菌器材包置于标准灭菌篮筐悬挂式存放(从灭菌到临床使用都如此)。应干式储存,灭菌后物品应分类、分架存放在无菌物品存放区。一次性使用无菌物品应去除外包装后,进入无菌物品存放区。要求载物架离地 20～25 cm,离顶 50 cm,离墙远于 5～10 cm,按顺序分类放置。

(四)有效期

无菌物品存放的有效期受包装材料、封口严密性、灭菌条件、存放环境等诸多因素影响。当无菌物品存放区的温度<24 ℃,相对湿度<70%,换气次数达到每小时 4 次,使用纺织品材料包装的无菌物品有效期宜为 14 d;未达到环境标准时,有效期宜为 7 d。医用一次性纸袋包装的无菌物品,有效期宜为1个月;使用一次性医用皱纹纸、医用无纺布包装的无菌物品,有效期宜为6个月;使用一次性纸塑袋包装的无菌物品,有效期宜为 6 个月。硬质容器包装的无菌物品,有效期宜为6个月。

(高　宝)

第二节　手术室护理中涉及的法律与伦理问题

手术室是外科手术的中心,人员流动量大、工作节奏快、患者病情复杂、护理任务繁重,意外情况发生多。手术既是外科治疗的重要手段,又是一个创伤的过程,会给患者的生理和社会心理方面带来影响。因此与护士相关的法律法规《护士管理办法》《护士条例》等,为依法行医、保护医患双方的合法权益,提供了有力保障。

同时,随着社会进步和人们生活、文化水平的提高,人们的法律意识也随之提高,国家相继出台了《最高人民法院关于民事诉讼证据的若干规定》《医疗事故处理条例》《侵权责任法》等法律法规。一旦出现医疗护理纠纷,越来越多的患者会用法律武器保护自己的合法权益。因此在日常工作中手术室护士必须学习安全知识及法律知识,严格遵守法律、法规和规章制度,增强责任心和慎独精神,在维护患者合法权益的同时也维护了医护人员自身的合法权益,保障护理安全,防止医疗纠纷的发生。

一、手术室护理中涉及的法律问题

(一)手术患者的相关权利

1.生命健康权

生命健康权是指患者不仅享有生理健康的权利,同时还享有心理健康的权利。生命面前人人平等,生命对每个人来讲只有一次,维持健康、提高生存质量是每个人的权利。患者在未判定为脑死亡前,医务人员应尽一切可能进行救治,不能放弃抢救,避免产生医疗纠纷。如果忽视医学道德及患者生命权,再好的技术、再先进的设备也是无用的。因此在手术室护理工作中要为手术患者提供规范、快捷、安全、高效率的护理服务,尽最大努力满足患者对健康的需求,尊重每个患者。

2.知情同意权

知情同意权在《医疗机构管理条例实施细则》《医疗事故处理条例》《侵权责任法》中都有相关的说明,法律中规定医疗机构应尊重患者对自己的病情、诊断、治疗的知情权,在实施手术、特殊检查、特殊治疗时,医护人员应当向患者作出必要的解释;若因实施保护性医疗措施不宜向患者说明情况,应当将有关情况通知其家属。手术患者在术前、术中、术后都有权知道有关自己病情的一切情况及所选手术方式,并有权同意选用何种手术方法以及使用何种特殊耗材。强调患者的知情同意权,主要目的在于通过赋予医疗机构及其医务人员相应的告知义务,体现医师对患者的尊重。

3.平等医疗权

平等医疗权是指任何患者的医疗保健享有权是平等的,医疗中都有得到基本的、合理的诊治及护理权利。患者因身心疾病而就医,希望得到及时、正确的诊治,在医疗护理中,不论患者的权利大小,关系亲疏,地位高低,经济状况好坏等,都应一律平等、一视同仁,最大限度地满足患者需要。而极少数医务人员以貌取人,使贫困、偏远地区患者遭受冷遇,性病患者受到鄙夷和藐视,对待熟人和生人采取不同的服务态度,这种行为可能会激化和加深医患矛盾,导致医疗纠纷的发生。

4.隐私权

一般是指自然人享有的私人生活安宁与私人信息依法受到保护,不被他人非法侵扰、知悉、搜集、利用和公开的一种人格权。隐私权是人类文明进步的重要标志。我国《侵权责任法》第62条规定:"医疗机构及其医务人员应当对患者的隐私保密。泄露患者隐私或者未经患者同意公开其病历资料,造成患者损害的,应当承担侵权责任。"因此手术团队成员必须维护手术患者的隐私权,不得泄露手术患者的隐私和秘密,包括手术患者的个人信息、身体隐私,以及手术患者不愿告知的内容等;手术团队成员不得长时间注视手术患者的生理缺陷,不得谈论涉及手术患者隐私的话题;进行术前准备时,如导尿、放置体位、手术部位消毒时,减少不必要的裸露,并给予盖被、关门,做好相应的遮蔽,无关人员不可停留于该手术间;手术结束时,及时为手术患者包扎伤口,穿好患者衣裤。

5.身体权

身体权是指自然人保持其身体组织完整并支配其肢体、器官和其他身体组织并保护自己的身体不受他人违法侵犯的权利。医务人员有维护患者权利的责任和义务,即使是非正常的组织、器官在未经患者或法定代理人同意时,不能随意进行处置,否则就侵犯了患者的身体权。

6.选择权

选择权是指患者有选择医院、医师、护士进行诊疗、护理操作的权利,也有选择使用医疗设备、仪器、物品的权利。术中可能选择使用的一次性器械、特殊用药、特殊耗材,手术患者有权选用或不用,手术团队成员不能擅作主张,更不能强迫其使用。

(二)针对涉及法律的手术室护理问题管理

手术室易发生差错事故及护理隐患的环节很多,一旦发生,轻者影响手术患者治疗,延误手术时间,消耗人力与财力;重者可导致手术患者残疾或死亡。手术室护理中涉及法律的常见护理问题包括接错手术患者、异物遗留在手术患者体腔或切口内、未执行消毒灭菌制度,将未灭菌用物用上手术台、护理书写不规范、手术部位核对错误、术中仪器,尤其是电外科设备使用不当、手术患者坠床、遗失或混淆手术标本、术中用错药、手术体位放置错误等。

1.强化护理安全与法律知识教育

通过开设法制课等方法进行法律知识的培训,加强手术室护士的法制观念和法律意识,了解手术患者的各项合法权利,依法从事手术室护理,正确履行自己的职责,保障手术室护理安全,杜绝医疗差错或事故。

2.规范护理行为

规章制度是预防和判定差错事故的法律依据,是正常医疗活动的安全保障。建立、健全完整的规章制度,是手术室护理的可靠保证。手术室护士必须严格遵守各项规章制度,遵守无菌操作原则、消毒隔离制度,防止手术部位感染;术前、术中、术后正确清点器械、敷料、缝针及其他物品,防止异物残留;严格执行手术安全核查制度,防止开错手术部位;正确使用电外科设备,防止电灼伤手术患者;严格执行"三查八对"制度,防止术中用药错误等。同时在工作中不断学习,认真落实各种规章制度,防止医疗纠纷。

3.维护手术患者合法权益

以人为本,转变护理观念,尊重手术患者权益,对手术患者要有强烈的责任感,诚心实意地为患者服务,具有同情心和耐心,有效地避免有意或无意的侵权行为。手术室护士应严格规范自身的护理行为与自身形象,在医疗护理中,从语言上、行为规范上严格要求自己,杜绝聊天、嬉笑、打闹,杜绝不良的行为和语言;自身形象应举止端正、语言文明、衣帽整洁,符合手术室环境要求。当手术患者入手术室时,通过亲切的问候,简短而友好的交谈,对手术患者的痛苦表示安慰并鼓励;在进行护理操作前,要向手术患者解释目的及注意事项,尽量满足患者要求;手术中不谈论与手术无关的事情,尊重手术患者的人格。

4.严格管理医疗相关证据

(1)书证:凡是以文字、各种符号、图案等来表达人的思想,其内容对事实具有证明作用的物品都是书证。与手术患者有关的书证包括有手术及麻醉知情同意书、手术护理及麻醉记录单、手术物品清点单、病理申请单、手术收费单、特殊耗材使用登记单等。对各种文字性的资料,在书写时字迹要清晰,不得涂改、缩写、简写,记录要全面、真实,准确无误,规范合理。

(2)物证:物品、痕迹等客观物质实体的外形、性状、质地、规格等证明案件事实的证据为物证。在医疗护理中发生疑似输液、输血、注射药物等引起的不良后果的,医患双方应当共同对现场实物(如液体、药瓶、输液器、血袋等)进行封存;怀疑医疗器械引起不良后果的,及时保存器械原件等,封存的现场实物由医疗机构保管。

5.健康宣教

由于手术患者缺乏手术方面的相关知识和信息,通常会对手术室及手术有陌生感和恐惧感,手术室护士可以通过术前访视向手术患者介绍手术室环境、术前准备、入手术室后流程等,使其对手术有一个大致的了解;手术医师应向手术患者介绍围术期过程中可能发生的情况及术后注意事项,让患者了解手术的风险性,使其术前对有关情况有全面正确的了解,对术后可能出现的医疗并发症有充分的思想准备和预防方法,避免不属于医护人员技术原因所造成的纠纷。

二、手术室护理中的伦理问题

(一)医学伦理学

1.医学伦理学的基本概念及原则

医学伦理学是研究医学实践中的道德问题的科学,是关于医学道德的学说和理论体系,亦称医德学,是以医务人员的医德意识、医德关系、医德行为为研究对象的科学。医学伦理学基本原则包含了不伤害原则、有利原则、尊重原则和公正原则。

(1)不伤害原则:是指在医学服务中不使患者受到不应有的伤害。

(2)有利原则:是指把有利于患者健康放在第一位,切实为患者谋利益。

(3)尊重原则:是指医患交往时应该真诚地相互尊重,并强调医务人员尊重患者及其家属。

(4)公正原则:是指医学服务中公平、正直地对待每一位患者。

2.护理伦理

护理伦理是指护理人员在履行自己职责的过程中,调整个人与他人,个人与社会之间关系的行为准则和规范的总和。它要求护理人员尊重患者的生命和权利,维护和履行护理职业的荣誉和责任,兢兢业业,不卑不亢,为维护人民的健康作出贡献。

3.护理伦理学的基本概念

(1)支持维护:是指支持维护患者的利益和权利。

(2)行动负责:是指根据患者的实际情况采取行动,护理人员对按照标准提供的服务负有责任,对患者提供的关怀照顾负有责任。

(3)互助合作:鼓励护士为了患者康复的共同目标与其他人一起工作,将共同关心的问题置于优先地位,并且为了维持这种互助关系有时甚至须牺牲个人的利益。

(4)关怀照顾:关怀照顾患者的健康、尊严和权利,在关怀照顾中需要提供信息、咨询、药品、技术和服务。

(二)手术过程的伦理要求

1.术前的伦理要求

手术医师应严格掌握手术指征,树立正确的手术动机。手术治疗前,必须得到手术患者及家属对手术的真正理解和同意并签订手术协议,这是让手术患者及其家属与医务人员一起承担手术风险;手术团队认真制订手术方案,根据疾病的性质、手术患者的实际情况选择手术方式、麻醉方法,对手术中可能发生的意外制订相应措施,确保手术安全进行。医护人员应帮助手术患者在心理上、生理上做好接受手术治疗的准备。

2.术中的伦理要求

手术进行时,手术团队成员不能只盯住手术视野而不顾及患者的整体情况,一旦观察指标出现异常,要及时冷静地处置,并将情况告诉整个手术团队,以便相互配合,保证手术的顺利进行。手术团队成员的态度决定着手术是否能顺利进展,手术者对手术的全过程要有全盘的考虑和科学的安排,手术操作要沉着果断、有条不紊。手术医师不应过分在意手术时间,其他手术团队成员不应去催促手术医师而影响术者的情绪,破坏手术节奏。每一名手术团队成员应对患者隐私要慎言守密,不能随意将患者的隐私当作谈话笑料,传播扩散。不要因为疲惫或方便把手臂或躯体施压在患者身上。

3.术后的伦理要求

由于患者机体刚刚经历了创伤,虚弱,病情不易稳定,因此医护人员要严密观察患者病情的变化,发现异常时及时处理,尽可能减少或解除可能发生的意外。患者术后常常会出现疼痛等不适,医务人员应体贴患者尽力解除其痛苦,给予精神上的安慰。

(三)手术知情同意中特殊问题的伦理要求

1.手术患者不具备自主选择能力或丧失自主选择能力

医护人员首先要参照我国《民法通则》对患者的自主选择能力进行判断。10 周岁以下的患者不具备选择能力,应由其父母或监护人知情同意后代其作出选择;对于 16～18 周岁已有劳动收入的手术患者或 18 岁以上的手术患者,应由他们自行决定是否同意手术;对于 10～18 周岁、完全靠父母生活的,则应视具体情况而定,一般应征求本人意见,但最终应由其父母或监护人来决定是否同意手术。对病理性自主选择能力丧失,如昏迷患者、精神病患者等,应将选择权转移给其家属、单位或监护人,由他们听取医务人员介绍后作出选择。

2.有选择能力的手术患者拒绝手术治疗

对非急诊手术患者,医护人员应先弄清患者拒绝的理由,通过劝说、解释、分析利害关系,如仍无效则应尊重患者选择,放弃或暂时放弃手术,代之以患者可以接受的其他治疗方案,同时做好详细的书面记录,请患者签字。对急诊患者,当手术是抢救患者的唯一方案时,则可以不考虑患者的拒绝,在征得其家属或单位的同意后,立即进行手术。这样做虽然违背了当事人的意愿,但不违背救死扶伤的医学人道主义精神,是符合医学道德的。

(四)器官移植中的伦理问题

(1)使用活体器官的伦理问题:活体器官作为供体只限于人体的偶数器官,活体不能提供奇数器官。即使是偶数器官的提供,供体身上被摘除一个器官后的健康是否受到影响,为挽救一个人而去伤害另一个人,其价值如何估量,至今仍为专家所争论。

(2)活体器官捐赠的伦理标准:①只有在找不到合适的尸体捐赠者,或有血缘关系的捐赠者时,才可接受无血缘关系的捐赠。②接受者(受植者)及相关医师应确认捐赠者系出于利他的动机,而且应有一社会公正人士出面证明捐赠者的"知情同意"不是在压力下签字。同时应向捐赠者保证,若切除后发生任何问题,均会给予援助。③不能为了个人利益,而向没有血缘关系者恳求,或利诱其捐出肾脏。④捐赠者应已达法定年龄。⑤活体无血缘关系之捐赠者,应与有血缘关系之捐赠者一样,都应符合伦理、医学与心理方面的捐赠标准。⑥接受者本人或家属,或支持捐赠的机构,不可付钱给捐赠者,以免误导器官是可以买卖的;不过,补偿捐赠者在手术与住院期间因无法工作所造成的损失与其他有关捐赠的开支是可以的。⑦捐赠者与接受者的诊断和手术,必须在有经验有资质的医院中施行,而且希望义务保护捐赠者的权益的公正人士,也是同一医院中的成员,但不是移植小组中的成员。

(3)使用尸体器官的伦理问题:利用尸体器官的伦理问题主要存在于心脏移植之中,心脏移植要求供体的心脏必须正常,而且在移植前还要采取各种措施维持供体的生理血压,以保持心跳。心脏是人体的单一器官,器官的供体只能是尸体,决不能是活体,而这具尸体的心脏又必须还在跳动。这对以心跳来判断生死的人类来说的确是一个悖论。由于心脏移植涉及死亡标准及其道德观念,必然使心脏移植在发展过程中遇到道德阻力。可见,确立科学的脑死亡标准,已成为心脏移植的前提。

(4)器官移植高额费用的伦理问题:器官移植技术在实施过程中需消耗高额费用,费用如此之高,而移植后的患者到底能活多久,有多少社会价值,个人的生活质量又是怎样,这些问题人们在研究与探讨,尚未作出最终定论。

(5)每一次移植手术是否可行,必须通过伦理委员会讨论,同意表决后才能实施。

(路　妮)

第三节　泌尿外科手术的护理配合

泌尿外科是处理和研究泌尿系统、男性生殖系统及肾上腺外科疾病的学科。其中主要涉及的脏器包括肾脏、肾上腺、输尿管、膀胱及前列腺等。下面以两个经典手术为例,介绍泌尿外科手术的护理配合。

一、单纯肾切除手术的护理配合

肾脏位置相当于第 12 胸椎至第 3 腰椎水平,右肾较左肾稍低 1～2 cm。右肾上极前方有肝右叶,结肠肝曲,内侧有下腔静脉,十二指肠降部;左肾前方与胃毗邻,前方有脾脏,结肠脾曲,脾血管和胰腺于肾的前方跨过。肾内侧缘有肾门,肾脏上内方有肾上腺覆盖。肾的被膜由外向内依次为肾筋膜、脂肪囊、纤维囊。

(一)主要手术步骤与护理配合

1.手术前准备

术前备肾切除器械包和常用敷料包,准备高频电刀和负压吸引装置。待患者行全身麻醉后,医护人员共同放置患者 90°左侧卧位。手术医师进行切口周围皮肤消毒,范围为前后过腋中线,上至腋窝,下至腹股沟。手术划皮前巡回护士、手术医师和麻醉师三方共同进行"Time Out"核查环节,核对患者身份、手术方式、手术部位等手术信息及手术部位标识是否正确。

2.主要手术步骤

(1)经第 12 肋下切口进后腹膜:传递 22 号大圆刀切开皮肤;电刀切开各层肌层组织及筋膜,传递无损伤镊配合;传递解剖剪分离粘连组织。

（2）显露肾周筋膜，暴露手术野：传递湿纱布和自动牵开器，撑开创缘。

（3）暴露肾门：传递S拉钩牵开暴露；遇小血管或索带，传递长弯开来钳，解剖剪剪断，缝扎或结扎。

（4）处理肾动脉、静脉：传递长直角钳游离血管，7号慕丝线套扎两道；传递长弯开来钳3把，分别钳夹血管，长解剖剪剪断，7号慕丝线结扎，小圆针1号慕丝线再次缝扎（图10-1～图10-3）。

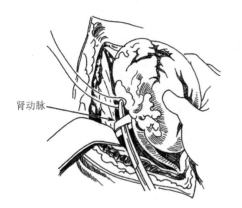

图10-1 丝线套扎肾动脉

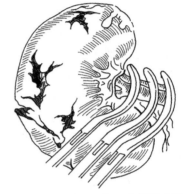

图10-2 依次传递3把长开来钳钳夹肾血管

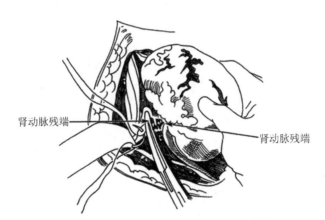

图10-3 剪断后的肾动脉近段用丝线缝扎

（5）分离肾脏和脂肪囊：传递长弯开来钳、长剪刀分离。

（6）处理输尿管上段，移除标本：传递长弯开来钳3把，分别钳夹输尿管，长解剖剪剪断，7号慕丝线结扎，小圆针1号慕丝线再次缝扎。

（7）放置引流管：传递负压球，角针4号慕丝线固定。

（8）关闭切口：圆针慕丝线依次关闭各层肌肉层及皮下组织；角针慕丝线缝合皮肤。

3.术后处置

（1）术后皮肤评估：放置肾脏90°左侧卧位的手术患者，术后巡回护士应及时与手术医师和麻醉师一同将患者由侧卧位安全翻转至仰卧位，重点检查受压侧的眼部和耳郭、手臂、肩部和腋窝、髂嵴、膝盖及脚踝和足部的皮肤情况。该患者是女性患者，还应重点检查患者的乳房有无被压迫或损伤。

（2）导管护理：巡回护士协助麻醉师妥善固定气管导管；妥善固定负压球和导尿管，避免负压球管道受压或折叠于患者身下,同时观察负压球中引流液的色、质、量和通畅情况。

(3)术后常规工作:根据医嘱运送患者入麻醉恢复室;放置肾脏标本。

(二)手术中特殊情况与处理

1.肾脏90°左侧卧位

待手术患者麻醉后,手术团队将患者身体呈一直线转成90°左侧卧位,使右侧朝上。放置凝胶头圈于手术患者头下,避免眼睛、耳朵受压。将手术患者右侧上肢放于搁手架上层,左侧上肢放于下层。同时于紧靠腋下处放置胸枕,防止臂丛神经受损。然后分别用安全带固定两侧上肢,松紧适宜,露出手指。注意保护手术患者的乳房,避免受压。将肾区(肋缘下3 cm左右)对准腰桥,放置凝胶腰枕于脐下。于尾骶部和耻骨联合处分别放置大小髂托固定,并用小方枕保护。手术患者上方的右下肢伸直,下方的左下肢屈曲,并于两下肢接触处放置软垫,在膝部和踝部放置软垫垫高,固定下肢。改变手术床的位置,同时放低床头和床尾,达到"折床"效果,使肾区逐渐平坦,便于手术操作。

2.术中手术方式改为肾部分切除术

术前,巡回护士应完善术前访视,与手术医师取得沟通,提前准备可能因手术方式临时调整而需要的特殊器械、缝针、止血物品等手术用物。同时手术室护士应熟悉肾部分切除术的适应证和禁忌证,掌握专科知识,提高临床判断能力。术中洗手护士应密切关注手术进展,及时与主刀医师沟通,获知手术方式改变时,第一时间告知巡回护士,后者则迅速将特殊用物传递给手术台上使用。

"单纯肾切除手术"改变为"肾部分切除术"时,应提供下列特殊器械、缝针等物品:血管阻断夹或Santisky钳,用于临时阻断肾动静脉血流;钛夹钳和钛夹,用于切除肿瘤时,夹闭小血管;2/0或3/0可吸收缝线,用于缝合肾实质、肾包膜;止血纱布、生物胶等,用于覆盖肾脏创面进行止血。

3.关闭切口前发现缺少纱布

巡回护士应第一时间告知手术医师及麻醉师清点数量错误,并得到肯定回复,在手术患者情况允许下,暂停手术。洗手护士和手术医师共同在手术区域进行搜寻,包括体腔切口、无菌区及视力可及范围。巡回护士在手术区域外围进行搜寻,包括地面、纱布桶、一次性物品丢弃桶、生活垃圾桶等。

当遗失的物品找到时,巡回护士和洗手护士必须重新进行一次完整的清点,数量正确后告知手术团队,手术继续进行。当遗失的物品未能找到时,巡回护士应汇报护士长请求支援,同时请放射科执行术中造影,并让专业放射学医师读片,确定患者体腔切口内无异物遗留,手术医师可关闭切口。记录事件经过、所采取的所有护理措施及最终搜寻结果,并根据相关流程制度上报事件。

二、前列腺癌根治手术的护理配合

前列腺位于耻骨后下方,直肠前,尿道生殖膈上方,由围绕尿道周围的腺体和其外层的前列腺腺体所组成。盆腔筋膜包裹前列腺形成前列腺筋膜,而前列腺实质表面有结缔组织和平滑肌构成前列腺固有囊。在前列腺筋膜鞘和囊之间还有前列腺静脉丛。

近年来,随着我国社会老龄化现象日趋严重及食物、环境等改变,前列腺癌发病率迅速增加。前列腺癌多数无临床症状,常在直肠指检、超声检查或前列腺增生手术标本中偶然发现。前列腺增生手术时偶然发现的第Ⅰ期癌可以不作处理严密随诊。局限在前列腺内的第Ⅱ期癌可以行根治性前列腺切除术。第Ⅲ、Ⅳ期癌以内分泌治疗为主,可行睾丸切除术,必要时配合抗雄激素制剂。

(一)主要手术步骤与护理配合

1.手术前准备

准备前列腺切除器械和常用敷料包。准备高频电刀、负压吸引装置和等离子PK刀。实施全身麻醉后,巡回护士为手术患者放置仰卧位,可根据手术要求于骶尾部垫一小方枕,腘窝处垫一方枕。手术医师进行切口周围皮肤消毒,范围为上至剑突,下至大腿上1/3,两侧至腋中线。

2.主要手术步骤

(1)留置导尿管:传递无菌手套,留置双腔导尿管,并用小纱布固定。

(2)经下腹部正中切口进腹:传递22号大圆刀切开皮肤;电刀切开皮下组织,分离腹直肌,打开筋膜,传递解剖剪和湿纱布配合(图10-4)。

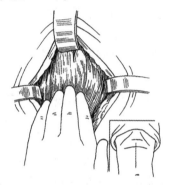

图10-4　经下腹部正中切口进腹

(3)清扫髂外血管处的淋巴结:台式拉钩暴露,传递无损伤镊和解剖剪进行清扫,遇血管传递钛夹闭合。清扫取下的淋巴结送病理检验。

(4)暴露手术野、分离筋膜:传递湿纱布垫于切口两侧,传递前列腺拉钩和大S拉钩暴露;传递无损伤镊、解剖剪分离筋膜。

(5)切断耻骨前列腺韧带,暴露耻骨后间隙:传递长弯开来钳、长解剖剪或等离子PK刀切断韧带;传递拉钩或自制纱布包裹卵圆钳进行暴露。

(6)暴露、切断阴茎背深静脉:长弯开来钳、无损伤镊和解剖剪切断血管,可吸收缝线缝扎。

(7)切开尿道前壁,缝线悬吊备吻合:传递可吸收缝线于尿道远端悬吊5针。

(8)切断尿道,处理膀胱颈部及前列腺韧带和精囊,接取标本:传递PK刀进行离断。

(9)留置三腔导尿管,膀胱尿道吻合:传递持针器,配合将之前悬吊备用的无损伤缝针吻合尿道与膀胱颈相应的位置。

(10)冲洗膀胱:传递装有生理盐水的弯盘和针筒,冲洗膀胱内血块;与巡回护士一同连接膀胱冲洗液冲洗。

(11)放置负压引流管、关闭切口:传递负压球,角针慕丝线固定;传递圆针慕丝线依次缝合各层肌肉;角针慕丝线缝合皮肤。

3.术后处置

(1)导管护理:巡回护士协助麻醉师妥善固定气管导管;妥善固定负压球观察负压球中引流

液的色、质、量和通畅情况;妥善固定三腔导尿管,轻轻向外牵拉,并牵引固定于大腿内侧,压迫膀胱颈部,同时观察集尿袋中尿液颜色是否变化。

(2)术后皮肤评估:进行前列腺癌根治术的患者往往为老年患者,术后须仔细检查患者的皮肤情况,尤其是骶尾部、足跟、肩胛骨、手臂、肘部和枕部皮肤。

(3)术后常规工作:根据医嘱运送患者入麻醉恢复室,并进行特殊交接;放置髂外血管处清扫的淋巴结及前列腺标本。

(二)围术期特殊情况与处理

1.老年患者的围术期处理

(1)完善术前对老年手术患者的护理评估:术前护理评估包含三方面,分别是全身系统的基本指标(包括皮肤状况、心理状态、营养状态、日常活动能力等)、慢性疾病史(包括关节炎、白内障、老年性耳聋、尿路感染、循环系统疾病、骨质疏松、高血压、糖尿病等)和药物服用史(包括抗抑郁症药、阿司匹林、非甾体抗炎药、溴化物等)。

(2)防止老年手术患者坠床:年龄、慢性疾病、服用特殊药物、手术要求(摘除眼镜和助听器)、环境的陌生,均是引起老年手术患者围术期坠床的高危因素。因此手术室护士必须全程看护,包括麻醉准备室、手术通道、麻醉恢复室等。并且提供护栏、约束带等防坠床工具。

(3)预防围术期低体温的发生:由于减缓的新陈代谢和较低的基础体温,老年手术患者更易在围术期过程中发生低体温,因此一系列的预防低体温措施必须给予提供,包括术前预热、升高室温、被动性保温(盖被、添加袜子)、主动性升温(使用变温毯、热空气动力装置的使用)、加热补液等。

(4)预防压疮发生:老年手术患者的皮肤具有轻薄、干燥、容易起皱等特征。此外,年龄、慢性疾病等都是引起老年手术患者发生围术期压疮的高位因素。因此手术室护士应对每一位老年患者进行压疮危险因素评估与皮肤检查,如特殊体位使用的配件(软垫、凝胶垫)、适当按摩、维持皮肤干燥等。

(5)防止因手术体位造成损伤:由于老年手术患者多伴有骨质疏松症,在放置侧卧位或截石位的过程中,容易损伤腰椎或股骨头,引起骨折。因此手术室护士在放置侧卧位或俯卧位时,手术团队应协作使患者在体位更换过程中,始终保持整体躯干成一直线;在放置截石位时,应缓慢举起或放下双腿,同时避免髋关节过分的旋转。此外,由于老年手术患者皮肤较为脆弱,手术室护士在放置体位过程中,应避免皮肤有压迫、触碰或损伤。

(6)防止深静脉血栓发生:由于减缓的循环血流、降低的心输出量、脱水及低体温等,老年患者成为围术期发生深静脉血栓的高危人群。手术室护士应在术前进行深静脉血栓风险评估,确定高危人群;术中预防性使用防深静脉血栓袜或使用连续压力装置主动防止血栓的形成。

(7)术后麻醉恢复室的关注点:老年手术患者术后生理与心理都随着年龄的增长而改变,因此麻醉护士应加强监测和护理,确保患者在恢复室中的安全与舒适,包括呼吸道的管理、循环系统改变的监测、出入量管理、正确评估意识和有效唤醒、疼痛管理与心理调适及皮肤的再次评估。

2.携带心脏起搏器的患者电外科设备的使用

携带心脏起搏器入手术室的患者,可能由于术中电外科设备的使用干扰,引起心律失常、室颤甚至心脏停搏。

(1)术前咨询心脏起搏器生产商及心内科医师相关注意事项,并请专业人员将心脏起搏器调节为非同步模式。

（2）术前巡回护士必须准备体外除颤仪于手术间,呈随时备用状态。

（3）术中提醒手术医师尽可能使用双极电凝;如果必须使用单极电刀,则尽可能使用最小功率,同时保证单极电刀与电极板放置的位置尽量接近,且二者在手术中使用位置尽量远离心脏起搏器,使电流回路不经过起搏器和心脏。术中严禁在接触患者之前触发单极电刀开关。术中手术团队应使电外科设备的连接线尽量远离心脏起搏器和起搏电极导线。

（4）术中巡回护士采取保暖措施,防止因环境温度低而出现寒战,使起搏器对肌电感知发生错误,导致心律失常。

（5）对于携带心脏起搏器的手术患者,巡回护士应该在单极电刀使用过程中密切监测心电图情况,包括心率、心律、心电波形等,若发现异常情况,应立即和手术医师、麻醉师沟通。

（徐蓉蓉）

第十一章　静脉用药调配中心护理

第一节　静脉用药的配伍稳定性

输液治疗是医疗保健的重要组成部分,是治疗疾病、补充营养、输注药物的重要手段。由于输液是直接进入人体血液循环,直达人体重要器官,故静脉滴注质量和正确调配直接关系到临床疗效和患者用药安全。

静脉药物集中调配是提升治疗水平,提高医疗质量的重要举措,是促进合理用药,保护患者用药安全的重要措施,是药学服务向临床转变的重要切入点之一,这是我国经济和医药卫生事业发展的必然。我国医院目前均建立了静脉药物调配中心,改进了静脉用药调配工作条件,提高了输液质量。

但采用静脉滴注给药风险相对也较大,且我国静脉滴注给药时往往多种静脉药物联合使用,这就易发生药物间相互作用和配伍禁忌等问题,而这是静脉给药中需要特别关注、必须解决的。

本节重点论述静脉用药的配伍稳定性。

一、影响静脉用药配伍稳定性的因素

静脉滴注给药是临床上常用的抢救治疗患者的一条重要途径,同时也是风险性较大的一种给药方式。准确的诊断、正确的药物配伍和合理地选用溶媒及载体,可保证调配输液成品的质量,起到安全、有效的治疗作用。但是,如果药物配伍不当或载体选择不当,则会造成治疗失败或不良反应的发生。

药物配伍是指两种或多种药物共处于同一个剂型中的相容性。其结果:一是可以配伍,二是不可配伍,即配伍禁忌。药物配伍禁忌可分为药理学配伍禁忌、化学配伍禁忌和物理学配伍禁忌。两种或多种药物配伍可发生理化变化,这种变化有时是有益的,但多数情况下,由于发生了性状变化、外形破坏、成分失效或产生毒素等原因,这种变化是有害的,若处理不当不仅使药品质量降低,甚至可能发生医疗事故。

(一)不溶

1.溶剂性质变化引起不溶

某些药物因难溶于水,制剂中含有有机溶剂,配液时必须特别注意,否则药物因溶解度改变

析出沉淀。例如,尼莫地平难溶于水,其注射液中加有 25％的乙醇和 17％的聚乙二醇,因此应缓慢加入充足的输液中,且室温不能太低;与乙醇不相溶的药物不能配伍,配好后应仔细检查有无沉淀析出。氢化可的松在水中溶解度小,其注射液的溶剂为乙醇-水等容混合液,也必须在稀释时加以注意。氯霉素注射剂为乙醇-甘油溶液,稀释需用足量溶剂(每支用 100 mL 以上),并充分混匀,防止氯霉素析出。

2.溶剂选择不当引起不溶

如红霉素乳糖酸盐,可溶于水,在注射用水中相当稳定,但在 0.9％氯化钠注射液中溶解不良。如果用 0.9％氯化钠注射液直接溶解药物,则可生成胶状物而不溶;如果将粉针溶于注射用水中,再加入至氯化钠液中,则可顺利溶解。同样阿奇霉素的配制要求:将本药用适量注射用水充分溶解后,配制成 100 mg/mL 的溶液,再加入 250 mL 或 500 mL0.9％氯化钠注射液或 5％葡萄糖注射液中,最终配制成 1～2 mg/mL 的静脉滴注液。

有的注射用粉针都在配制时需要用特殊的溶剂溶解。例如,硫普罗宁配制时应用所附的专用溶剂溶解(5％碳酸氢钠溶液)后再加入输液中。巴曲酶也需要用配备的溶剂溶解,溶解后进一步稀释。因此对这些药物中配备的专用溶剂不要随便丢弃,或擅自用其他溶剂替代。

(二)盐析

氟罗沙星、培氟沙星、依诺沙星等为第三代喹诺酮类药物,是一种大分子化合物,遇强电解质如氯化钠、氯化钾会发生同离子效应而析出沉淀。因而禁与含氯离子的溶液配伍。甘露醇注射液为过饱和溶液,应单独滴注,如加入电解质如氯化钾、地塞米松,甘露醇被盐析产生结晶。

(三)酸碱反应

药物的溶解度、稳定性和安全性等都与 pH 有关。同一产品因批次不同 pH 各异,以致某些药物配伍使用时,出现混浊、沉淀、效价降低或失效等问题。

据报道,10％葡萄糖注射液 pH 为 3.37 或 3.2 时,与清开灵注射液配伍,药液分别为澄清和混浊两种现象。头孢唑林钠的水溶液在 pH 为 4.0～7.5 较稳定,pH>8 或 pH<4 时不稳定,水解速度加快;其 1 g 溶于生理盐水 50 mL 或 100 mL 时,pH 低于 3.5 即析出结晶。青霉素溶液 pH 在 5.8～8 的范围外,其水解速度加快。葡萄糖酸钙、磺胺类盐类在碱性溶液中稳定。中草药注射液中有效成分为苷或有机酸等,溶液 pH 在 8.0 左右稳定。由此说明,标明注射液的 pH,对药物的配伍及稀释液的选择具有很重要的参考价值。

每种输液都有规定的 pH 范围,对所加入的药物的稳定性都有一定影响。常用的溶媒有 5％或 10％葡萄糖注射液、0.9％氯化钠注射液、葡萄糖氯化钠注射液等,其 pH 依次为 3.2～5.5、3.5～5.5、4.5～7.0。例如,葡萄糖注射液在生产中为提高澄明度合格率和热压灭菌时的稳定性都加入了一定的盐酸,葡萄糖注射液的 pH 为 3.2～5.5。青霉素水溶液稳定的 pH 为 6.0～6.5,用葡萄糖注射液配伍青霉素可加速青霉素的 β-内酰胺环开环水解而使效价降低。青霉素类及其酶抑制剂中除苯唑西林等异噁唑青霉素有耐酸性质,在葡萄糖液中稳定外,其余药物不耐酸,在葡萄糖注射液中可有一定程度的分解。氨苄西林、阿莫西林在葡萄糖注射液中不仅被葡萄糖催化水解,还能产生聚合物,增加变态反应。因此此类药物宜选用 0.9％氯化钠等中性注射液作溶媒。头孢类的 β-内酰胺环较青霉素类稳定,可与葡萄糖配伍,但实验也证明头孢类配伍的稳定性。奥美拉唑为弱碱性药物,在酸性环境下不稳定,易分解变色,仅能与 0.9％氯化钠或 5％葡萄糖注射液配伍,且在 0.9％的氯化钠溶液中较 5％葡萄糖稳定。配制应注意 0.9％氯化钠及 5％葡萄糖的量应为 100 mL,用 500 mL 及 250 mL 配制易发生变色,其原因不明确,有可能为奥美拉唑对光不稳定。三磷腺苷二钠注射液在 pH8～11 时稳定,遇酸性物质,则会产生沉淀。维生素 B_6 为水溶性盐酸吡多辛,其 pH 为 3～4,二药混合后可能会因酸碱反应产生沉淀,影响滴注。

(四)氧化还原反应

氧化还原反应是在反应前后,某种元素的化合价有变化的化学反应。化合价升高的物质还原对方,自身被氧化,因此叫还原剂,其产物叫氧化产物;化合价降低的物质氧化对方,自身被还原,因此叫氧化剂,其产物叫还原产物。即:还原剂＋氧化剂→氧化产物＋还原产物。一般来说,同一反应中还原产物的还原性比还原剂弱,氧化产物的氧化性比氧化剂弱,这就是所谓"强还原剂制弱还原剂,强氧化剂制弱氧化剂"。有些药物本身是氧化剂,能和另外一些具有还原性的药物一起作用,发生氧化还原反应,使药物化学结构改变。维生素 K 类为一种弱氧化剂,若与还原剂维生素 C 配伍,则结构可被还原,从而失去止血作用。丹参注射液与维生素 C 注射液混合,可发生氧化还原反应,导致二者作用减退或消失。

(五)水解反应

有些药物在酸或碱催化下遇水分解变质。药物的水解属亲核反应。对于酯类和酰胺类的水解,有些可被广义酸或碱催化,其酸催化水解反应通常是可逆的,而碱催化水解是不可逆的,因此碱催化水解作用对可水解药物的破坏性更加严重。例如,阿托品在碱性下水解速度比酸性下水解速度约快 10^6 倍。下面举例说明一些常见药品加入输液中的水解稳定性。

1.青霉素类

(1)青霉素钠:在众多的注射药物配伍研究中,以对 β-内酰胺类抗生素研究报道最多,这类抗生素发展迅速,应用广泛,临床用药的资料及经验缺乏;另一方面,β-内酰胺类抗生素的分子中都以 β-内酰胺环为母体,该环在水溶液中极不稳定,容易发生降解反应。青霉素在近中性溶液中相对稳定,酸性或碱性可加速水解。因葡萄糖注射液(葡萄糖)pH 为 3.2～5.5,在 5％葡萄糖中 2 h、4 h 分别降低效价 8.94％、15.64％,因此宜加入生理盐水(盐水)或复方氯化钠溶液中。

(2)氨苄西林钠:较稳定的 pH 范围为 5.0～7.0,最稳定的 pH 为 5.8,在葡萄糖中 25 ℃放置 4 h 后含量下降 10％以上,且在 10％葡萄糖溶液中分解更快。在盐水中室温放置 24 h,其效价损失仅占 8.3％,因此本品应用 0.9％氯化钠溶液作溶剂,在葡萄糖液中遇酸有一定程度的分解,应避免使用。

(3)哌拉西林钠(氧哌嗪青霉素钠):稳定性较好,在盐水、葡萄糖中 38 ℃放置 3 h 含量无明显变化。

(4)苯唑西林:对弱酸较为稳定,可用 5％葡萄糖作溶剂,但与氨基糖苷类抗生素置同一容器中可降低其效价。

(5)阿莫西林(羟氨苄青霉素):在复方氯化钠、盐水及葡萄糖盐水中较为稳定,在葡萄糖中降解较快,25 ℃放置 2 h,阿莫西林含量下降 3％～10％,于 37 ℃放置 2 h,含量下降到 90％以下,因此夏季要随配随用。

(6)羧苄西林:在盐水、5％葡萄糖中 28 ℃放置 12 h,含量均在 90％以上,外观、pH 无明显变化,但与庆大霉素配伍时,12 h 内含量下降至 90％以下,故不宜混合。

2.维生素

维生素 C 注射液显酸性,在 pH 高于 6 或低于 5 时,分子中的内酯环可发生水解,并进一步发生脱羧反应。故临床应避免将维生素 C 注射液与氨茶碱、碳酸氢钠等置同一容器中静脉滴注。

(六)沉淀反应

将药物加入静脉输液中可发生有损于药物稳定性的物理变化与化学反应。有的反应可在瞬间进行,产生肉眼可见的沉淀、乳光及变色等现象。另一些反应也许缓慢,这样的混合液最初会产生一种可配伍的假象,但在使用过程中还会发生明显的变化。由于许多沉淀反应肉眼不易发现,而导致药物活性降低或全部丧失。因此在没有确证药物或药物制剂与输液的混合液是否稳定、能否配伍之前,不得随意将它们混合使用。

钙离子可与磷酸盐、碳酸盐生成钙沉淀,钙离子除常用钙盐外,还存在于林格液、乳酸钠林格液、肝素钙等药物中。磷酸盐存在于地塞米松、克林霉素磷酸酯、三磷酸腺苷、二磷酸果糖及磷酸氢二钠、磷酸二氢钠(作为药液中的缓冲成分)等药物中,碳酸盐存在于部分药物的辅料中。例如,头孢他啶、头孢孟多注射剂中含有碳酸钠,与氯化钙、葡萄糖酸钙不能配伍,否则会生成沉淀。再如头孢哌酮、舒巴坦与林格液配伍时,必须先用灭菌注射用水溶解后再缓缓加入至林格液中,否则会产生乳白色沉淀。头孢哌酮钠母核头孢烯 4 位上有羧酸钠,遇钙离子而产生头孢烯 4-羧酸钙析出白色沉淀,与林格注射液、乳酸钠林格注射液等含钙注射液配伍虽可采用两步稀释法,但稍有不慎即可生成沉淀,建议不用。头孢曲松不稳定,与钙离子生成头孢曲松钙沉淀,因而不宜与葡萄糖酸钙、林格液、乳酸林格液等含钙溶液配伍。头孢曲松与多种药物存在配伍禁忌,宜单独使用。木糖醇注射液是近年国内生产的一种新型输液制剂,能补充热量,改善糖代谢,产热量与葡萄糖相仿,适用于糖尿病患者。有资料表明,木糖醇注射液 pH 范围较广,可与青霉素、苯唑西林、哌拉西林、头孢拉定、头孢米诺、头孢他啶、阿米卡星、阿奇霉素、硝酸甘油、硝普钠、三磷胞苷二钠、利血平、肝素钠、雷尼替丁、氨溴索、法莫替丁、环磷腺苷、阿魏酸钠、葛根素、丁咯地尔、川芎嗪、生脉、鱼腥草等多种药物配伍使用,但与头孢噻肟、头孢曲松、氧氟沙星、脑蛋白水解物配伍时有颜色改变,木糖醇注射液是一种安全、物理化学性质稳定的输液制剂,可作为多种注射液的输液载体应用于临床。果糖注射液属于新一代不依赖胰岛素的高能量营养输液,非常适用于糖尿病患者。有资料表明,果糖注射液与哌拉西林钠、头孢氨苄-舒巴坦、头孢唑林、头孢哌酮、庆大霉素、阿米卡星、磷霉素钠、盐酸林可霉素、盐酸克林霉素、硫酸奈替米星、阿昔洛韦、加替沙星、盐酸左氧氟沙星、洛贝林、苯巴比妥钠、盐酸氯丙嗪、盐酸利多卡因、维生素 C、维生素 B_6、三磷腺苷二钠、辅酶 A、西咪替丁、盐酸法莫替丁、甘草酸二铵、硝酸甘油、单硝酸异山梨酯、硝普钠、肝素钠、氯化钾、葡萄糖酸钙、碳酸氢钠等多种药物配伍,推测其配伍禁忌类似于葡萄糖注射液。

在药物治疗中,静脉输液已成为较常见的给药方式,特别是药物联合应用或多组药物连续滴注的方法比较普遍。在更换输液时,第一组液体即将输完,莫菲滴管中仍有少量第一组液体剩余而第二组液体已开始进入莫菲滴管,两种液体在莫菲滴管或静脉输液器中混合,常出现配伍变化。

(七)降解作用

一些输液可被添加的药物所降解。静脉用脂肪乳是靠物理力的微弱平衡达到体系稳定的制剂代表,这类乳剂可被添加的药物破坏,类脂小球的聚集和扩散可以在肉眼看不见的范围内发生变化,一旦使用这样的混合物就有造成血管栓塞的危险。又如药物加入甘露醇静脉注射液中时可有析出结晶的现象,含 25% 以上浓度的甘露醇注射液尤其如此,即使不向里面添加任何药物,该注射液在浓度较高时或温度降低时也会自然析出结晶。注射用氨基酸制剂与 β-内酰胺类抗生素相混合时有可能形成某些结合物。所以上述的输液中不得加入任何药物。血液、血液制品及碳酸氢钠输液中也不能加入任何药物。

(八)络合与螯合反应

生成络合物的反应称为络合反应,络合物又称配位化合物。凡是由两个或两个以上含有孤对电子(或 π 键)的分子或离子作配位体,与具有空的价电子轨道的中心原子或离子结合而成的结构单元称络合单元,带有电荷的络合单元称络离子。电中性的络合单元或络离子与相反电荷的离子组成的化合物都称为络合物。习惯上有时也把络离子称为络合物。随着络合化学的不断发展,络合物的范围也不断扩大,把 NH_4^+、SO_4^{4-}、MnO_4^- 等也列入络合物的范围,这可称作广义的络合物。具有两个或两个以上配位原子的多齿配体与同一个金属离子形成螯合环的化学反应称为螯合反应。具有多齿配体的化合物称为螯合剂,产物称为金属螯合物(或螯合物)。例如,乙二胺($H_2NCH_2CH_2NH_2$)是一个双齿螯合剂,它的两个氮原子配位到同一金属离子上形成五原子螯合环的金属螯合物。二亚乙基三胺($H_2NCH_2CH_2NHCH_2CH_2NH_2$)是一个三齿螯合剂,它的三个氮原子可以同时配位到一个金属离子上。螯合剂中配位原子的数目除了二齿、三齿外,还有四齿、五齿、六齿等。

金属螯合物最显著的一种特性是其热力学稳定性和热稳定性。螯合环的稳定性与芳香环相似。例如,β-乙酰丙酮(醇式)失去一个 H^+ 以后,配位于金属离子 M^{2+},所得六元环螯合物有较高的热稳定性,但单齿配体丙酮的金属配合物是极不稳定的。金属离子与多齿配体生成的螯合物,比它与单齿配体生成的类似配合物有较高的稳定性。这是由于要同时断开螯合剂配位于金属上的两个键是困难的,如果已断开了一个键,则在第二个键未断开以前,它又可重新成键。在多齿配体乙二胺四乙酸(EDTA)所形成的稠环螯合物中,要断开所有的键更困难,所以螯合物的稳定性高。

二、静脉用药配伍的注意事项

(1)在新药使用前,应认真阅读使用说明书全面了解新药的特性,避免盲目配伍。

(2)在不了解其他药液对某药的影响时,应单独使用该药。

(3)两种浓度不同的药物配伍时,应先加浓度高的药物至输液瓶中摇匀后,再加浓度低的药物,以减慢发生反应的速度。两种药物混合时,一次只加一种药物到输液瓶,待混合均匀后液体外观无异常变化再加另一种药物。

(4)有色药液应最后加入输液瓶中,以避免瓶中有细小沉淀不易被发现。

(5)严格执行注射器单用制度,以避免注射器内残留药液与所配制药物之间产生配伍反应。

(6)根据药物性质选择溶媒,避免发生理化反应。

(7)要根据药物的药理性质合理安排输液顺序,对存在配伍禁忌的两组药液,在使用时应间隔给药,如需序贯给药,则在两组药液之间,应以葡萄糖注射液或生理盐水冲洗输液管过渡。

(8)在更换补液时如发现输液管内出现配伍反应时,应立即夹管,重新更换输液器,再次检查输液瓶及输液管内有无异常;在输入液体时勤加巡视,观察患者的反应,有无不适表现。由于临床上新药应用增多,不少药物在配伍禁忌表上无法查到,此外,还有不少药物缺乏相关的配伍资料,因此医师、护士和药师要共同做好药物配伍方面的工作,减少药物配伍禁忌的发生。

(张燕春)

第二节　输液的分类与治疗原则

大容量输液是指超过 100 mL、经静脉滴注输入体内的最终灭菌注射剂,在临床上主要用于调整体内水和电解质以及酸碱平衡,提供人体必需的碳水化合物、脂肪、氨基酸以及维生素等营养成分,维持循环血容量以及降低颅内压等;大容量输液同时也是静脉药物治疗的载体,供加入各种药物进行静脉输液治疗。我国大容量输液产品已从一般的基础型输液发展到肠外营养液、血浆代用品、肾科产品、各种类型的输液产品(包括即配型)、冲洗液五大类。大输液按照其包装材料通常可分为三大类,即玻璃瓶、塑料瓶和塑料软袋产品。由于大容量输液是直接输入血液,一旦发生问题,后果非常严重,因此对药品质量的要求很高,对药液包装材料的要求也很严格,必须要求无微粒、无菌、无毒和无热原。目前世界上的大输液包装形式有玻璃瓶、塑料瓶、塑料软袋(PVC、非 PVC;单层膜、复合膜;片膜、筒膜;单阀、双阀)。

一、输液的分类

(一)电解质类输液

钠和氯是机体最重要的电解质,主要存在于细胞外液,对维持正常的血液和细胞外液的容量和渗透压起着非常重要的作用。钠的正常血清浓度为 135~145 mmol/L,占血浆阳离子的 92%,总渗透压的 90%,故血浆钠量对渗透压起着决定性作用;氯的正常血清浓度为 98~106 mmol/L。人体中钠、氯离子主要通过下丘脑、神经垂体和肾脏进行调节,维持体液容量和渗透压的稳定。电解质输液在临床上主要用于纠正患者体内水和电解质代谢紊乱,维持体液渗透压和恢复人体的正常生理功能。近年来电解质输液已从单一电解质逐步过渡到复方电解质,进一步发展为乳酸林格液或各种浓度的含糖复方电解质输液,为临床应用提供方便。在日本把电解质输液按病情不同阶段和对象制成 4 种复方电解质输液(起始液、脱水补充液、维持液、恢复液),使用药更为合理和方便。另外还有几种特殊用的电解质输液、胃液丢失时的胃液补充液、肠液丢失时的十二指肠补充液和尿道、切除术后的促进利尿、补充电解质及能量的输液以及配合全肠外营养疗法(TPN)的 TPN 基础液等。

这类产品中,0.9%氯化钠和复方氯化钠输液是国内外生产的主导产品,在临床上主要用作即配型药物的溶剂。国内含乳酸钠和糖的复方电解质输液已有生产,如 MG3、M3B,但品种不多,规格不全,仍有较大差距。由于传统复方氯化钠输液氯离子浓度偏高,大量输注时可能引起代谢性酸中毒,配方中降低氯化钠用量,加入乳酸钠使组成更接近细胞外液,输入体内可使水和电解质平衡,且有扩张血容量维持酸碱平衡等功效,故有平衡液之称。另有偏碱性的乳酸钠林格液、低钾维持输液、含镁、磷的细胞内液补充输液。

(二)酸碱平衡类输液

临床主要用于纠正体液的酸碱平衡。碳酸氢钠是纠正代谢性酸中毒最适宜的输液,本品使血浆内 HCO_3^- 浓度升高,中和 H^+,从而纠正酸中毒;碱化尿液,由于尿液中碳酸根浓度增加后 pH 升高,使尿酸、磺胺类药物与血红蛋白等不易在尿中形成结晶或聚集。本品作用迅速,疗效确切,可配成 1.26%、1.40%、2.74%、4.20%和 8.4%五种浓度。1.26%的等渗浓度适用于需要较多补液者,高浓度的适用于急需纠正酸中毒而不宜过多补液者。

乳酸钠可配成 1.87% 等渗液供临床使用,11.2% 的高渗注射液供稀释后使用,更多是将乳酸钠与复方电解质组成输液成为碳酸氢盐的前体,在体内代谢为碳酸氢盐而起到碱性药物作用,但当组织缺氧时,代谢转化受到抑制,造成乳酸盐堆积而使酸中毒恶化。改用醋酸钠在缺氧条件下也能转变,有代替乳酸钠的趋势。缓血酸铵(氨丁三醇)是一种有机胺缓冲剂,为一种高渗无钠注射液,制剂浓度为 7.28%,适用于合并心功能不全者。临床上常用 5% 含钾葡萄糖液治疗轻度碱中毒,等渗氯化铵(0.9%)则用于治疗严重碱中毒,美国则用 0.15 mol/L 或更低浓度的盐酸液治疗。

(三)营养型类输液

营养输液剂可分为糖类、氨基酸、静脉脂肪乳、复合维生素和微量元素等。复合维生素和微量元素从剂型上来说属于小容量注射剂,临用前加入其他营养输液中使用。

1.糖类输液

此类输液主要补充人体水分和热量,具节约蛋白质作用。欲达此目标,1 d 至少给予葡萄糖100 g。糖类输液除葡萄糖输液外,还有果糖输液、麦芽糖输液、木糖醇输液等。

葡萄糖是人体主要的热量来源之一,每 1 g 葡萄糖可产生 4 kcal(16.7 kJ)热能,故被用来补充热量,治疗低血糖症。当葡萄糖和胰岛素一起静脉滴注,糖原的合成需 K^+ 参与,从而钾离子进入细胞内,血钾浓度下降,故被用来治疗高钾血症。高渗葡萄糖注射液快速静脉推注有组织脱水作用,可用作组织脱水剂。另外,葡萄糖是维持和调节腹膜透析液渗透压的主要物质。静脉注射葡萄糖直接进入血液循环,葡萄糖在体内完全氧化生成 CO_2 和水,经肺和肾排出体外,同时产生能量,也可转化成糖原和脂肪贮存。一般正常人体每分钟利用葡萄糖的能力为 6 mg/kg。

2.氨基酸输液

氨基酸输液可分为营养型氨基酸和治疗型氨基酸,目前国内氨基酸生产的品种已发展到20 余种,临床可选择的复方氨基酸注射液的种类日益增多。最初的氨基酸注射液为单纯酪蛋白质水解物,其杂质多,且质量不稳定,不良反应大;随之出现了以几种必需结晶性氨基酸为主组合而成的复方氨基酸,属于平衡性营养型的氨基酸。在这之后,在前一代氨基酸注射液的基础上加入了多种非必需氨基酸,补充氨基酸,维持人体正氮平衡。进一步的研究根据对肝性脑病、肾病、烧伤等血清氨基酸图谱分析,设计出不仅能够为患者提供营养支持,而且具有特殊治疗作用的氨基酸输液。近年根据婴幼儿的生理研制出小儿氨基酸制剂。由于不同氨基酸输液所含氨基酸、能量、电解质不相同,其临床用途、禁忌证等差异很大,临床应用也易出现混乱。将常用的氨基酸输液按临床使用,大体可以分以下几类:营养型氨基酸、肝病用氨基酸、肾病用氨基酸、创伤用氨基酸、癌症用氨基酸、小儿用氨基酸、代血浆用氨基酸。

3.血容量扩张剂类输液

国内外研究的代血浆种类已达 30 多种,但临床实际应用仅为 5～6 种,主要有右旋糖酐、羟乙基淀粉以及改性明胶等。右旋糖酐按分子量大小可分中、低、小三种,中分子(6%M7 万)和低分子(10%M4 万)主要用于增加血容量,防止失血性休克;低、小分子(10%M2 万),主要用于降低血液黏度,改善微循环,防止血栓形成。国内配方常与 0.9% 氯化钠或 5% 葡萄糖配伍,国外与乳酸林格液配伍,它能同时提供血浆中电解质成分。羟乙基淀粉系由淀粉水解后经环氧乙烷反应所生成水溶性淀粉衍生物,国内采用 2 万和 4 万两种平均分子量,浓度为 6%,配方中均与0.9% 氯化钠注射液配伍;国外产品的平均分子量有 2 万、7 万、20 以及 45 万多种,以 20 万居多,浓度有3%、6%、10%,多数与0.9%氯化钠注射液配伍,也有与5%葡萄糖注射液配伍。明胶因具抗原性,不宜做代血浆,必须经化学交链和氧化降解至适当分子量方可应用。临床正式应用有氧聚明胶,国外有多种产品,分子量为2万左右,配制浓度为3.0%～5.5%。许多临床资料表明改性明胶代血浆,变态反应率低,无干涉血凝作用,安全性优于糖酐。目前国内尚无产品,但其缺点是分子量小,扩张血容量维持时间短,因明胶中缺乏色氨酸和酪氨酸,代谢后营养价值低。采用化学合成法制造的代血浆有聚乙烯吡咯烷酮(PVP),系由甲醛、乙炔、氨等经高压催化聚合而成,M为2万～4万,常与多种电解质配伍,制剂浓度3.5%,本品疗效明显、使用安全、生产简单、成本低廉。其他从中药中提取的白芨胶、柚皮果胶、榆皮胶、木瓜胶、果胶均有研究和临床报道。一种既具有扩张血容量又可替代红细胞运送氧气排泄二氧化碳功能的新型血浆代用品,有人称为载氧的人工血液受到人们关注,其中的无基质血红蛋白、人工血细胞、合成血红蛋白以及全氟碳化乳剂有望上市。

(四)含药小容量输液

含药小容量输液又称为治疗型小输液,是指容积在100 mL以下(含100 mL)的输液剂,由治疗药、附加剂、溶媒及容器所组成的并采用避免污染和杀灭细菌等工艺制备的一种制剂。治疗型输液相对于普通输液来说具有如下优点:由于其不需要调配,无须添加其他溶媒,剂量准确,可有效避免二次污染,使用方便快捷,同时具有良好的药物经济学特性,所以,治疗型输液已经成为国内外医药市场的发展趋势。目前,欧美等国已有治疗型输液品种超过130余种,其中不乏配有特殊溶媒的即配型输液。目前,治疗药输液品种主要有抗生素(如头孢他啶)、抗病毒药(如阿昔洛韦)、抗真菌药(如氟胞嘧啶)、免疫抑制剂(如他克莫司)、中枢兴奋药(如多沙普仑)、抗高血压药物(如地尔硫䓬)、抗心绞痛等心脏病治疗药物(如门冬氨酸钾镁)、纤维蛋白溶酶原激活剂(如右旋糖酐铁)、抗肿瘤药(如依托泊苷)、抗结核药(如利福平)和解毒药(如依地酸二钠)等。其中,不少是即配型输液(干粉药物另配稀释剂)和浓注射液,借此可保持药物在贮藏期的稳定性,治疗时用稀释剂稀释即可输注。将药物制成含药脂肪乳的商品(如丙泊酚乳剂 Dipri Van)和研究中的乳剂品种亦不断增多,如巴比妥类药物、地西泮和紫杉醇等药物乳剂。

国内外大量文献研究表明,由护士零散调配静脉药品的差错率很高。另有研究表明,每发生一起药物不良事件,就可能导致住院日延长4.6 d,费用平均增加4 700～8 000美元。由此可见,静脉药物调配中的差错是不容忽视的,而一旦发生严重差错,势必对患者的生命安全造成极大威胁,也必将直接导致惊人的成本增加。作为一项风险较高的治疗,最令人担心的就是加错药输错药、调配中未严格消毒、调配剂量不准确以及查对药物有疏漏。而大部分静脉用药差错又与多环节调配有关,例如,药物需要加入其他溶液进行重新溶解,而严重差错往往就发生在这一环节,最典型的错误就是剂量错误或溶媒选择不当。调配过程的简化及标准化有助于减少静脉给药过程中的人为因素及其他可能影响药品质量的环节,确保静脉用药安全。

目前临床最常用的治疗型小输液主要是预混型含药输液,如临床广泛应用的甲硝唑注射液和左氧氟沙星注射液等。采用预混含药输液已经成为简化静脉用药程序、减少差错发生的一种有效措施。由于在制备中建立了可靠的质量保障体系,商品化的预混剂型被认为是最为安全的静脉给药系统之一:一方面,其终端制剂的等渗性减少了静脉炎的发生,明确附有药名、溶媒和剂量的标签为用药安全提供了进一步保障;另一方面,这种给药方式本身也具有更为迅速的可利用性,省略了计算及冲配等步骤,使药师及护士有更多的时间和精力投入到促进静脉用药安全的其他工作。此外,对于人力资源和调配设施相对缺乏的中小型医院,预混输液也是更为安全和经济的选择。虽然预混输液的药品价格可能高于其他某些静脉用药方式,但由于其节省了人力成本和调配时间,减少了医疗废物的产生及处置费用,在药物经济学上仍然具有相当的优势。有研究表明,与传统的粉针调配输液相比,预混输液甚至可减少60%的静脉治疗总费用。当然,由于药物本身的性质及规模化生产的限制,预混输液制剂无法覆盖所有的药物品种及给药剂量,也存在占用储存空间较大、个体化适用性不足等缺点,但它的出现确实是药品制剂和包装领域里的一大创新。

此外,人们已经注意到,在整个静脉输液的过程中,不可避免地存在着药液"合理"丢失的现象,其中很大一部分是来源于输液包装中的残留。输液残留量的存在直接影响着治疗用药的准确性和有效性。对于抗肿瘤药、抗生素以及生物制品等价格昂贵、来源稀少的药物,药液残留不仅意味着患者的经济损失,也将造成整个国家和社会的医疗资源浪费和成本增加,同时也会带来环境污染的问题。因此,含药输液的长足发展还需要输液包装上的不断改进。

随着输液工业生产的发展和临床治疗的需要,近年来国内外将治疗作用确切、必须从静脉途径输液的稳定药物或药物小针或粉针剂制成输液剂,从而大大加快了这类输液的开发速度。现按临床用途将收集到的国内外治疗用输液汇总如下。

1.抗感染药

(1)抗生素类:硫酸庆大霉素、林可霉素、克林霉素磷酸酯、妥布霉素、硫酸奈替米星、硫酸阿米卡星、阿奇霉素、硫酸西索米星、萘夫西林钠(萘夫西林;新青霉素Ⅲ)。

(2)抗真菌类:氟胞嘧啶、氟康唑。

(3)抗病毒类:利巴韦林(三氮唑核苷)、硫酸金刚烷胺、膦甲酸钠、阿昔洛韦。

(4)其他:乳酸诺氟沙星、乳酸环丙沙星、盐酸氧氟沙星、盐酸(甲磺酸)左氧氟沙星、甲磺酸加替沙星、甲硝唑、替硝唑、奥硝唑。

2.心血管系统药

(1)抗心律失常药:利多卡因、门冬氨酸钾镁、托丙溴苄胺、盐酸索他洛尔。

(2)抗心绞痛、心肌梗死药:单硝酸异山梨酯、盐酸替罗非班、依替巴德、硝酸甘油、盐酸丁咯地尔。

(3)血管扩张药:尼莫地平、盐酸尼卡地平、硝苯地平、吡拉西坦、罂粟碱、盐酸倍他司汀、长春西丁、尼可占替诺、己酮可可碱。

(4)抗高血压药:硝普钠、托拉塞米钠。

(5)抗休克药:盐酸多巴胺、多巴酚丁胺。

(6)其他:曲克芦丁。

3.抗肿瘤药

顺铂、卡铂、氟尿嘧啶、盐酸米托蒽醌、去氧氟尿苷。

4.消化系统药

(1)抗溃疡药:盐酸西咪替丁、盐酸雷尼替丁、法莫替丁。

(2)止吐药:盐酸恩丹西酮。

5.支气管扩张药

茶碱、多索茶碱。

6.血液系统药

(1)抗凝血:肝素钠、低分子量肝素钠。

（2）止血药:氨甲苯酸。

（3）升白细胞药:肌苷。

7.脱水药

甘露醇(10、15、20)、复方甘露醇、甘油氯化钠、甘油果糖、山梨醇。

8.诊断用药

泛影葡胺。

9.其他

丙泊酚(麻醉)、依地酸钙钠(解毒)、葡萄糖酸钙(补钙)、硫酸镁(子痫)、氯美噻唑(镇静)、维生素C(营养)、芬太尼枸橼酸盐(镇痛)、米库氯铵(神经肌肉阻滞剂)、氢吗啡酮(镇痛)、复方甘草酸铵、甘草酸二铵(肝炎辅助用药)。

10.中草药中提取的药物(单体、有效成分或有效部位)

川芎嗪、葛根素、苦参碱、苦参素、香丹、灯盏花素、丹参、复方丹参、黄芪、生脉、西红花、莪术、双黄连、参芪扶正、银杏。

二、输液治疗原则

(一)概述

静脉滴注给药是不经过吸收过程直接从静脉将药物输入人体循环系统,再经过血液循环直达机体各器官和组织的给药方法。静脉滴注给药是一种十分重要的给药途径,是临床药物治疗工作的重要内容之一。通过静脉滴注给药治疗能迅速地进行重症患者的抢救、预防和纠正内环境紊乱、供给患者必要的营养、促进组织修复,是医疗工作中经常采用的措施之一。滴注给药速度快,不受消化道吸收等影响,直接进入血液循环,达到预期的血药浓度,快速发挥作用,是胃肠给药的一种可靠的替代治疗手段。静脉输液在脱水的治疗与预防,循环血容量的急性丧失和休克的治疗,体液中电解质成分浓度异常如高(低)钠血症、高(低)钾血症以及酸碱平衡异常的治疗,补充热量和营养(如TPN),以及作为抗菌药物及化疗药物等静脉给药的媒介等方面有广泛的应用。静脉输液药效迅速、剂量易控、作用可靠,尤其适合不能口服给药的患者或不能口服给药的药物,因此广泛应用于临床急救以及危重患者的抢救中。

(二)输液治疗的临床意义

1.补充水和电解质,维持酸碱平衡

人体体液在正常情况下有一定的容量、分布和电解质浓度。成年男性的体液量一般为体重的60%,成年女性的体液量约占体重的50%。小儿脂肪少,体液量所占比重较高。体液分为细胞外液及细胞内液,细胞外液又可分为血浆和组织间液两部分,血浆量约占体重的5%,组织间液量约占体重的15%。细胞外液中最主要的阳离子是Na^+,主要的阴离子是Cl^-、HCO_3^-和蛋白质。细胞内液中的主要阳离子是K^+和mg^{2+},主要阴离子是P^{3-}和蛋白质。细胞外液和细胞内液的渗透压相等,一般为290～310 mOsm/L。正常人的体液保持着一定的H^+浓度,即保持着一定的pH(动脉血浆的pH为7.40±0.05),以维持正常的生理和代谢功能。当各种致病因素导致人体体液正常的容量、分布和电解质浓度发生改变时,如失血、脱水、离子紊乱、酸碱平衡失调等,机体可通过泌尿系统及呼吸系统进行调整,保持内环境稳定。当致病因素持续存在,机体无法代偿时,可导致各种疾病的发生,甚至危及生命,这时候就需要用医疗手段来予以纠正。输液疗法是临床最常用的重要的治疗方法之一。通过输液疗法可以补充水、电解质以调节人体内水、电解质及酸碱失衡,提供维持正常生理活动所必需的能量,并输入药液以达到解毒、控制感染和治疗疾病的目的,常用于剧烈的呕吐和腹泻、中毒和严重的感染、大面积烧伤、出血和休克等患者。

输液治疗能及时纠正水、电解质紊乱和酸碱平衡失调,尽快恢复机体的正常生理功能。由于引起紊乱和失调的原因多而复杂,需要结合病史、症状体征及实验室检查(如血清电解质、血气等)综合分析,以合理计算液体总量、选择液体性质、掌握输注速度以及设计输液步骤。在输液过程中,机体能自行部分调整,或随原发病变化而体液会发生新变化,需要密切观察病情,随时调整输液方案。婴幼儿机体生理功能尚未发育成熟,在病理状态下难以调整,更应慎重处理。

2.补充营养,供给热能

营养用输液系指通过静脉途径为患者提供人体必需的碳水化合物(如葡萄糖)、脂肪、氨基酸、维生素以及微量元素等营养素,使不能正常进食或消耗性疾病患者仍能维持良好的营养状态,帮助术后或危重患者渡过危机,获得继续治疗的机会。一般用于患者体重明显减轻(减重10%以上),或者给予经口补充失败,体重仍明显下降的患者。有效的营养支持疗法将减少住院期限,延长患者的生命。20世纪中期,肠外营养之父 Stanley Dudrick 于1967年成功地由锁骨下上腔静脉输入高浓度的葡萄糖和蛋白质。此突破使静脉给予的肠外营养(par enteral nutrition,PN)支持疗法得到了蓬勃发展。

静脉营养支持的主要目标:①改善心理和生理功能;②使分解代谢的不利效应降至最低;③防止饥饿所致的体重下降和死亡;④恢复正常机体组分;⑤加速重建;⑥缩短住院天数;⑦改善生活质量。静脉营养支持包括部分肠外营养和全肠外营养(total parenteral nutrition,TPN)。前者系经静脉途径提供机体代谢所需要的部分营养物质,而后者是提供机体代谢所需要的全部营养物质。TPN的组成包括各种营养素(碳水化合物、脂肪、氨基酸)、微营养素(维生素、电解质、微量元素)、水以及胰岛素等。

静脉营养支持的适应证:①营养不良;②胃肠道功能障碍;③应激、高消耗状态;④创伤、灼伤、围术期;⑤不能正常饮食超过5~7 d;⑥低体重新生儿、早产儿。

通过静脉途径不是人体摄入营养物质的自然方式,会给患者造成一定痛苦、不安和各种生活限制,同时也可能出现多种并发症,应该严格掌握适应证,合理使用。

3.输入药物,治疗疾病

基础性大输液是很多静脉注射剂的载体,可加入各种药物,治疗不同的疾病。如采用各种抗生素治疗严重感染,化疗药物治疗肿瘤,常用的止血药、解毒剂、利尿剂、扩血管药物等,均可调配成各种浓度的药液经静脉输入达到快速缓解症状、减轻病痛、治疗疾病的目的。尤其是近年来微量输液泵的使用更拓宽了应用范围,将适量药物加入少量注射液中维持高浓度缓慢滴注,既保持血中有效浓度又不增加循环血量,使某些治疗更为有效、安全可靠。

由于加药静脉输液治疗是一种有创性和风险性较高的给药方式,所以不加严格控制的加药静脉输液治疗可能给药物治疗带来很大的不安全因素。如各种输液反应、热原反应以及药物不良反应等。我国近年来几乎所有的严重药害事件都是在加药静脉输液治疗过程中发生的。加药静脉输液治疗在处方研究、制备及临床应用等方面要求较高,患者不能自主治疗,注射部位疼痛或不适,临床感染机会增加,可发生热原反应、溶血、过敏、组织炎症及局部硬结等,故近年来,国际国内都推荐先口服、肌内注射,最后采用静脉注射给药的方式,目前国内不合理用药方式正在逐渐发生改变。

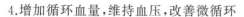

4.增加循环血量,维持血压,改善微循环

临床常用的基础输液可分为两大类:一类为晶体液,常用于补充水和电解质,维持体液的酸碱平衡;另一类是胶体液,胶体的分子大,其注射液在血液内存留时间长,能有效维持血浆胶体渗透压,增加血容量,改善微循环,提高血压。因此,通过静脉输入胶体注射液,补充血容量、改善微循环、维持血压,是临床抢救治疗烧伤、出血、休克等患者的重要治疗手段。

胶体液的要求:①有一定胶体渗透压,可在血管内保持血容量;②排泄较慢,但不持久蓄积体内;③无抗原性,不引起严重不良反应。用于增加血容量、维持血压、改善微循环的输液剂,主要有血浆制品、右旋糖酐注射液、改性明胶注射液、羟乙基淀粉注射液等。

右旋糖酐注射液按其分子量的大小分为70、40和10三种。右旋糖酐10防止弥散性血管内凝血作用强于右旋糖酐70和右旋糖酐40,其维持血容量和升压作用较右旋糖酐40为短,适用于急性失血性休克、创伤及烧伤性休克、急性心肌梗死、心绞痛、脑血栓形成、脑供血不全和血栓闭塞性脉管炎等。

改性明胶注射液是由牛胶原经水解和其他改性工艺制得,为一种胶体性代血浆,可增加血容量,增加静脉回流和心排血量,改善微循环,增加血液输氧能力。在上述作用下减轻组织水肿,有利于组织对氧的利用。另外,本品的渗透性利尿作用有助于维持休克患者的肾功能。

羟乙基淀粉注射液是一种植物来源(主要是玉米)的多分散性注射液,能显著而稳定地降低血细胞比容,降低血液和血浆黏滞度、红细胞和血小板聚集和高凝状态,改善血液流变学,进而改变循环和微循环水平。在治疗和预防各种血容量不足和休克,如手术、创伤、败血症、烧伤等休克以及手术中节约用血、治疗性血液稀释等方面均具有良好的疗效,同时较动物来源的胶体注射液较少出现变态反应。羟乙基淀粉的扩容强度主要决定于分子量大小,体内停留时间则主要取决于羟乙基化程度。低分子量羟乙基淀粉扩容强度小,而高取代级羟乙基淀粉因体内停留时间过长,可能会发生凝血机制受损和体内蓄积。为达到有效性和安全性的统一,早期的高分子量高取代级羟乙基淀粉(如706代血浆)正逐渐被中分子量低取代级的羟乙基淀粉取代。羟乙基淀粉200/0.5是中分子量低取代级HES的代表药物,其平均分子量为200 000Da,平均摩尔取代级为0.5,在有效性、安全性、耐受性等方面都有了显著的改善和提高。新一代中分子羟乙基淀粉130/0.4是在HES 200/015基础上的进一步优化,通过相对分子质量及相对分子质量分布的优化、取代级的降低和取代方式(C2/C6)的改变,改进了药动学性质,减少了重复给药后在组织中的蓄积和在血浆中的潴留,具有更高效、更安全、效价比更高的特点以及更加广泛的应用范围。

全氟碳化乳剂是一种既具有扩张血容量又可替代红细胞运送氧气排泄二氧化碳功能的新型血浆代用品,有人称为载氧的人工血液,但目前国内尚无产品上市。

由浓甘油、果糖和氯化钠组成的注射液可治疗颅内压亢进、颅内水肿,并改善颅内压亢进、水肿引起的意识障碍和神经障碍,改善脑血栓、脑栓塞、脑内出血、头部外伤和脑肿瘤等引起的自觉症状,脑外科术后疗法和缩小脑容积,降低眼内压等。

(三)输液治疗应遵循的原则

虽然静脉给药有着其他给药途径无可替代的许多优势,但与此同时,静脉给药也带来了多方面的问题。首先,静脉给药是一种不方便的用药途径,用药期间患者不能随意行动;其次,静脉给药也是一种有创性的给药途径,诸如局部疼痛、静脉炎、空气栓塞、漏液产生的皮下组织红肿和炎症等时有发生。另外,由于输液本身或药物配伍产生的微粒会造成输液反应甚至产生肉芽肿等更为严重的问题,药液灭菌不彻底、配液环境或操作污染可能产生热原反应;再次,静脉输液中往往加入多种治疗药物,这些药物的理化配伍和药效学相互作用比较其他给药途径往往更为复杂、更加难以预料;最后,静脉药物治疗往往要消耗更多的医疗资源,与口服给药途径相比不符合药物经济学的原则。因此,进行静脉药物治疗必须掌握下述原则。

(1)严格掌握静脉用药适应证,尽量采用口服给药途径。原则上能口服不注射,能肌内注射不静脉推注。

(2)尽量采用序贯疗法。病情危急时采用静脉给药方法,病情缓解后立即换用口服药物序贯治疗。

(3)加强无菌观念,规范操作规程。减少由于处置和操作引起的药物不良事件。

(4)合理控制滴注速度,防止各种药物不良反应的发生。

(5)加强输液监护,注意观察患者对输液治疗的反应,做好发生输液反应的应急准备。

(张燕春)

第三节 静脉用药的不良反应与防范

按照世界卫生组织国际药物监测合作中心的规定,药物不良反应是指正常剂量的药物用于预防、诊断、治疗疾病或调节生理功能时出现的、有害的、与用药目的无关的反应。它包括药物的不良反应、毒性作用(毒性反应)、后遗效应(后作用)、变态反应、特异质反应、继发反应、依赖性以及致癌、致畸、致突变作用等,但不包括超剂量用药引起的反应、用药不当引起的反应以及假、劣药给患者造成的伤害事件。药物不良反应与药品质量事故和医疗事故有本质的不同,必须严格区分。

一、药物不良反应的分类

通常采用病因学和病理学两种分类方法。

(一)病因学分类

1.按药物不良反应与药理作用有无关联分为两类

近年来有人在此基础上将药物不良反应扩展为6类或9类。前者包括A类(剂量相关型)、B类(剂量无关型)、C类(剂量相关与时间相关型)、D类(时间相关型)、E类(停药型)、F类(治疗意外失败型);后者的9类是根据不同反应的英文名称第一个字母进行的排序分类。介绍如下。

(1)A类反应:即扩大的反应,为药理作用增强的反应,是药物对人体呈剂量相关的反应,若停药或剂量减少时,则可部分或完全改善。它是不良反应中最常见的类型,常与药动学和药效学因素有关。

(2)B类反应:即药物导致某些微生物生长引起的不良反应。该类反应在药理学上是可预测的,其直接的和主要的药理作用是针对微生物体而不是人体。如含糖药物引起的龋齿、抗生素引起的肠道内耐药菌群的过度生长等。

(3)C类反应:即化学的反应,因药物或赋形剂的化学性质而不是药理学性质引起的。它们以化学刺激为基本形式,在使用某制剂时,大多数患者会出现相似的反应。其严重程度主要与药物的浓度相关,此类典型的不良反应包括外渗物反应、注射液引致静脉炎、药物或赋形剂刺激而致的注射部位疼痛等。

（4）D类反应：是与给药方式有关的反应，因药物特定的给药方式而引起的，和药物剂型的物理性质、给药方式有关。这些反应不属于制剂成分的化学或药理性质因素。其特点：如果改变给药方式，不良反应即可停止。

（5）E类反应：即撤药反应，在停止给药或突然减少剂量时出现的不良反应。通常所说的撤药反应是生理依赖的表现，只发生在停止给药或剂量突然减少后。

（6）F类反应：即家族性反应，和遗传因子有关，仅发生在那些由遗传因子决定的代谢障碍的敏感个体中。

（7）G类反应：即基因毒性反应，许多药物能引起人类的基因损伤。值得注意的是，有些是潜在的致癌物或遗传毒物。

（8）H类反应：即变态反应，是与药物的正常药理作用和剂量不相关的药物变态反应，是继A类反应后最常见的不良反应，类别很多，均涉及免疫应答的活化，是药理学上不可预测的，减少剂量通常不会改善症状，必须停药。

（9）U类反应：即未分类反应，为机制不明的反应。

2.世界卫生组织将药物不良反应分为三类

（1）A型药物不良反应：又称剂量相关型不良反应，由药物本身或其代谢物引起，为固有药理作用增强或持续所致，常和剂量有关，停药或减量后症状很快减轻或消失。一般发生率较高（>1%），但死亡率低、容易预测。包括毒性反应、过度效应、首剂效应、撤药反应、继发反应等。

毒性反应：大多数药物都有或多或少的毒性，毒性和不良反应较难区别，习惯则按反应程度的轻重不同而定。一般情况下，毒性是指可造成某种功能或器质性损害的反应，毒性反应是指药物引起机体发生生理生化功能异常或组织结构病理变化的反应。各种药物毒性性质和反应的临床表现各不相同，但反应程度和剂量有关，剂量加大，则毒性反应增强。药物引致的毒性反应所造成的持续性的功能障碍或器质性病变，停药后恢复较慢，甚至终身不愈。

过度效应：在一般情况下，药物作用于人体产生效应是治疗作用，即适度地调节机体功能，但有时候会出现过强的效应而致不良反应即过度效应。

首剂效应：又称首剂综合征或首剂现象，系指一些患者在初服某种药物时，由于机体对药物作用尚未适应而引起不可耐受的强烈反应。

撤药反应：由于骤然停药而引起的与原来药物本身作用相反的效应。一些药物在长期应用后，机体对这些药物产生了适应性，若突然停药或减量过快，则易使机体的调节功能失调而发生功能紊乱，导致病情或临床症状上的一系列反跳、回升现象和疾病加重等，即出现了所谓的撤药综合征。

继发反应：继发反应并不是药物本身的效应，而是药物主要作用的间接结果，如广谱抗生素长期应用而改变正常肠道菌群的关系，使肠道菌群失调导致二重感染。

药物不良反应以A型为主，引起A型不良反应的因素：①药物的直接作用，如大环内酯类可引起胃肠道反应，氨基糖苷类引起耳、肾毒性；②患者个体差异，包括遗传因素（代谢酶）和疾病（心、肝、肾功能不全）；③药物相互作用，包括药酶诱导和抑制等作用。

（2）B型药物不良反应：又称剂量不相关的不良反应。它是与药物固有的正常药理作用无关的异常反应，与药物变性、质量和人体特异体质有关。无剂量依赖性，发生机制和因果关系难以确定，有时皮肤试验阴性也会发生不良反应，如青霉素的变态反应等。无重现性；具有特异性；一般和剂量无关联,发生率低(<1%),而死亡率高、难预测。包括特异质反应和药物变态反应。

特异质反应:又称特异性反应,是指个体对某些药物特有的异常敏感性。药物代谢的一般规律为药物(活性物)代谢为非或低活性物,特异质反应就是遗传性某些酶系统发生异常。该反应和遗传有关,与药理作用无关,大多是由于机体缺乏某种酶,使药物在体内代谢受阻所致。

药物变态反应:又称药物变态反应,是致敏患者对某种药物的特殊反应。药物或药物在体内的代谢产物作为抗原与机体特异抗体反应或激发致敏淋巴细胞而造成组织损伤或生理功能紊乱。变态反应临床表现有皮肤反应和系统反应两类。该反应仅发生于少数患者身上,和已知药物的作用的性质无关,和剂量无线性关系,反应性质各不相同,不易预知。皮肤反应表现为各种药疹,某些药物则好形成固定型药疹。系统反应的变态反应可损害各个系统,如产生血液病样反应、血清病样反应、红斑狼疮样反应、肝炎样反应和心血管、神经系统、肾脏、呼吸道等部位损害,以及过敏性休克。变态反应的一般规律:①一般不发生于首次用药,机体接受抗原到抗体形成需要一定时间,即为潜伏期。在抗体未充分形成前,重复用药可不发生过敏。②机体处于致敏状态下,再次用药可迅速发病,有时候则经多次用药或用药几天后发病。③变态反应发生后停用致敏药物,轻则迅速消退,一般预后良好(使用抗过敏药可加速消退);重则可遗留后遗症或救治不及致死。④致敏性可终身不退,重复用药可重现原来症状或加重,接触变应原次数越多,反应越重。⑤相似化学结构的化合物可出现交叉或不完全交叉过敏。对易致过敏的药物或过敏体质者,用药前应做过敏试验。药物的变态反应常可由皮试法测知(在机体内已形成充分抗原条件下),但也有时不符。

(3)C型药物不良反应:是一类比较少见的不良反应,不能归为A型或者B型。其发病机制尚不清楚,多发生在长期用药后,潜伏期长,非特异性(指药物)反应不典型,无药动学的时间关系,用药与反应发生没有明确的时间关系,难以预测,这种分类方法的应用还不普遍。

(二)病理学分类

1.功能性改变

人体器官或组织功能改变,多数是暂时的,停药后能恢复正常,无病理组织变化。

2.器质性改变

与疾病本身引起的器质性改变无明显差别,也无特异性,故主要根据药物不良反应判定,包括炎症型、增生型、发育不全型、萎缩或坏死型、血管及血管栓塞型等。

二、影响药物不良反应发生的因素

据国外统计资料显示,在住院患者中,药物不良反应发生率约为10%。如何预防药物不良反应发生,首先要了解药物不良反应发生的原因,导致药物不良反应发生的原因有很多,是较为复杂的。

(一)药物因素

1.药理作用

药物不良反应的产生主要由药物自身的化学结构、药理活性所决定,即由药物的属性所决定。药理作用强、安全范围小的药物,较药理作用弱、安全范围大的药物易发生不良反应。很多药物在应用一段时间后,由于其药理作用,可导致一些不良反应,例如,长期大量使用糖皮质激素能使毛细血管变性出血,以致皮肤、黏膜出现瘀点、瘀斑,同时出现类肾上腺皮质功能亢进症。

2.药物的杂质

药物在生产、制剂、使用过程中产生的杂质以及由于运输、贮存、保管条件不当而受到污染造成药物质量发生变化等,均会导致不良反应。另外,药物在制剂过程中使用的添加剂如增溶剂、崩解剂、抗氧化剂、防腐剂、赋形剂、色素及各种包装材料等,都有可能成为诱发不良反应的因素。

3.药物的剂量

用药量过大,可发生中毒反应,甚至死亡。

4.剂型的影响

药物生物利用度直接关系到药物的体内血药浓度和药效,同一药物剂型不同,其生产工艺和用药方法的不同,药物生物利用度发生改变,如不注意掌握,即会引起不良反应。

5.药物使用不当

(1)联合用药不当:由于药物的相互作用,不良反应的发生率亦随之增高,输液时合用药品过多时,有可能发生药物理化性质的改变引起药物不良反应的发生。

(2)溶媒选择不当:由于中草药提取制剂成分较为复杂,与含有离子成分的输液配伍后可能会因盐析作用而产生大量不溶性微粒,提高输液反应的发生率。

6.给药方法不当

(1)用药途径:给药途径不同,药物的吸收、分布不同,药物发挥作用的快慢强弱及持续时间不同。

(2)用药持续时间:一些药物因长期使用而发生蓄积作用中毒。

(3)减药或停药:如突然停用糖皮质激素或减药过速时,会产生反跳现象。

(4)滴速:滴速过快,除了可引起心、肾衰竭和肺水肿外,还可导致药物的血药浓度升高过快,易引起某些不适反应。

(二)机体因素

因药物不良反应的发生与年龄、生理、病理状态有关,人类机体之间个体差异、病理状态的改变等,也是导致药物不良反应发生的重要因素。

1.个体差异

世界上没有两个免疫系统完全相同的人,不同个体对同一剂量的相同药物有不同反应,这就是机体的个体差异,过敏体质患者容易发生变态反应。

2.种族

不同种族个体体内各种酶的构成和比例不同,表现出对某药物的药理作用、药效、耐受剂量、不良反应等方面不同。

3.性别

男、女性之间在药效学方面有差异,导致不良反应发生率不同。由于男、女性生理功能的不同,妇女在月经期和妊娠期对泻药及其他刺激性强烈的药物敏感,有引起月经过多、流产及早产危害。

4.年龄

据一项监测,在年龄分布上,药物不良反应发生在老年人(≥60岁)和儿童(≤10岁)的比例均明显偏高,分别为23.91%和34.78%。这可能是因为不同年龄段患者药物与血浆蛋白结合能力、药物代谢及排泄速度不同,致使引发的不良反应概率及严重程度也不同。老年患者由于器官功能减退,药物的吸收、分布、代谢、排泄发生改变,容易导致药品在体内的蓄积而引起不良反应。

此外,许多老年患者常患多种疾病,多种药物联合应用较为常见,药物相互作用及各种原因导致的用药依从性差,是引起老年患者药物不良反应多和加重药物不良反应的主要原因。医师有时未重视老年人药物治疗特点,未认真询问既往病史、用药史,不能很好掌握药物特性、用药适应证、禁忌证、疗程,对用药过程疏于观察,也是导致老年人易发生药物不良反应的原因。小儿特别是新生儿和婴幼儿各系统器官功能不健全,肝酶系统发育尚未完善,肝脏对药物的解毒作用与肾脏对药物的排泄能力低下,因而易发生药物不良反应。此外,新生儿体表面积相对较大,黏膜嫩,皮肤角化层薄,局部用药过多或用药时间过久,易致毒性反应。

5.血型

据报告,女性口服避孕药引起血栓症,A 型较 O 型者多。

6.病理状态

病理状态能影响机体各种功能,因而也能影响药物作用。疾病能改变药物的作用,既能改变药效学,又能改变药动学,从而诱发不良反应。例如,便秘患者,口服药物在消化道内停留时间长,吸收量多,易发生不良反应。慢性肝病患者,由于蛋白合成作用减弱,血浆蛋白含量减少,使血中游离药物浓度升高,易引起不良反应。一般来说,患有多脏器、多系统或严重疾病的患者用药,其不良反应的发生率高于简单疾病的患者,发生的严重程度也是前者重于后者。

(三)其他因素

1.饮食

饮食可明显影响药物疗效,用某些饮料送服药物,可引起不良反应。

2.饮酒

酒含有乙醇。乙醇除了加速某些药物在体内代谢转化、降低疗效外,也可能诱发药物不良反应。长期饮酒可能引起肝功能损害,影响肝脏对药物的代谢功能,使许多药物的不良反应增加,特别是服药时饮酒,可使消化道血管扩张,增加药物吸收,从而易引起药物不良反应。

3.喝茶

茶中含有大量鞣酸,能与多种药物如硫酸亚铁、维生素 B_{12} 中的金属离子结合,影响其治疗效果而产生不良反应。

4.吸烟

吸烟能使外周血管收缩,导致血压暂时升高,心率加快,从而影响药物的吸收。

5.营养状态

营养不良时,患者对药物作用较敏感,对药物不良反应的耐受性也差。长期的低蛋白饮食或营养不良时,可使肝细胞微粒体酶活性下降,药物代谢速度减慢,易引起不良反应。

三、药物不良反应的判断

(一)药物常见不良反应

药物不良反应轻者仅表现为局部痒、皮疹等,重者可为全身皮疹、发热、头痛、恶心、呕吐、休克症状,甚至死亡。常见不良反应包括以下几项。

1.系统的不良反应

包括消化系统反应、肝脏毒性反应、泌尿系统反应、神经系统反应、造血系统反应、循环系统反应和其他毒副反应。

2.变态反应

常见的变态反应包括皮疹、荨麻疹、皮炎、血管神经性水肿、哮喘性休克等,其中以过敏性休克最为严重,甚至导致死亡。

3.耐受性、耐药性及药物依赖性

(1)耐受性是机体对药物反应性降低的一种状态,有先天性和后天获得之分。

(2)耐药性又称抗药性,一般是指病原体对药物反应性降低的一种状态,这是由于长期应用抗菌药,用量不足时,病原体通过产生使药物失活的酶,改变膜通透性阻止药物进入,改变靶结构或改变原有代谢过程而产生的。

(3)药物依赖性是由药物与机体相互作用造成的一种精神状态,有时包括身体状态表现出一种强迫性使用或定期使用该药的行为和其他反应,为的是体验它的精神效应,有时也是为了避免由于断药所引起的不适。

4.致畸

某些药物应用于孕妇而引起胎儿畸形。

5.致癌

有些药物诱发的恶性肿瘤。

(二)药物不良反应的判断方法

1.从时间判断

(1)用药后数秒至数小时发生的不良反应:常见的有过敏性休克,在接受药物后突然发生;固定型药疹、荨麻疹、血管神经性水肿等过敏性反应,多发生在用药后数分钟至 12 h 内;支气管哮喘也常是药物变态反应的一种表现,多发生在用药后数秒至数分钟内;恶心、呕吐、胃部不适,则可能是药物引起的胃肠道反应等。

(2)用药后 1~2 周发生的不良反应:血清病样反应多在首次用药后 10 d 左右发生;大疱性表皮松解萎缩型药疹在用药后几小时至 28 d 内发病;剥脱性皮炎型药疹在 10 d 后开始发病。

(3)停药后短时间内发生的不良反应:如长期使用降血压药可乐定,停药后可出现反跳性高血压;连续使用抗凝剂突然停药后,可出现反跳性高凝状态伴血栓形成等。

(4)停药后较长时间发生的不良反应:如保泰松、氯霉素所致再生障碍性贫血可能在停药后较长一段时间才发生;白消安引起的肺部病变常在患者用药后 1 年以上出现,停药后仍可继续发生。

2.从症状判断

一般而言,药物出现不良反应,其表现不同于原有疾病的症状。如药物过敏性休克、药物性皮疹表现与原发疾病的表现可能完全不同;氢氯噻嗪在利尿过程中又出现水肿或使水肿加重。

四、药物不良反应的预防

临床选用药物时应全面掌握该药物的特点,既要考虑到药物的有效性,更应重视药物对机体可能产生的不良反应,这样才能保证患者在治疗过程中受益最大、风险最小。

(一)按照法定说明书使用药品

虽然我国药品说明书有不少缺陷,但它具有法律效力,是医师开具处方和药师调剂处方的依据,药物临床应用要按照说明书记载的适应证、给药途径、用法用量正确用药,这对防范 A 类剂量相关药物不良反应的发生具有重要意义。如果确实需要改变药品说明书上适应证、给药途径,应有权威性循证医学依据,经本机构药事管理组织和伦理委员会讨论确认,并记录于药品处方集;调整用法用量也应有科学的依据,切忌随意用药。

(二)积极开展严重药物不良反应监测

目前,国内很多药品说明书常有严重缺陷,如中药制剂的禁忌证、不良反应和用药注意等缺项或描述十分简单。临床医师、药师应注意全面收集相关资料,以免错误用药。对药动学、药物配伍禁忌及不良反应等也应有所了解熟悉,以掌握合理用药,决策给药方案。对于药师来讲,应学习疾病诊断治疗知识,学习医师用药经验,细致观察患者用药反应等,积极开展严重药物不良反应监测,从药物不良反应病例的发现及处理中,了解其全过程,从药物不良反应因果关系分析中掌握其判别方法,讨论其影响因素,加以分析总结,以此增强医药护各级人员的识别、处理、预防药物不良反应的能力。

用药时注意下述几点,可预防或减少不良反应。

(1)首先应了解患者的过敏史或药物不良反应史,这对有过敏倾向和特异质的患者十分重要。

(2)对于老年人,因病多,用药品种也较多,医师应提醒患者可能出现的不良反应;至于小儿,尤其新生儿,对药物的反应不同于成人,其剂量应按体重或体表面积计算,用药期间应加强观察。

(3)对于孕妇,用药应特别慎重,尤其是妊娠头三个月应避免用任何药物,若用药不当,有可能致畸。

(4)对于哺乳期妇女,由于一些药物可经乳汁进入婴儿体内而引起不良反应,用药应慎重选择。

(5)对于肝病和肾病患者,除选用对肝肾功能无不良影响的药物外,还应适当减少剂量。

(6)合理选用药品种,避免不必要的联合用药,还应了解患者自用药品的情况,以免发生药物不良相互作用。

(7)应用新药时,必须掌握有关资料,慎重用药,严密观察。

(8)应用对器官功能有损害的药物时,须按规定定期检查器官功能。

(9)应注意用药过程,发现药物不良反应的早期症状,以便及时停药和处理,防止进一步发展。

(10)应注意药物的迟发反应,这种反应常发生于用药数月或数年后,如药物的致癌、致畸作用。

(三)严格制订医院用药品种目录

现代医院管理中,推行标准治疗原则有利于提高医疗质量,也利于患者的治疗。在药物治疗中,应注重用药的有效、安全、经济与方便,避免混乱用药而导致药疗事故。

国家基本药物由卫健委组织专家反复讨论而审定,在遴选药物品种时已严格规范了上述原则,故而其收载品种从质量上到应用评价上都是比较可靠的,应首先作为医院起草用药目录的参考。医院对不断购入的新药,经临床验证疗效确切与安全后方可编入目录;对疗效不确切、毒副作用严重的不宜收载,已载入原目录的也应删去。

医院用药品种目录由医院药事管理委员会组织专家审定,其编制工作同样应在严谨、科学、规范、可行的程序下进行。

(四)建立药物信息系统

建立药物信息系统是合理用药的重要条件。优良的药物信息系统至少应该包括合理选药、合理配伍、合理剂量、用药注意及药物价格等内容。信息来源应可靠性强,有科学性、实用性、权威性,信息传递应做到简明、规范、快捷、方便。利用信息网络、文献资料数据库、咨询软件等以提高工作质量与效率。

药物不良反应信息涉及各类药品,故应突出重点。应是本院临床常用药物的非预期和严重不良反应,并要做好信息的综合分析,以便向临床提供完整而精确的内容。有关药物不良反应警示性信息,应及时宣传到临床,防止类似严重药物不良反应发生。

五、静脉用药的不良反应

静脉用药是指采用静脉注射法和密闭式静脉输液法等将药物或无菌溶液直接注入或滴入静脉的给药方法。通过静脉血管内给药,使药物在体内达到快速吸收,是一种有效的治疗疾病中最常用的治疗手段和方法。因在正常剂量和用法的药物静脉输注中所出现的任何有害的、与用药目的无关的反应,称为静脉用药的不良反应。

虽然静脉用药的疗效发挥比较好,但由于静脉给药使药品直接进入血液,缺少消化道及防御系统的屏障作用,加上内毒素、药物的 pH、渗透压等直接诱因,使其引起不良反应的可能性大大增加,同时输液过程中可能产生的微粒,增加了对机体组织造成伤害的风险。因此,同种药物不同的给药途径,静脉用药不安全性大于口服、肌肉、皮下给药方法。

静脉用药物的不良反应有变态反应、过敏性休克、消化道反应、神经反应、头晕胸闷、听神经损害、腹泻、腹痛、疼痛、局部组织渗漏、发红、恶心呕吐、水疱、坏死等不良反应。以变态反应(尤以皮疹多见)位居首位,占50%,可能与皮肤损害在临床上最易发生和观察有关;其次是各种药疹,主要为变态反应所致,而常用药物本身为全抗原和半抗原,进入人体后易引起变态反应。

(一)发热反应

在静脉输液过程中患者突然畏寒、不自主颤抖,迅速转为高热、严重发绀、面色苍白,重者心率快、脉细速、虚脱,多数经处理后迅速好转。这种发热反应在输液反应中是较为常见的。除少数药品有致热反应外,一个重要的原因是输液时有致热原物质或输液用品被污染,也可能为药物不纯或药物有配伍禁忌所致。

(二)血栓性静脉炎

由于长期输注高渗葡萄糖液体和血管内膜药物所引起病变的静脉内膜发炎并导致静脉管腔内血液凝成血栓。主要症状为局部沿静脉径路上有红肿、触痛、热痛等,但一般无全身症状,仅有不适感。

(三)急性肺水肿

输液过量或过快,特别是输入含钠液体过多时,容易发生急性肺水肿,原有心脏病者、心功能不全者、肺功能不全者、老年人、体弱者及儿童输液时应特别注意,发病时患者突然感到呼吸困难、气促、剧烈咳嗽、烦躁不安、口唇发绀,严重时口鼻可喷涌出大量粉红色泡沫样液,听诊两肺出现干湿性啰音,心音弱速。

(四)变态反应

药物性过敏性反应。药物静脉输液时 10 min 至 1 h 患者出现皮肤荨麻疹,有瘙痒,重者可出现胸闷、发热、口唇发绀,此时应注意休克发生。

(五)空气栓塞

由于输液管输液时空气未排尽,输液管连接不紧密,加压输液,连续输液接瓶不及时而又没有注意重排空气,使空气进入静脉,随血流经右心房到右心室内阻塞肺动脉口,使血液不能进入肺内,引起严重缺氧。此时,患者感到胸闷、呼吸困难或严重发绀,听诊心前区可闻及一个响亮的

"水泡声"。

(六)疼痛

静脉推注时,一般选用 5 mL 注射器抽药液后再稀释到 5 mL,使药物成了高浓度状态,为防止药效降低,集中抽吸好的药液应在 0.5～1.0 h 内注完。但由于患者多,护士工作忙,使静脉滴注速度偏快。当高浓度药物在短时间内大量快速进入血管时,如果病情需要,快速静脉滴注 20%甘露醇高渗液体时,均可使血管内膜受到刺激,引起局部疼痛或沿静脉走向发生疼痛。

六、静脉用药不良反应发生的特点

静脉注射剂在临床发生不良反应的比例较口服制剂多而严重。

(一)抗感染药物

抗生素类注射剂,虽具有显效快、适于急症抢救、剂量准确、作用可靠的特点,但也极易引起不良反应,故应引起临床足够的重视。有报道显示,药物引起的不良反应中抗感染药物占71.74%,列首位,而青霉素类发生率最高,占 23.91%。所以,需加强对抗感染药物严重不良反应的监测和使用的监管。

(二)静脉用中药注射剂

中药注射液不良反应常较严重。静脉用中药注射剂是以中药材为原料,经提取、分离、精制等步骤制成的灭菌静脉用制剂。它改变了中药传统的给药方式,具有药效发挥较快、剂量相对较准确的特点,较好地发挥了中药治疗某些急病重症的作用。但因中药注射剂成分复杂,有的往往含有较多目前不为我们所知的无效成分,或只知某一类化合物的总有效成分,但不清楚确切的有效成分,多数中药注射剂的药理、毒理作用不详,不良反应不详,配伍禁忌和药物相互作用不详,临床应用资料不全,内在质量不稳定等,导致疗效不稳定,不良反应多且往往较严重,因此,其引起的严重不良反应或事件屡有发生,已得到广大医药工作者和社会的广泛关注。

静脉用中药注射剂不良反应产生的原因是多方面的。

1.证候不适宜

辨证施治是中医药治病的精髓所在,临床医师在使用中药时,应该是"辨证用药",必须搞清楚患者的病因、病机和中药性能,才能对证用药。而目前静脉用中药注射剂在传统中医师是不用的,大部分为西医师所选用,但他们对辨证施治的原理掌握不好,选用静脉用中药注射剂只是简单的"辨病用药",忽视了同一种病在不同证候用药时是不同的,不但治疗结果不理想,反而可能导致不良反应。

2.药材质量的影响

众所周知,中药材的品种、产地、采收季节、炮制方法等的不同都会影响到中药注射剂的质量,过去有"道地药材"之说。中药材种植受自然环境影响较大,如农药、重金属、放射性元素、微生物的污染等,都会影响到药材质量,当然也会影响注射液的质量。

3.制剂工艺的影响

目前,静脉用中药注射剂制备工艺尚较简单、落后,多数注射剂提取的有效成分不纯,是混合物或所谓的总有效成分,往往含有未知其名的有效成分或杂质,这必然影响药品质量,也是产生不良反应的最重要的原因之一。

4.成分复杂

中药注射剂都是从中药材中提取有效成分的,而不同的中药所含的化学物质,其理化性质与药理作用也完全不同。其药理作用较强的称为有效成分,如生物碱、黄酮、皂苷、内酯、萜类等;药理作用弱或无药理作用的称为无效成分,如鞣质、蛋白质、淀粉、色素、黏液、树脂等多种成分。而有些中药注射液的有效成分本身就不明确,这就无法设计适宜的制备工艺提取化合物的有效成分;由于中药注射剂成分复杂,有的提取的有效成分纯度不高,且有的大分子物质难于剔除,一旦入血,刺激机体产生抗体或致敏淋巴细胞,或作为抗原在输注时易引起过敏等严重不良反应。此外,药液的渗透压、酸碱度和附加剂也可以引起溶血或某些不良反应。

5.药物配伍不当

中药注射剂多用于较重病症,经常和其他药物联合使用,而多药合用往往导致不良反应发生率上升。静脉用中药注射剂成分复杂,与其他药物配伍容易引起物理或化学变化。原因可能是浓度变化、溶解度改变、离子反应、氧化还原反应以及分子状态改变等。药物流行病学研究显示,医师在合并用药时,用药品种越多,药物间发生配伍禁忌或相互作用的概率也越高,应尽量避免多种药物混合静脉滴注,以确保药物的疗效,减少不良反应的发生率。因此中药合用、中西药合用,都会因药物相互作用而增加不良反应的发生率。

6.溶媒选择不当

因药物本身理化性质及临床治疗的需要,不同药物应选择相应的溶媒,若选择不当,则会使药物与溶媒混合后发生变化,影响治疗。溶媒的用量选择也颇有要求,每种注射剂不仅要有适宜的溶媒品种,还需适宜的用量配制适宜浓度的药液。

7.不溶性微粒的影响

输液中加入药物,其不溶性微粒会增加,加入药物越多,不溶性微粒数累加越多,不仅会影响药品质量,也是引起输液反应的因素。

8.热原量的影响

热原限量是指某药单独使用时不超过人或家兔的致热量。若将多种药物混在一起,其热原量也会累加,可能超过人体耐受量而发生输液反应,发热、寒战者以多种药物"混滴"情况多见。除注射剂本身热原量可累加外,病房开放的输液调配环境中空气不洁净,调配输液时操作不规范,以及调配输液的器具上存在的热原也会累加,这些都会影响输液质量,因此宜提倡静脉药物集中调配,最大限度地减少热原反应的发生。

9.患者的个体差异

患者因种族、性别、年龄、体质等个体差异,也使得不同患者对药物的耐受性各不相同。耐受性较差或超敏易,出现变态反应。中药注射剂是从植物、动物甚至矿物药材中提取而成的,含有蛋白质、鞣质、树脂、淀粉等杂质,对过敏体质的患者易产生不良反应。老年人、体弱者、儿童或肝肾功能不全的患者,因其对药物代谢能力低,机体耐受力较差,易发生中毒和变态反应,应谨慎用药,密切监护。另外,许多中药注射剂对特殊人群都有使用禁忌证,临床用药时要严格把握。

10.药品审批制度不健全

静脉用中药注射剂不良反应频繁发生的一个重要原因:在药物研究申报和审批过程中,忽视药物的安全性,对药物毒理学及临床不良反应缺乏研究与审批标准。虽然指导原则中有严格、详细的要求,也只是应付差事,有时对于个别毒性反应、不良反应病例也不体现在申报资料中,这也就误导了审评专家在审评过程中忽视了对于药物不良反应情况的审评、考察、控制,致使药物在大量应用于临床后,不良反应频繁发生。因研制一个成功的、药效明确的静脉用中药注射剂,不但科研周期长、经费昂贵,而且研制和生产难度大,且回报相对较低。有的人受经济利益的驱动,导致有的中药注射剂质量低劣、安全性差,因此,相应的审批制度有待进一步完善。

11.企业重视程度不够

目前静脉用中药注射剂说明书有严重缺陷,对药品的作用、适应证、用法用量、配伍禁忌、注意事项和不良反应的描写内容过于简单、概念模糊,甚至项目不全或根本就没有,使人们放松了对静脉用中药注射剂安全性的警惕。药品上市后,企业又不重视药物不良反应的监测,尤其是特殊人群、罕见的不良反应的收集、报告,由此,其安全性也得不到进一步保障。

七、静脉用药不良反应的预防

药物不良反应系指正常剂量下出现的任何有害的、与治疗目的无关的反应。这说明药物不良反应是不可能完全防止的,但如果正确、适宜掌握用法用量、给药途径、适应证和药品理化性质及药理作用特点,药物不良反应,主要是 A 类不良反应有的是可以防止或减轻的。但需要医师、药师和护士的共同努力,也需要患者及其家属的配合。预防药物不良反应主要有以下几个方面。

(一)合理选择给药途径

临床上应根据病情采用适当的药物剂型和给药途径,可减少或减轻不良反应的发生。如果病情轻微,一般宜采取口服用药;病情紧急或严重则仍需要静脉注射治疗,但不宜把静脉滴注当成常规给药方法,尽量做到能口服治疗的就不用注射给药,能肌内注射给药就不用静脉给药方式。

(二)合理选择注射部位

脱水剂、钙剂等刺激性强的药物及强收缩血管药等,不论是静脉推注或静脉滴注,均宜选粗直的静脉,并注意更换注射部位。应用甘露醇时可局部热敷或先提高药物温度,防止大分子物质沉积于血管壁,以利于减轻静脉刺激症状和损伤血管壁。

(三)准确选用药品

准确选择静脉给药配伍溶媒,熟练掌握静脉给药配伍禁忌等相关知识,发现有不合理应用时及时提出更改,不盲目执行。静脉用药时,主动向患者讲明静脉用药过程的各种注意事项,取得患者主动配合,协助做好用药后的观察工作,并特别强调患者不可擅自调整输液速度,以保证临床静脉用药过程中的安全有效。

(四)正确、适宜的用法用量

用法用量对 A 类不良反应有相关性,正确、适宜的药物剂量、用法对防范不良反应十分重要,但既要考虑药物的有效性,又要关注安全性。故药物治疗一般应按说明书用药,虽然我国药品说明书有较多缺陷,但改变说明书的适应证、给药途径、用法用量等,应有国内外权威的循证医学和药物经济学的依据,切忌随意。

(五)抗菌药物的合理使用

抗菌药物临床应用较多,不良反应发生率也较高,故抗菌药物正确选用值得探究。合理使用抗菌药物系指在明确指征下,遵循抗菌药物临床应用的基本原则,选用适当的抗菌药物,采用适宜的剂量和疗程,以求达到杀灭致病菌或控制感染;同时采取相应措施以增加患者的免疫力和防止各种不良反应的发生。

1.影响合理使用的原因

抗菌药物不合理使用导致 A 类剂量相关不良反应增多,影响抗菌药物合理使用的因素,主要有:体制、机制上的缺陷;医务人员合理用药知识的不足;药物治疗过度注重经验,对细菌耐药情况不够重视;缺乏有效的合理用药宣传教育;对抗菌药物不切实际的期望;经济因素等。

2.合理使用抗菌药物,预防不良反应的措施

(1)加强教育和培训:通过培训,使临床医师了解合理使用抗菌药物的基本知识,严格按药物的适应证、药动学、体外药敏试验等合理选择、正确使用抗菌药物。开展医药人员职业道德教育,树立良好的行业作风,一切从患者的利益出发。

(2)加强临床药学指导和病原学监控:药师参加临床药物治疗小组,认真审核处方和用药医嘱,实施药学监护,提出用药建议与意见,与医师、护士共同合理使用抗菌药物。同时,应努力提高病原学监控水平,建立主要病原菌谱和耐药菌株定期公布制度,有利于指导临床合理用药。

(3)加强抗菌药物监管:制定抗菌药物合理使用的政策和管理制度,对不合理用药及时纠正并持之以恒,发现非预期、严重的不良反应及时提出警戒,并应采取有效防范控制措施。

(4)加强抗菌药物的不良反应监测:要及早发现不良反应信号,可以有效指导临床医师合理使用抗菌药物,重点要关注非预期和严重的不良反应。

(六)静脉用中药注射剂不良反应的防范

1.辨证施治

对症下药,严格控制剂量和用药周期。由于基层医疗机构医疗技术力量相对薄弱,且中药注射剂风险较大,故基层医疗机构不宜使用静脉用中药注射剂。

2.了解患者用药史

用药前医师应了解患者的病史,医师、特别是临床药师要仔细询问患者的变态反应史、用药史和基本生理状况。特殊人群,如年老体弱及有肝肾疾病的患者、儿童、孕妇等应慎用。

3.单独使用

临床应用静脉用中药注射剂时,宜单独用药,不宜与西药或其他中药注射剂联合应用。能口服的就避免肌内注射,能肌内注射的就避免静脉用药。

4.严格审核处方

药师应收集各类注射剂的资料,掌握每种药物的用法用量和非预期、严重的不良反应信息,并及时提供给临床医师和护士,建立不良反应监控制度,及时与医师、护士交流,并协助处理药物非预期和严重的不良反应。静脉用中药制剂多为黄色、淡黄、棕色或棕红澄明液体,如果外观混浊不清、有絮状物、变色及沉浮、漏气、安瓿有裂缝,则不能使用。首次用药应特别注意滴注速度,不宜过快,输入药液量也不能太大。

5.用药监护

对临床用药要密切观察,一旦有反应,应立即停药并对症处理。同时,有关部门应注意该类药品上市后的再评价,不断提高该类药品的质量和疗效,使中药注射剂在临床应用方面更加合理、规范、有效,真正有利于提高患者的生命质量。

(七)静脉化疗药局部不良反应的预防

静脉化疗是一种治疗恶性肿瘤的重要手段。化疗药物通过静脉输入时由于血管本身的原因或渗漏,或用药顺序不妥,或处理不当。轻者可致静脉炎,表现为静脉部位疼痛、发红,有时可见静脉栓塞,或沿静脉走向皮肤色素沉着;重者局部组织坏死、溃疡,经久不愈,造成功能障碍,给患者增加痛苦,甚至耽误患者的治疗。因此作为实施化疗的护士必须充分掌握化疗药物的性质和特点,有预见性地积极预防局部损伤和实施有效的局部处置。

（张燕春）

参 考 文 献

[1] 尹相艳,王静,郭淑娟,等.常见病护理操作实践[M].上海:上海交通大学出版社,2024.

[2] 余艳,李梅芳,刘运萍.实用专科护理技能与案例分析[M].南昌:江西科学技术出版社,2024.

[3] 李国丽,汪利,王慧.常见病护理与护理管理[M].北京:科学技术文献出版社,2024.

[4] 刘凌,孙亚飞,王岩,等.临床常见疾病护理[M].镇江:江苏大学出版社,2024.

[5] 徐振丽,李聪,韩绍先,等.现代护理学与临床护理案例[M].上海:上海交通大学出版社,2024.

[6] 赵冉冉,程国利,张秀荣,等.精编实用护理[M].上海:上海交通大学出版社,2024.

[7] 张燕,丁华,刘倩,等.现代临床常见病护理实践[M].北京:科学技术文献出版社,2024.

[8] 于丽丽,庄倩倩,韩绍美,等.现代护理学实践与护理管理[M].上海:上海交通大学出版社,2024.

[9] 刘翠翠,刘艳秋,夏伟萍,等.当代临床常见病护理技能[M].天津:天津科学技术出版社,2024.

[10] 王蓓,王晶晶,彭飞.实用心血管专科护理[M].上海:上海科学技术出版社,2025.

[11] 沈芸,徐爽爽,杨小娟,等.常见病护理基础与临床[M].上海:上海交通大学出版社,2024.

[12] 许华,李纪玲,李双双,等.临床内科护理思维与质量管理[M].上海:上海交通大学出版社,2024.

[13] 刘秀云,顾秀芳,张海霞,等.现代规范化护理与健康管理[M].上海:上海交通大学出版社,2024.

[14] 李丽,蒋芳杰,杜平,等.常见疾病护理与急救护理[M].上海:上海交通大学出版社,2024.

[15] 王长芹,吕文文,孙艳艳,等.临床护理理念与实践[M].哈尔滨:黑龙江科学技术出版社,2024.

[16] 徐茂云,左芳蕾,赵燕芹,等.现代常见病护理技术与管理[M].上海:上海交通大学出版社,2024.

[17] 张彩凤,史翠,赵静,等.现代护理技术与临床实践[M].西安:世界图书出版西安有限公司,2024.

[18] 李爱丽,王素荣,周永华.常见病护理实践[M].北京:化学工业出版社,2024.

[19] 单连美,孙莉莉,莫满连,等.现代护理技术与疾病护理实践[M].广州:世界图书出版广东有限公司,2024.

[20] 高莉.基础护理规范化操作[M].西安:陕西科学技术出版社,2024.

[21] 栾芳,陈大飞,曹铭,等.现代护理技术与各科护理要点[M].长春:吉林科学技术出版社,2024.

[22] 叶梦珠,夏琳,李云芳,等.实用临床护理实践[M].北京:中国人口与健康出版社,2025.

[23] 张彭,王光慧,白薇,等.常见病护理与护理管理[M].哈尔滨:黑龙江科学技术出版社,2024.

[24] 朱霞,毛小恩,王珂,等.护理管理与疾病护理[M].上海:上海科学普及出版社,2024.

[25] 郭东云,高艳萍,单士力,等.临床护理与护理管理[M].上海:上海科学普及出版社,2024.

[26] 王林霞,赛晓丽,柳素云.临床常见疾病护理策略[M].北京:中国纺织出版社有限公司,2024.

[27] 高婷婷,刘娜,王俊霞,等.临床护理规范与常见病护理[M].哈尔滨:黑龙江科学技术出版社,2024.

[28] 李层层,臧雯雯,万会会,等.临床专科护理与护理管理[M].哈尔滨:黑龙江科学技术出版社,2024.

[29] 焦娜,张瑞娟,胡志强,等.护理操作规范与护理管理[M].上海:上海科学普及出版社,2024.

[30] 王长芹,李琳,谭月兰,等.护理操作实践与疾病护理[M].上海:上海科学普及出版社,2024.

[31] 徐海英,易萍,赵敏.常见疾病护理常规[M].武汉:湖北科学技术出版社,2024.

[32] 胡顺苗,姚伟琳,周秀卿,等.现代临床护理规范[M].成都:四川科学技术出版社,2024.

[33] 袁立娟,王艳芬,高艳丽,等.常见疾病护理与护理规范[M].上海:上海科学普及出版社,2024.

[34] 李凤芝,曲京新,李翠,等.临床疾病护理与护理管理[M].青岛:中国海洋大学出版社,2024.

[35] 于蕊,陈勋,藏艳.护理基础与常见病护理[M].北京:中国纺织出版社有限公司,2024.

[36] 张慧,党娟.乳腺癌患者术后疲劳综合征现状及综合护理干预研究进展[J].中西医结合护理,2025,11(1):160-165.

[37] 史书红,张耀华.护理质量管理与提升策略在临床护理中的应用效果[J].医药前沿,2025,15(10):120-123.

[38] 谢晶晶,刘洁,周歆,等.导尿管追踪护理联合集束化护理对脊柱手术患者的影响[J].护理实践与研究,2025,22(3):429-435.

[39] 张红.一体化护理模式在冠心病合并心力衰竭患者中的应用效果分析[J].中国科技期刊数据库 医药,2025(1):150-153.

[40] 刘杨.常规护理与人性化护理在妇产科手术室护理中的应用效果分析[J].中文科技期刊数据库(引文版)医药卫生,2025(1):181-184.